診断技術のための
生体医用光学入門

近赤外光で身体を診るヘルスケアテック

Yukio YAMADA

山田幸生［著］

Introduction to Biomedical Photonics for Diagnostic Technologies

Healthcare Tech using Near-Infrared Light for Examining the Body

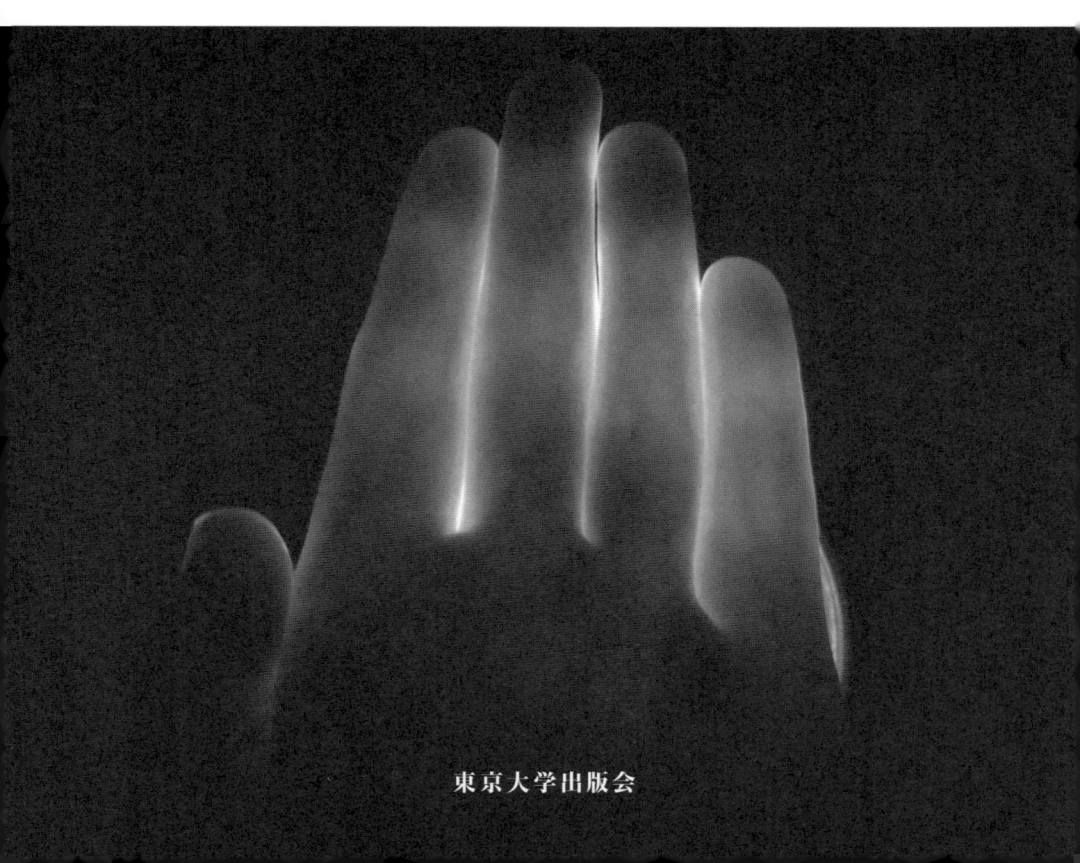

東京大学出版会

Introduction to Biomedical Photonics for Diagnostic Technologies
Healthcare Tech using Near-Infrared Light for Examining the Body
Yukio YAMADA

University of Tokyo Press, 2025
ISBN978-4-13-062848-8

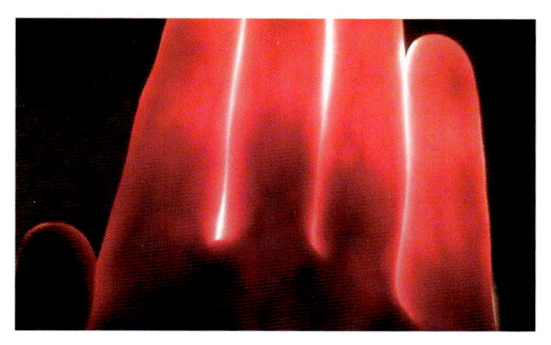

写真 1 手の甲に懐中電灯の光を当てて手のひら側からコンパクトデジタルカメラで撮った筆者の左手指
赤くボーッと輝き，血管の影は見えますが，骨の影は見えません．

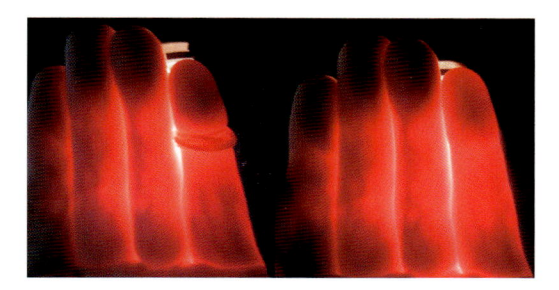

写真 2 小指の先を輪ゴムで縛ったとき（左）と縛らないとき（右）に手の甲側に懐中電灯を当てた写真
輪ゴムで縛ると指先は青紫になりますが，光を当てて見るとボーッと輝く赤が縛らないときよりも暗くなります．

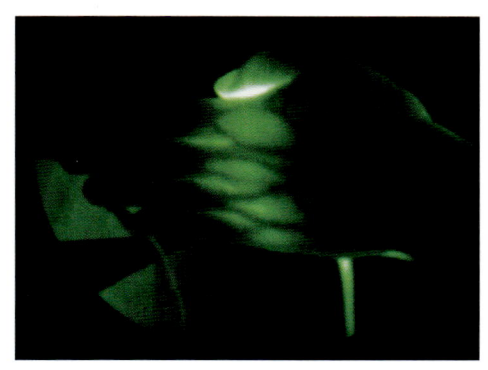

写真 3 近赤外線を手のひらに当て，手の甲側から近赤外線に感じるカメラで透過した近赤外線を撮影した写真
近赤外線はカメラで緑色に変換されています．血管の影は見えますが，骨の影は見えません．（田村守「一枚の写真 光——レントゲン写真」，O plus E，1999 年 5 月号，p. 482 より引用）

| 紫 | 藍 | 青 | 緑 | 黄 | 橙 | 赤 |

図 1.3 七色から成る白色の可視光

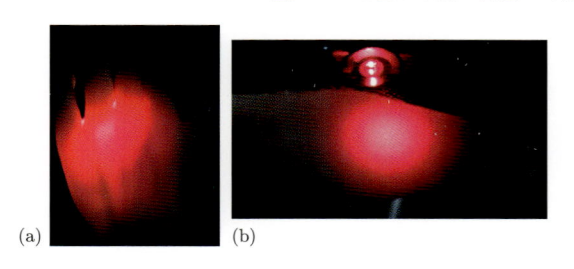

(a)　　(b)

図 1.9 (a) 幼　児（4歳）の手に白色光を当てたとき，(b) 豚の骨に赤色のレーザ光を当てたとき

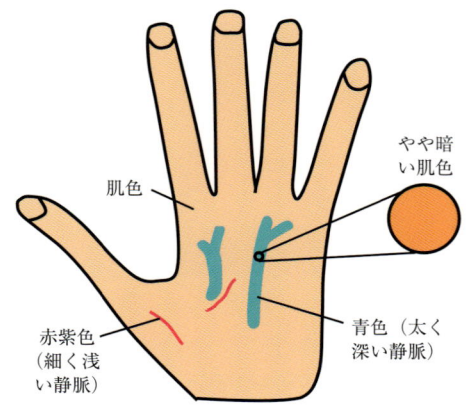

肌色

やや暗い肌色

赤紫色（細く浅い静脈）

青色（太く深い静脈）

図 1.13 手の甲の静脈の見え方 太い静脈の本来の色はやや暗い肌色ですが，周囲が肌色だと錯覚で青く見えます．細く浅い静脈は赤紫に見えます．

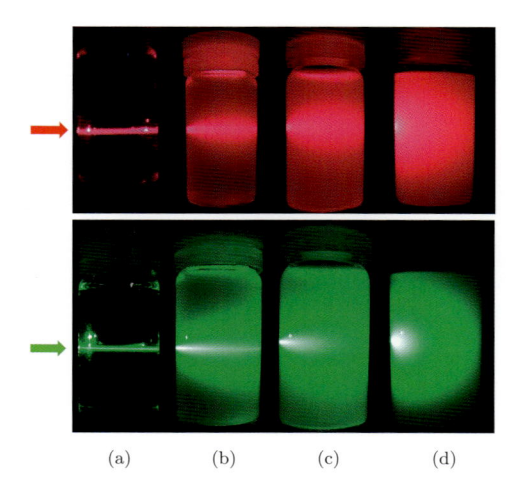

(a)　　(b)　　(c)　　(d)

図 2.6 赤色（上）と緑色（下）のビーム光を，水および希釈した牛乳に照射したときの光が伝わる様子

(a) 散乱ほぼなし，水．(b) 弱い散乱，100 倍希釈牛乳．(c) 中程度散乱，50 倍希釈牛乳．(d) 強い散乱，10 倍希釈牛乳．円筒ガラス瓶の側面から撮影しました．赤よりも緑の方がわずかに強く散乱されるため光の広がりが少し大きいことがわかります．

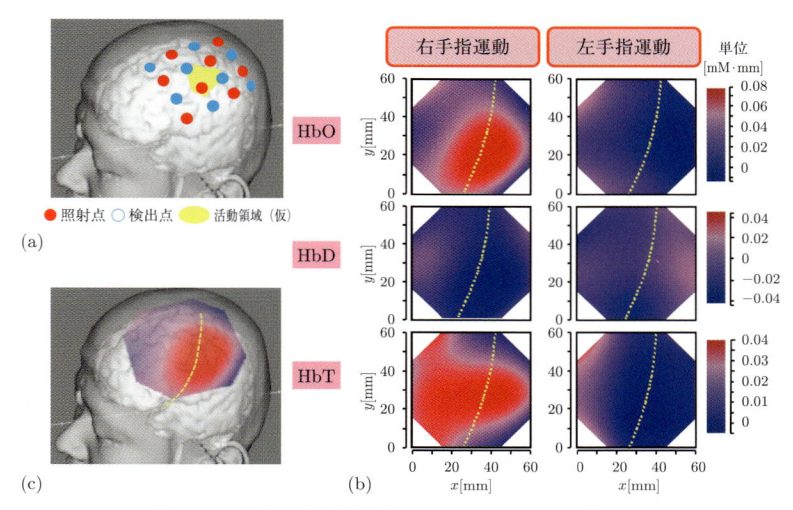

図 5.9 運動に伴う脳活動の光トポグラフィ画像の例

(a) 被験者の脳の MRI 画像に重ね合わせた照射・検出点の位置．脳の左半球運動野・感覚野の上の頭皮に複数のプローブが置かれました．(b) 右手指および左手指の運動を行った際に得られた画像．(c) 右手指の運動を行った際に脳の MRI 画像に重ね合わせた HbO × L の画像．黄色の破線は推定された中心溝．HbO × L などの単位は mM × mm．M はモル濃度で，溶液の体積 1 L 中の溶質のモル数を表し，mM は M の 1000 分の 1．（日立製作所より提供の図を改変）

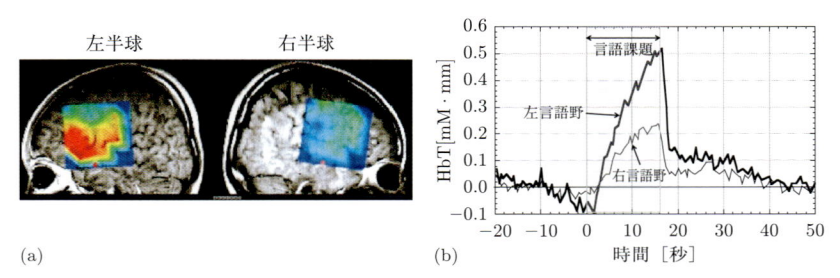

図 5.15 言語優位半球の同定のための言語流暢性課題における光トポグラフィの結果

(a)HbT と MRI の重ね合わせ画像．(b)HbT の時間変化のグラフ．右半球よりも左半球の言語野の活性化が強くなります．（文献 [5-28] の図を改変）

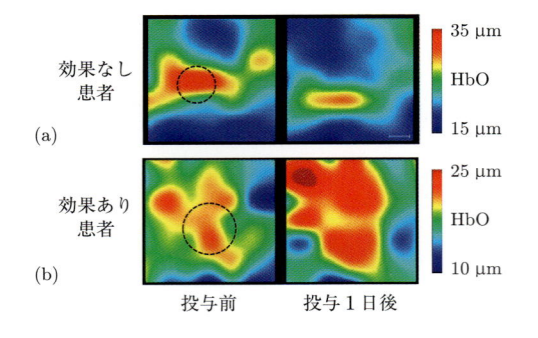

(a) 効果なし患者

(b) 効果あり患者

投与前　投与1日後

図 5.18　乳がんの腫瘍部分の化学療法への反応

薬剤投与前と投与 1 日後の HbO 濃度の分布．投与前の画像で○は腫瘍のおよその位置と大きさを示しています．（文献 [5-33] の図を改変）

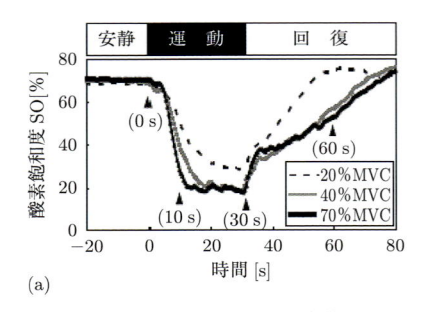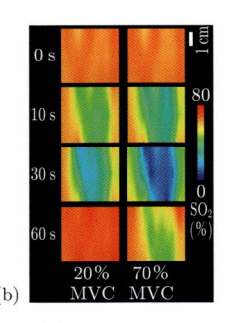

(a)　(b)

図 5.20　大腿直筋の運動時の SO 変化

(a) は身体の中心側にあるプローブ (No. 3) で計測された結果，(b) は 16 個のプローブのデータを内挿した 2 次元マッピング画像です．（文献 [5-35] の図を改変）

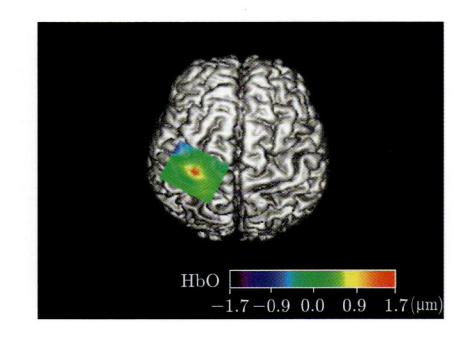

図 5.21　時間分解法による NIRS の例

光路長 L を計測し，HbO の絶対値分布を画像化しました．右手指のタッピングによる左運動野の活動が明瞭に画像化されています．

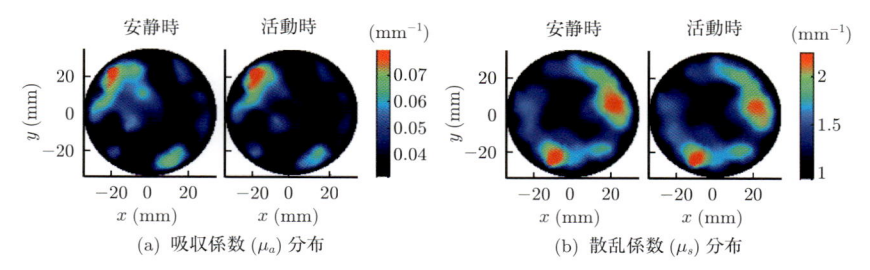

(a) 吸収係数 (μ_a) 分布   (b) 散乱係数 (μ_s) 分布

図 6.8   前腕の光 CT 画像（波長 799 nm）

(a) 吸収係数 (μ_a) 分布，(b) 散乱係数 (μ_s) 分布．尺骨と橈骨が明瞭に見えます．カラーバーの単位は mm^{-1}．（文献 [6-5] の図を改変）

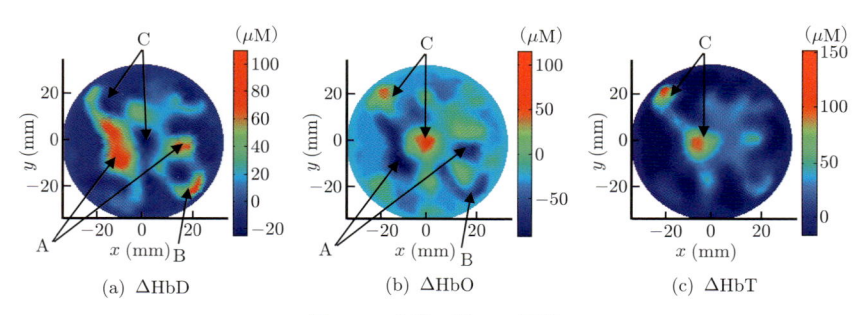

(a) ΔHbD   (b) ΔHbO   (c) ΔHbT

図 6.9   前腕の光 CT 画像

(a) ΔHbD，(b) ΔHbO，(c) ΔHbT ($= \Delta$HbD $+ \Delta$HbO)．領域 A は活動した筋肉，領域 B は太い静脈，領域 C は太い動脈と考えられます．カラーバーの単位は μM．（文献 [6-5] の図を改変）

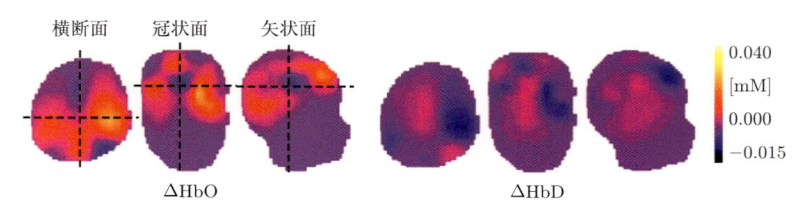

ΔHbO ΔHbD

図 6.12   新生児の吸気中 CO_2 分圧の変化に伴う頭部における HbO と HbD の濃度変化に関する光 CT 画像

単位は mM（ミリモーラ）．（文献 [6-8] の図を改変）

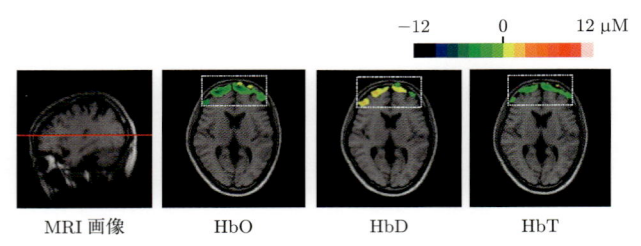

$-12 \quad 0 \quad 12\,\mu\mathrm{M}$

MRI 画像　　　HbO　　　HbD　　　HbT

図 6.14　自動車運転テレビゲーム時と安静時の前頭前野の脳活動の差を表す光 CT 画像

MRI 画像の赤線の横断面で被験者の MRI 画像に光 CT 画像を重ね合わせました．テレビゲームにより濃度が増加したのは暖色で，濃度が減少したのは寒色で表されています．（文献 [6-10] の図を改変）

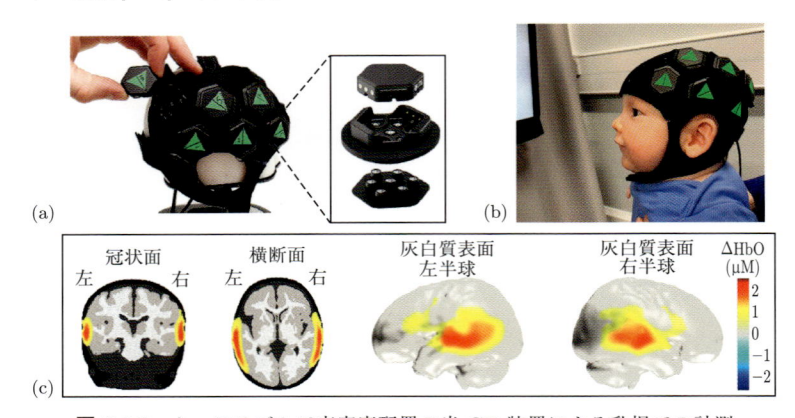

図 6.16　ウェアラブルで高密度配置の光 CT 装置による乳児での計測

(a) 六角形のモジュール．(b) 乳児の計測風景．(c) 光 CT の再構成画像．((a)，(c)：文献 [6-16] の図を改変．(b)：文献 [6-17] の図を引用)

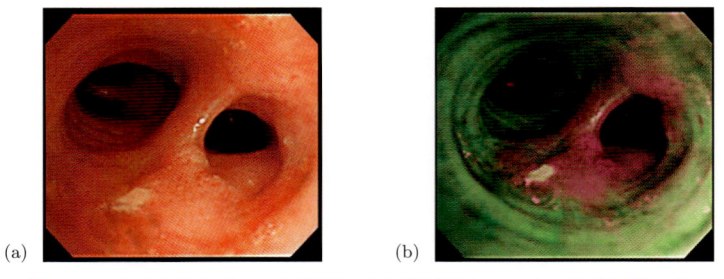

図 7.3　自家蛍光を用いた内視鏡による肺扁平上皮がんの観察画像の例

(a) 白色光による画像．がんは見られません．(b) 自家蛍光による画像．がんが明瞭に赤紫色に表示されます．（文献 [7-6]（写真提供：千葉大学呼吸器外科）より引用）

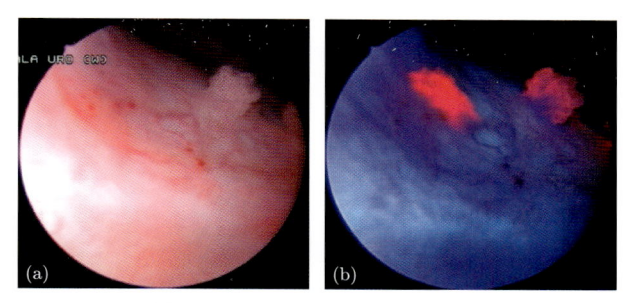

図 7.4　ALA を用いた PDD の例

(a) 膀胱がんと診断された病変部（右上）の白色光画像と (b)ALA 投与後の PDD 画像．両画像で乳頭状のがん（右上）が観察されますが，PDD 画像で観察される平板状のがん（左上）は白色光画像では見えません．（文献 [7-8] より引用）

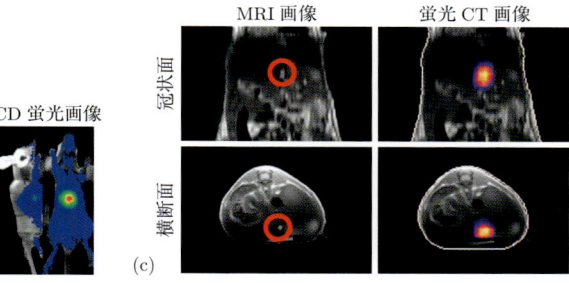

図 7.11　マウスを用いた蛍光 CT の例

(a) 透明なテーブルにマウスを設置し，腹部に直径 1 mm，長さ 3 mm の ICG カプセルを埋め込みました．Ex1～Ex5 から順番に励起光を照射し，Em1～Em5 の方向から CCD カメラで蛍光を測定しました．(b)Ex3 から励起光を照射したときに CCD カメラで撮られた蛍光画像．(c) マウス腹部の MRI 画像と再構成された蛍光 CT 画像．MRI 画像の赤丸の部分に ICG カプセルがあります．（文献 [7-18] の図を改変）

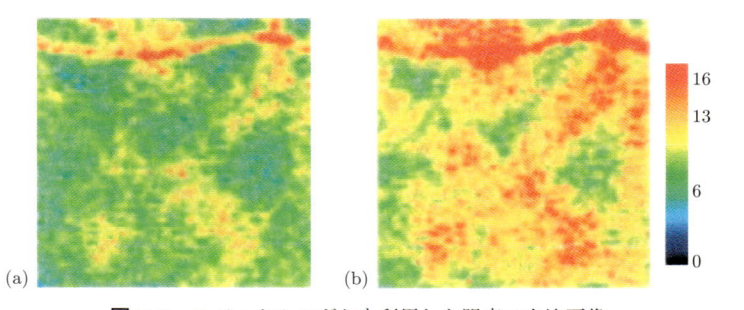

図 8.5　スペックルのボケを利用した眼底の血流画像

(a) は心臓が弛緩して血流が下がった状態，(b) はその 0.18 秒後に心臓が収縮して血流が上がった状態．カラーバーはボケを数値化したコントラスト値で，大きいほど血流速が大きくなります．（文献 [8-4] の図を改変）

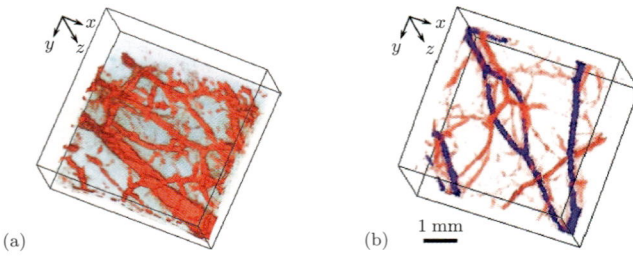

図 9.3 光音響顕微鏡 (AR-PAM) の画像

(a) ヒト皮膚の 3 次元画像．表皮部分は除いて 8 mm × 8 mm × 3 mm の真皮中の血管網が画像化されています．血管の最小直径は 20〜50 μm です．(b) ラット皮膚の血管が血管内酸素飽和度の違いで色付けされており，赤色は酸素飽和度が高い細動脈，青色は酸素飽和度が低い細静脈です．(文献 [9-4] より引用)

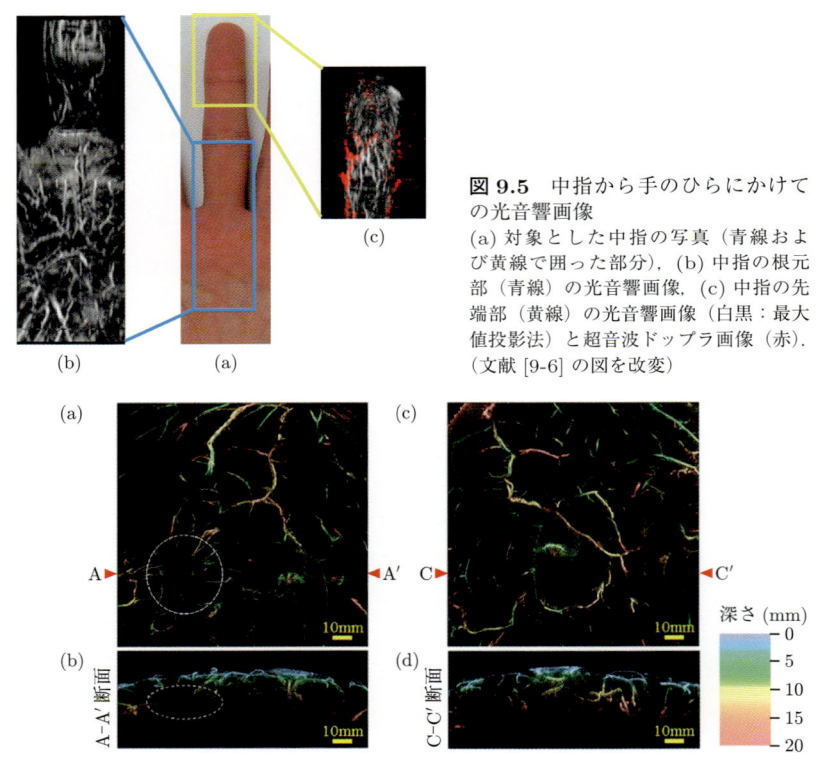

図 9.5 中指から手のひらにかけての光音響画像

(a) 対象とした中指の写真（青線および黄線で囲った部分），(b) 中指の根元部（青線）の光音響画像，(c) 中指の先端部（黄線）の光音響画像（白黒：最大値投影法）と超音波ドップラ画像（赤）．(文献 [9-6] の図を改変)

図 9.7 乳房内血管網の光音響 CT の MIP 画像

(a)，(b) 乳がん（白丸部）のある右乳房，(c)，(d) 乳がんのない左乳房．血管の深さはカラーバーの色で識別されています．乳がんの中心に向かう増殖した血管網が観察されます．(文献 [9-8] の図を改変)

はじめに

皆さんがよくご存じの歌から始めましょう.

♪♪♪
「手のひらを太陽に」[1]

作詞：やなせ　たかし，作曲：いずみ　たく

　　ぼくらは　みんな　生きている
　　生きているから　歌うんだ
　　ぼくらは　みんな　生きている
　　生きているから　かなしいんだ
　　手のひらを太陽に　すかしてみれば
　　まっかに流れる　ぼくの血潮
　　ミミズだって　オケラだって　アメンボだって
　　みんなみんな　生きているんだ
　　友だちなんだ
♪♪♪

　この歌の「手のひらを太陽に　すかしてみれば　まっかに流れる　ぼくの血潮」の句が本書の主題をよく表しています．これは皆さんが子供のころからよく知っていることですが，なぜこのように手が赤く見えるのでしょうか．作詞者の（故）「やなせたかし」氏は，身体の中を流れる血液が見えているのだと詩的に考えられたのですが，科学的に見てどうでしょうか．本文中で詳しく説明しますが，「当たらずとも遠からず」なのです．この歌を思い出すたび，やなせたかし氏の詩的発想でありながら実体をよく表している

---

1)　この楽曲の作詞者，作曲者，著作権者は本書で紹介する技術とは無関係です.

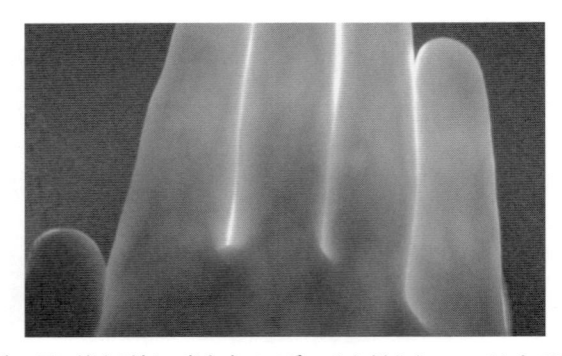

写真 1　手の甲に懐中電灯の光を当てて手のひら側からコンパクトデジタルカメラで撮った筆者の左手指
赤くボーッと輝き，血管の影は見えますが，骨の影は見えません．（カラー写真は口絵参照）

表現力に感心するばかりです．

　なお，やなせたかし氏が生前，テレビ出演されたときに，この詞を作った際の経緯についてそのきっかけを話されていました．その当時，やなせ氏は漫画家としてまったく売れておらず，食べ物にも困るほどに貧窮し，精神的にも追い詰められた生活をしておられたそうです．あるとき，暗い部屋の中で漫画を描きながらふと裸電球に手をかざしてみたら手が赤く見え，その赤さで自分の身体の中には血液が流れている，自分はまだ生きている，まだまだ頑張れると意識されたそうです．そのときの気持ちを詩にしたのがこの歌だということでした．「裸電球ではあまりにも格好が悪いので，太陽にした」と笑いながら話されていました．

　実際，私の手に光を当てて撮ったのが写真 1（口絵）です．太陽光ではありませんが，裸電球に似た懐中電灯を手の甲側に当て，手のひら側からコンパクトデジタルカメラで左手の手指を撮った写真です．懐中電灯ではなく，太陽光を当てても同じような写真が撮れることは皆さんもご存じですし，うす暗い建物の中でエレベータに乗るときにエレベータを呼ぶためのボタンを押しても指の先が赤く輝きます．ではなぜ太陽光や懐中電灯の光のように色のない白色光を当てても赤くボーッと輝くのでしょうか．

　また，赤く輝く指に暗い縞模様が見えます．これは血管の影ですが，じっと目を凝らして見ても骨の影は見えません．なぜ血管の影は見えるのに骨の

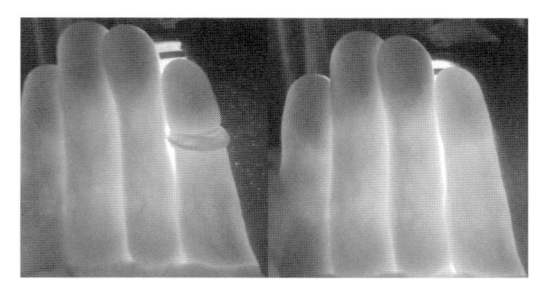

写真 2 小指の先を輪ゴムで縛ったとき（左）と縛らないとき（右）に手の甲側に懐中電灯を当てた写真
輪ゴムで縛ると指先は青紫になりますが，光を当てて見るとボーッと輝く赤が縛らないときよりも暗くなります．（カラー写真は口絵参照）

影は見えないのでしょうか．

　子供のころ，指を輪ゴムで縛ると指の先が青紫になってしびれてしまう経験をされた方も多いのではないでしょうか．青紫になるのは血液の流れが止められてしまったからですが，このときに白色光を当てて見ると，指はやはり赤くボーッと輝きます．でも写真 2（口絵）のように輪ゴムで縛った指先（左の写真）は縛らない指先（右の写真）よりも少し暗くなります．

　なぜ輪ゴムで縛って血液の流れが止められた指先は少し暗くなるのでしょうか．

　これらの
「指が赤くボーッと輝く」
「血管の影は見えるが骨の影は見えない」
「縛ると指先の赤色が少し暗くなる」
ことの背後に隠された現象が本書のタイトルの副題「近赤外光で身体を診るヘルスケアテック」の基礎になっています．そして光を用いた最新のヘルスケアテクノロジーにつながっているのです．

　さて，「身体を診る」の「診る」ですが，「みる」を表す漢字には，見る，視る，観る，看る，診るなどがあります．「見る」は眼で対象物をながめること，「視る」は目にとめて内容を知ること，「観る」はよく注意して観察すること，「看る」は世話をすることで，「診る」は診断することや診察すること，などの意味を持っています．本書では「診る」ですので，医学的な診断

を意味しています．

　この技術は「身体を診る」だけでなく，「心を探る」こともできると考えられます．「探る」とは辞書によれば「手足の感覚などをたよりにして，目に見えないものをさがし求める」，「相手の考えや様子・動きなどを，それとなく調べる」，「未知の物事を明らかにするために観察したり調査したりする．探求する」などと説明されています．本書での「心を探る」とは物理的・生理的現象として，脳活動に伴う脳内の血液量の変化によって生理学的状態が変化することを捉えることで心の変化が探れるかもしれないという意味です．これを「心を探る」と表現しました．

　「光で身体を診る」技術も「光で心を探る」技術も「手のひらを太陽にすかしてみれば」指が赤くボーッと輝くことに学んだヘルスケアテクノロジーです．

　さて，それでは「身体を診る・心を探る」ことに用いる光は身体を容易に通り抜けることはできるでしょうか．もし，光，特に，人間が感じることのできる可視光が身体を容易に通り抜けることができれば，透明人間が実現できることになります．実際，大人では手を白色光にかざしても指は赤くボーッと輝きますが，手のひらは赤くボーッとは輝きません．それは手のひらが指よりも厚いためです．指の直径は 1 cm ぐらいですが，手のひらの厚さは 3 cm ぐらいです．可視光が通り抜けられるのは厚さ 1 cm が限度です．

　ところが，大人の手のひらでも透過した光が見えるようにすることができます．それは，近赤外線を使えばよいのです．可視光の赤よりも波長が長い眼には見えない光を赤外線と呼びますが，赤外線のなかでも可視光に近い波長の光を近赤外線と呼びます．近赤外線は，可視光の赤よりも身体を透過しやすいのです．これを示すのが写真 3（口絵）です．近赤外線を手のひらに当て，手の甲側から近赤外線に感じるカメラで撮影した写真です．近赤外線は眼に見えないのでカメラで緑色に変換されています．厚さがおよそ 3 cm の手のひらを近赤外線は透過するのです．写真 1，2 と同じように血管は影として見えていますが，やはり骨の影は見えません．近赤外線に感度の高い光検出器を使えば，厚さがおよそ 10 cm の生体を透過したかすかな近赤外線を捉えることも可能です．指を透過した赤の可視光と近赤外線から動脈血の酸素飽和度を知ることができます．新型コロナウイルス感染者の体調監視

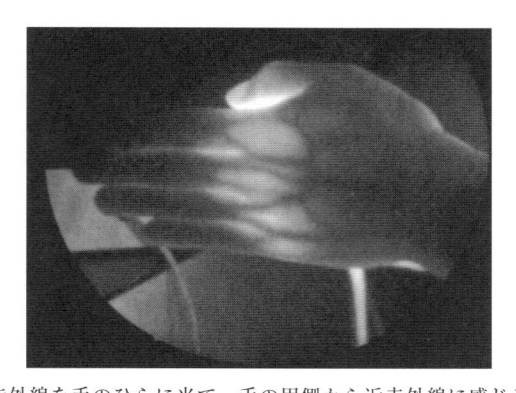

写真3 近赤外線を手のひらに当て，手の甲側から近赤外線に感じるカメラで透
過した近赤外線を撮影した写真
近赤外線はカメラで緑色に変換されています．血管の影は見えますが，骨の影は見え
ません．（田村守「一枚の写真 光—レントゲン写真」，O plus E，1999年5月号，
p. 482 より引用）（カラー写真は口絵参照）

に使われるパルスオキシメータがそれです．また，頭の表面に近赤外線を照
射して，脳の表面を通って戻ってきた近赤外線を検出し，脳活動を知ること
もできます．

　「手を光にかざすと指が赤くボーッと輝く」現象を科学的に解明し，それ
をヘルスケアテクノロジーに応用・展開するために，新しい診断装置やデバ
イスが開発されており，また開発されようとしています．近赤外線を用いた
医学的診断技術の開発は，1970年代から活発に行われ，すでに広く利用さ
れている技術もあれば近年開発された新しい技術，さらには開発途上の技術
もあり，今後も急速な発展が期待されています．本書は，光を用いた診断技
術の原理や実用化・装置開発の歴史を説明し，それらの臨床応用例を紹介し
ます．また，これから広い臨床応用が期待される光を用いた診断技術につい
ても説明・紹介します．説明はできるだけわかりやすく，専門家でなくても
理解できるような記述を心がけています．

　パルスオキシメータは最も成功した事例の1つですが，一方で，光で非
侵襲に血糖値を測定する技術は30年以上の研究開発の歴史があるにもかか
わらず，いまだに成功していません．光以外の物理現象を利用した非侵襲血
糖値測定も同じように成功していません．なぜパルスオキシメータは成功
し，非侵襲血糖値測定は成功していないのかも筆者の知識・経験の枠内で説

明します.

　なお，一般にはヒトの目に見える光は可視光あるいは可視光線と呼ばれ，これに対応して赤外線や紫外線という呼び方が使われていますが，赤外線も紫外線も光であることから，可視光という呼び方に対応して，本書では赤外光や紫外光，また，近赤外線は近赤外光と呼ぶことも多いです．少し慣れない呼び方かもしれませんが，実態をよりよく表していると思うからです．

　「手を光にかざすと指が赤くボーッと輝く」という身近な出来事が私たちの健康を支えたり，病気の診断に役立ったりしていることをご理解いただき，本書が医学関係者の皆様だけでなく広く一般の方々のお役に立ち，また「光で身体を診る・心を探る」技術に興味を持っていただくきっかけになれば幸いです．

目 次

コラム一覧

第 1 章

赤く輝く指とヘルスケアテック

この章では，「はじめに」で示した3つの「なぜ？」を解き明かし，それらがどのようにヘルスケアテックと結びついて展開していくのか，そしてその展開の中で解決しなければならない課題は何か，を説明します．

まず次の3つの「なぜ？」を解き明かしましょう．

①「指がボーッと赤く輝く」のはなぜ？

②「血管の影は見えるが骨の影は見えない」のはなぜ？

③「縛ると指先の赤色が少し暗くなる」のはなぜ？

1.1 「指が赤くボーッと輝く」のはなぜ？

これらの3つの「なぜ？」は密接につながっており，答えを知るには身体の中を光がどのように伝わるかを知ることが必要です．光が皮膚に照射されると，一部（およそ5%）は皮膚表面で反射されますが，大部分は皮膚の中に入り込みます．皮膚に入った光は，皮膚の組織によって吸収されたり散乱されたりします．この吸収と散乱が指の中の光の伝わり方を支配しています．

「吸収」は，光のエネルギーが物質により吸収され，失われる現象です．図 1.1(a) のように光吸収物質に照射された光は物質内を真っ直ぐに進みながらエネルギーを失います．吸収物質の中を進む距離が長くなればなるほど吸収されるエネルギーは多くなり，いずれは消滅してしまいます．進む距離が長すぎなければ消滅せずに残ったエネルギーが反対側から出ていきます．

吸収された光エネルギーは熱に変わり，吸収物質の温度を上げます．指に入った光は，指の組織によって一部が吸収され，指の組織の温度を上げます．温度を上げるといっても，普段使われている蛍光灯，白熱電球，懐中電灯などの照明，太陽光，レーザポインタなどの光はもともとの光エネルギー

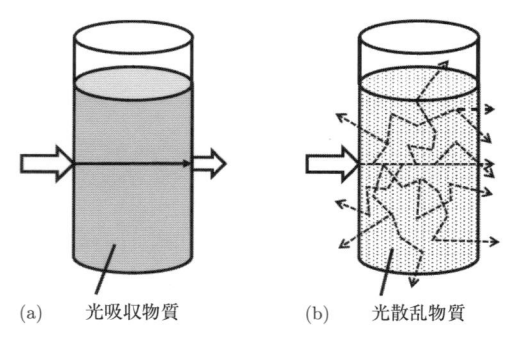

(a)　光吸収物質　　　　　　(b)　光散乱物質

図 1.1　(a) 光吸収物質中と (b) 光散乱物質中の光の伝わり方

が強くなく，指に吸収されても指が感知できるほどには温度が上がらないの
で気にする必要はありません（むしろ，白熱電球や蛍光灯ではガラスの温度
が高くなっているので触れて火傷する危険性の方が高いでしょう）．

　「散乱」は，図 1.1(b) のように光が小さな粒子に当たって光の進む方向が
あちらこちらに変わる現象です．たとえば，雲は非常に多数の微小な水滴が
集合したものですが，微小な水滴に太陽光が当たって散乱されます．その散
乱された光が私たちの眼に入ることによって私たちは白い雲の存在を知るわ
けです．また，牛乳は微小なタンパク質や脂質の粒子を非常に多数含んでお
り，牛乳中のこれらの微粒子に光が散乱されて白い牛乳を私たちが認識しま
す．

　小さな細胞の集合体である生体組織も光を散乱します．図 1.2 のように，
細胞内の核や細胞小器官などによる散乱に加え，細胞膜での光の屈折などが
重なり合って，全体として見ると多くの微粒子が含まれている散乱物質と考
えることができます．指も同じです．

　さて，雲も牛乳も白く見えますが，指は赤く輝きます．なぜでしょうか．
雲と牛乳が白いのは，雲の微小な水滴も，牛乳の微小な粒子も色がないから
です．色がないということは光を吸収しないということです．散乱はするが
吸収はしないのです．太陽光や照明の白色光は図 1.3（口絵）のように七色
の光（紫，藍，青，緑，黄，橙，赤）が混じった光です．雲の微小水滴や牛
乳の微小粒子に白色光が当たっても，どの色も吸収されることはなく，散乱
によってはエネルギーを失わないため，散乱後も白色光を保ちます．その結

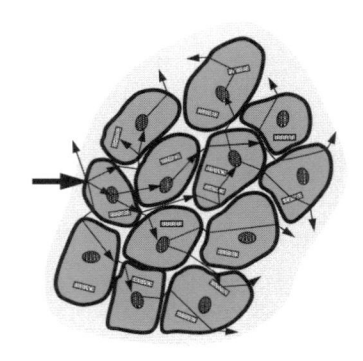

図 1.2 細胞群による光散乱の模式図
細胞膜による光の屈折や，細胞内の核や小器官による光の散乱・屈折などが複雑に重なって，全体として散乱物質となっています．

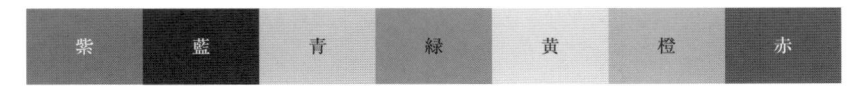

紫	藍	青	緑	黄	橙	赤

図 1.3 七色から成る白色の可視光 （カラー図は口絵参照）

果，雲も牛乳も白く見えます．もし，水滴や脂質の粒子が赤色を吸収する物質であったら，白色から赤色が抜け落ちて，雲も牛乳も緑や青（赤の補色）に見えたことでしょう．逆に水滴や脂質の粒子が緑色を吸収すれば雲も牛乳も赤（緑の補色）に見えたことでしょう．

　一方，指の中には血液があり，血液には色があります．血液の色は赤で，赤であるということは，血液は赤の補色である青や緑の光を吸収するということです．そのため指を通ってきた白色光からは青色や緑色が抜け落ちて赤くなってしまいます．これで指が赤く輝くことがおわかりいただけると思います．

　ではなぜ赤く「ボーッと」輝くのでしょうか．これは光が散乱されてあらゆる方向に進むからです．電球や懐中電灯からの光は広がっていますが，レーザポインタからの光のようにビーム状の光を指に当てることを考えましょう．もし，指が光を散乱しなければ光は指の中を真っ直ぐ進みますから，指を透過した光は指の反対側の点のみから出ていきますので指はボーッと輝きません．でも指は光を散乱しますので，ビーム状の光でも指の中で広がってしまい，指のあらゆる場所から出ていきます．その結果，指がボーッと輝くのです．

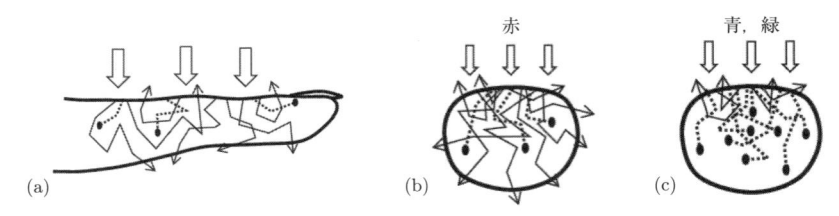

図 1.4　指の中の光の伝わり方

(a) 青，緑，赤，どの色も同じ程度に散乱されます．一方，色によって吸収される程度が違い，(c) 青と緑は強く吸収され，(b) 赤は弱く吸収されます．その結果，青と緑の透過光は観測されませんが，赤の透過光は観測されます．実線は反射や透過で再び出てきた光で，破線は途中で吸収されて消えてしまった光です．

　この状況を図示したのが図 1.4 です．指に当てられた光が指の中で散乱され，また，吸収されて伝わっていく様子を模式的に表しており，光を小さなエネルギーを持つ粒子（光粒子）の集まりと考えて表示しています．光粒子が指の中で散乱されて方向が変わりながら進んでいき，ある光粒子は途中で吸収されて消滅し（破線の光粒子），ある粒子は途中で消滅せずに指の表面から出ていく（実線の光粒子），という様子です．

　白色光のうち，青や緑の光は図 1.4(c) のように，光が当たった点の近くの表面では散乱されて短い経路で消滅せずに戻ってくる光があります．しかし，指の中に入って散乱されて長い経路をたどる青や緑の光は血液に吸収されて消滅してしまい，光が当たった点から離れた位置からは青や緑の光が出ていきません．一方，赤の光は図 1.4(b) のように，血液による吸収が弱いため，光が当たった点から離れた位置でも光が消滅せずに表面から出ていきます．

　結局，光が指の中で散乱されることでボーッと輝き，青や緑の光が強く吸収されて消滅することで赤く輝くことになるわけです．これが 1 つ目の「なぜ？」の答えです．

1.2　「血管の影は見えるが骨の影は見えない」のはなぜ？

　では，血管の影は見えるのに骨の影が見えないのはなぜでしょう．赤く輝くのは指の中の血液による吸収の強さが青や緑と赤では違うのが原因でした

が,指の中の血液とは身体のすみずみまで分布している細い血管(小動脈,小静脈,細動脈,細静脈,毛細血管)中の血液です.指に光を当てたときに見える「血管の影」の血管は細い血管ではなく,もっと太い血管で,特に太い静脈です.通常の健康診断では静脈から採血されますが,ご存じのように採血された静脈血は暗赤色です.動脈からの採血は滅多に行われませんが,動脈血は鮮紅色です.つまり,静脈血の方が動脈血よりも赤い光を強く吸収するのです.

太い血管以外の組織では張り巡らされた細い血管網の中の血液で赤く輝くのですが,血液が占める体積は組織の体積の 8% 程度です.つまり,組織は体積割合が約 8% の血液で赤く輝きます.一方,太い静脈の中は静脈血が 100% 占めています.そのため,太い静脈内では他の組織に比べて吸収の強さが 10 倍以上であり,赤い光がより強く吸収されて太い静脈は影となって見えるのです.

しかし,影となって見える静脈は,指でも光が透過した側の皮膚表面に近い太い静脈です.光を当てた側の指の太い静脈は影になって見えません.それを説明するのが図 1.5 です.光を照射した側の太い静脈で光が強く吸収されても,透過側に光が届く前に他の組織で散乱された光が,光強度の落ち込みを徐々に回復してしまうからです.透過側の皮膚表面に近い静脈で吸収されて弱くなった光は皮膚表面に届くまでの距離が短いため,他の組織からの散乱が光強度の落ち込みを回復するのに十分な長さがなく,落ち込みが回復せずに皮膚から出ていってしまいます.それで透過側の皮膚に近い太い静脈が影となって見えるわけです.指の中には動脈もありますが,動脈は静脈よりも深いところにあります.また,動脈血は静脈血よりも赤い光の吸収が弱いです.そのため動脈は影になって見えないのです.

では,骨はなぜ影になって見えないのでしょうか.それは基本的には骨が光(可視光)を吸収しないからです.雲や牛乳と同じく骨は白い色をしています.白いということは可視光のどの色も散乱はするが吸収はしないということを意味します.図 1.6 のように骨は指の中で大きな部分を占めていますが,骨は光を吸収せずに散乱する物質です.周囲の軟組織が光を弱く吸収するものの骨は光を吸収せず,軟組織と同程度に散乱します.その結果,太い静脈では光強度の低下が起こりますが,骨では光強度の低下は起こらず,透

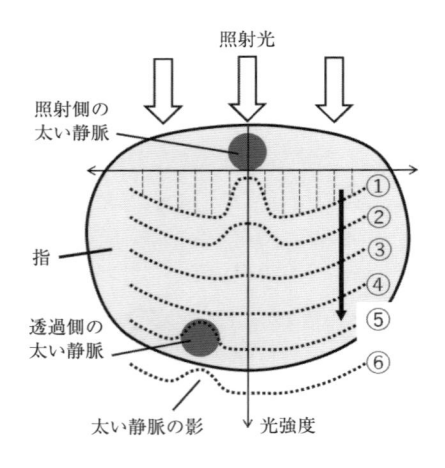

図 1.5　指を透過する光
照射側の太い静脈は影に見えず，透過側の太い静脈は影になって見える理由は，以下の通りです．①では照射側の太い静脈で光が吸収されて光強度分布には大きな落ち込みが現れます．②，③，④，⑤と進むにつれて周囲の組織からの光散乱で落ち込みが徐々に回復します．透過側の太い静脈で落ち込んだ光強度分布は，⑥のように指の表面から出ていくまでには回復できず，太い静脈が影となって見えます．

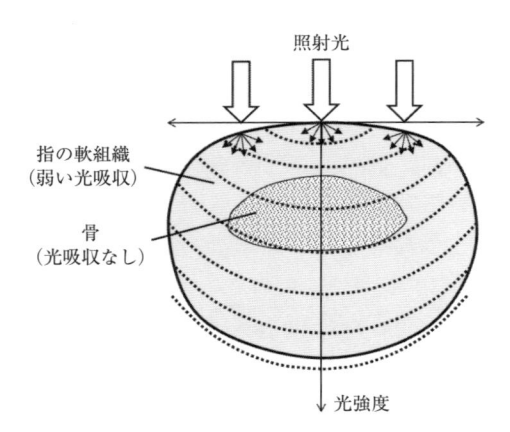

図 1.6　骨が影になって見えない理由
骨は光を吸収しないので光強度分布に凹みは生じず，影にはなりません．

過した光強度の分布に太い静脈の場合のような落ち込み（凹み）は生じません．これが，骨が影になって見えない理由です．

　一方，X 線で手を透視すると図 1.7(b) のように指の骨はくっきりと影になって見えます．物質による X 線の吸収の強さは物質の密度に比例します．軟組織よりも硬組織の方が密度が高い（重い）ので X 線を強く吸収します．そして，何よりも X 線は生体に散乱されずに真っ直ぐ進みます．その結果，図 1.7(a) のように指に照射され，指を透過した X 線の強度分布は骨を通ってきた部分が落ち込んで，軟組織を通ってきた部分と明確な差が生じ，骨と

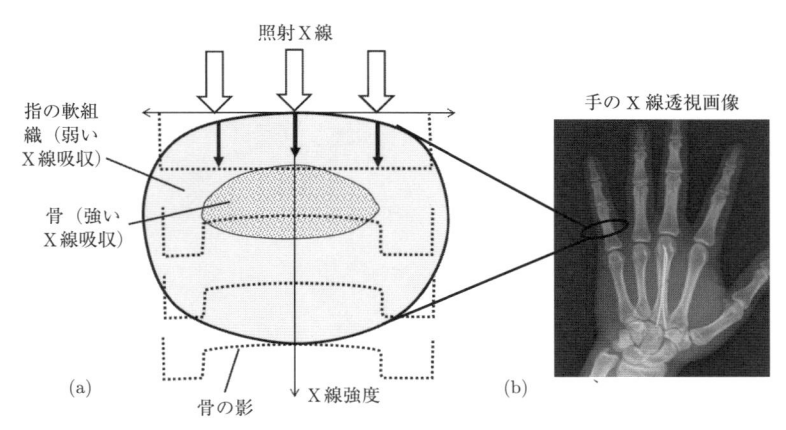

図 1.7 指を透過する X 線

X 線透視では骨が明瞭な影になって見えます．骨は軟組織よりも X 線を強く吸収し，X 線は生体組織で散乱されずに直進するため骨と軟組織を明瞭に区別できる透過画像が得られます．

軟組織が明瞭に区別されて画像化されます．

このように，光と X 線に対する生体組織の特性（吸収と散乱）の違いが「はじめに」の写真 1 と図 1.7(b) の写真の大きな違いを生み出しています．

1.3 「縛ると指先の赤色が少し暗くなる」のはなぜ？

では最後の「なぜ？」の理由を説明しましょう．指先をゴムで縛ると指先が青紫になります．縛るとそこで血管が閉じてしまい，血液が流れなくなります．人の身体が生きていくためには身体のすみずみまで酸素が運ばれなくてはなりません．酸素を運ぶのが血液で，より詳しくは血液中の赤血球に含まれるヘモグロビンが肺で酸素を受け取り酸素の豊富な血液，いわゆる動脈血となり，動脈を流れて身体のすみずみまで酸素を運びます．動脈血が毛細血管に到達すると毛細血管の周りの組織は酸素が少ないため，動脈血は周囲の組織に酸素を放出し，酸素の少ない静脈血となります．静脈血は静脈を流れて肺に戻って酸素を受け取る，というように身体を循環します．

前にも述べましたが，動脈血は鮮紅色で静脈血は暗赤色です．静脈血の方が動脈血よりも赤色を強く吸収するからです．ここまで話をすれば「縛る

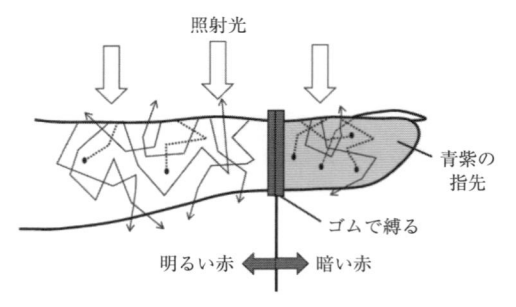

照射光

青紫の
指先

ゴムで縛る

明るい赤　　暗い赤

図 1.8　指をゴムで縛ったとき
指をゴムで縛るとその先の指には新鮮な動脈血が行かなくなるため静脈血が多くなり，
赤色をより強く吸収するようになります．その結果，透過光の赤色は少し暗くなります．

と指先の赤色が少し暗くなる」のがなぜか，おわかりになる方も多いと思います．図 1.8 に示したように，指を縛るとその先の指に動脈血が行かなくなり，指先の毛細血管内の血液がほとんど静脈血になって赤色をより強く吸収してしまうため，透過光の赤色は暗くなってしまうのです（「はじめに」の写真 2）．

　子供が水泳のプールに長く入りすぎて唇が青紫になることがありますが，あれは身体が冷えて，身体が熱を逃がさないようにと反応して皮膚に近い血管が収縮して，動脈血が行き渡らなくなるからです．大人でも興奮して顔色が悪くなることがありますが，緊張して血管が収縮するからです．貧血気味の人の顔色も似たような理由だと思われます．

　顔色や唇の色から体調を推測できますが，それは血液の色が動脈血に近いか，あるいは静脈血に近いかで判断しているからです．このこと，つまり血液の色を身体の外から精度良く調べることができれば，体調をモニタリングできることになります．これが本書で主題とする「光で身体を診る・心を探る」技術の原点です．

1.4　「光で身体を診る・心を探る」には？

　ところが血液の色を身体の外から光を使って精度良く調べることは簡単なことではありません．それは生体組織が光を強く散乱するからです．赤色は厚さが 1 cm 程度の指を透過しますが，厚さが 3 cm 程度の大人の手のひら

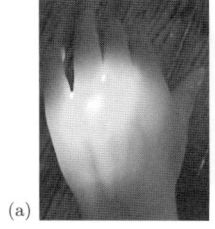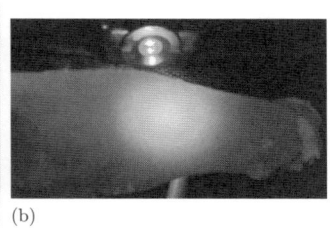

図 1.9 (a) 幼児（4歳）の手に白色光を当てたとき，(b) 豚の骨に赤色のレーザ光を当てたとき（カラー図は口絵参照）

(a)　　　　(b)

は透過できません．散乱が強いため，光が向きを変えながら長い距離を進むうちに弱い吸収であっても透過する前に消滅してしまうのです[1]．乳幼児の手のひらは薄いので，図 1.9(a)（口絵）のように手のひらでも透過して赤く輝きます．図 1.9(b)（口絵）は厚さ 10 mm の豚の骨に赤色のレーザ光を照射したときに透過した光の様子です．一方，緑色のレーザ光は透過できません．赤色が骨を透過しやすいことがおわかりいただけると思います．

　大人の手のひらでも透過した光を観察できる方法はないでしょうか．あります．「はじめに」で紹介したように近赤外光（近赤外線）を使うのです．赤外線は赤よりも波長が長く，目に見えない光ですが，赤に近い赤外線を近赤外光と呼びます．近赤外光は赤よりも血液による吸収が弱いため，3 cm 程度の厚さであればカメラで透過光を観測することができます．もちろん近赤外光に感じるカメラを使わねばなりません．「はじめに」の写真 3（口絵）がその写真です．大人の手のひらに近赤外光を当てて手の甲側から近赤外光カメラで撮った写真です．赤く輝く指と同じように，暗い縞模様は手の甲の表面に近い太い静脈で，目を凝らしても骨は見えません．この写真を撮った研究者はこれを「光—レントゲン写真」と呼びました．近赤外光に感度の良い検出器を使えば，厚さ 10 cm 程度の生体組織を透過したかすかな光を検出することができます．

　近赤外光を使えばある程度の厚さの身体を通ってきた光を検出することができることはわかりましたが，血液の色はどうやって測定するのでしょう

か．色を調べるには光の吸収の強さを色ごとに，より科学的な表現をすれば光の波長ごとに測定する必要があります．吸収の強さを波長ごとに調べるのは図 1.1(a) のように散乱のない場合は容易ですが，図 1.1(b) のような散乱がある場合は簡単ではありません．ましてや生体組織による散乱は赤の光や近赤外光に対しては吸収の 100 倍も強いのです．散乱でゆがめられた光信号から微小な吸収情報を引き出さねばなりません．近赤外光の計測から血液の色の情報を正確に取り出すことはあたかも散乱現象との闘いのようです．以前は散乱と闘う道具がなかったため，長らくその闘いに打ち勝つことができませんでしたが，科学・技術の発展により近年では散乱と闘う道具が揃ってきました．次節ではその闘いともいえる研究開発の歴史を少し述べます．第 3 章以降ではその研究開発の成果を紹介しますが，その前に第 2 章では光が生体組織の中を伝わることの物理的・定量的扱い方の概略を説明します．

1.5　「光で身体を診る・心を探る」研究開発の歴史

　生命は光と密接に結びついており，太陽光の恩恵がなくては生命の存在はありえません．光はあらゆる生命において最も重要な基盤です．多くの生命活動のメカニズムは光との相互作用に関係し，光とのエネルギー交換を含む生化学的プロセスによって説明されます．しかし，生命活動が生化学的に解明されるはるか以前から，日光が健康増進に役立つことは知られており，また，顔色を観て体調を推し量るなどは日常生活で行われてきました．この意味では，光と医療との関わりは文明の誕生とともに始まったといっても過言ではありません．

　病気の診断は肉眼による観察が基本であり，たとえば，医者たちは皮膚や眼の色が黄色になった患者は肝臓の病気を患っているようだと診断していました．患者が上気して顔が赤くなっていれば熱がある（体温が上がっている）と疑い，もし身体の一部分が赤くなっていれば，その部分は炎症を起こしていると判断します．患者の顔色や唇，爪が青く見えるときは酸素不足を疑うなどです．このような診断は定性的ですが，現代科学風にいえば，医者たちの眼は分光器およびセンサとして働き，その脳はパターン認識のためのデータベースの記録装置であり，かつ大規模な並列計算や，AI（artificial intelligence：人工知能）を実行する計算機となります．

　体表からの観察のみでなく，管腔臓器の観察も古くから行われていました．驚くべきことに紀元前 1 世紀のポンペイ遺跡から内視鏡の原型ともいえる検鏡（スペクラ：speculum，鼻腔，肛門，腟など体表に近い部分を直接観察する道具）が出土しています [1-1]．内視鏡はその後，19 世紀になって写真やレンズ，電球の発明に伴って進歩しましたが，20 世紀になり，ガラスファイバやレーザの発明および電子機器の発展に伴って急速に進化し，現在に至っています（第 7 章のコラム 7.1 を参照）．

　現代における光と生物学の関わりや，光を用いた医療診断や治療技術の発展に大きなインパクトを与えたのがレーザの発明であることには議論の余地がありません．1960 年にメイマンによりルビーレーザが発明されると [1-2]，レーザ光の質の良さ（単色性，指向性，可干渉性，高エネルギー性）は医学の世界でも大いに注目され，数年のうちにあざ治療や網膜凝固治療などの臨床応用が始められました．その後のレーザ技術の発展に呼応して，光を医学診断・治療に応用する技術が基礎と臨床の両面から飛躍的に発展し続けています．

　人体内部を外部から損傷を与えずに観察する技術，つまり非侵襲計測技術は，X 線の発見以来，医学の分野で強く求められて発展してきました．それが大きく飛躍したのが G. N. ハウンズフィールドと A. M. コーマックによる X 線 CT（X-ray computed tomography：X 線コンピュータ断層撮影法）の発明です．彼らはその功績により 1979 年にノーベル医学・生理学賞を受賞しました．その後，磁場と原子核の相互作用により生じる電波（ラジオ波）を利用する MRI（magnetic resonance imaging：核磁気共鳴画像法）が発明され，2003 年にはその医学におけるその重要性と応用性が認められ，P. ラウターバーと P. マンスフィールドにノーベル医学・生理学賞が与えられました．さらに陽電子が電子と結合して消滅する際に生じるガンマ線を検出して体内の代謝に関する断層像を描き出す PET（positron emission tomography：陽電子放出断層撮影法）が発明され，がんの診断などに威力を発揮しています．さて不思議なことに，電磁波の観点からは最も波長の短いガンマ線や X 線と最も波長の長いラジオ波がこれらの断層撮影法に使われて実用化されています．非侵襲で人体の内部の構造や機能を画像化（イ

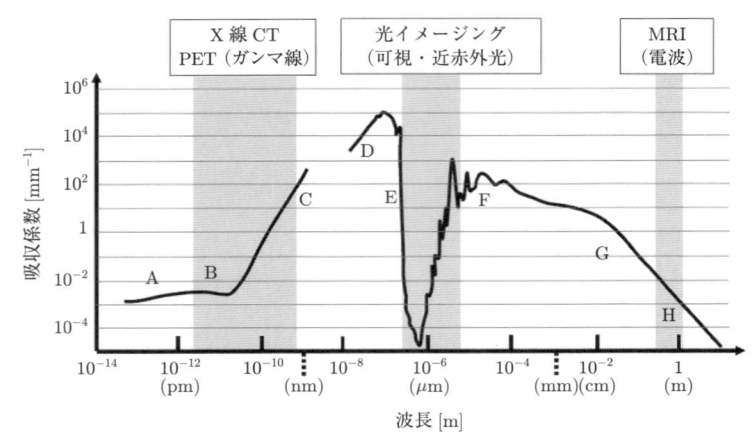

図 1.10　ヒト組織の約 70% を占める水に対する電磁波の吸収に関する 3 つの窓（第 2 章参照）と，関連する現象
A：電子対生成，B：コンプトン散乱，C：光電効果，D：レイリー散乱，E：分子の電子エネルギーレベルによる吸収，F：分子の振動運動エネルギーレベルによる吸収，G：分子の回転運動エネルギーレベルによる吸収，H：原子核の歳差運動．（文献 [1-3] の図を改変）

メージング）するこれらの技術の簡単な説明を章末に付記 1.1 として記述しました．ほかにもイメージング技術として用いられている脳波 (EEG: electroencephalography)，脳磁図 (MEG: magnetoencephalography)，単一光子放射断層撮影法 (SPECT: single photon emission computed tomography) についても説明を加えています．

　一方，科学・技術で広く用いられている光，紫外光・可視光・赤外光を用いて人の身体の断層画像を得ようとする試みはほとんどありませんでした．それは，これまで述べたように，光が生体組織により強く散乱されるからです．

　図 1.10 はヒト組織の約 70% を占める水による電磁波の吸収の強さを電磁波の波長に対して示した図です [1-3]．X 線 CT が用いる X 線（波長がおよそ 100 pm～1 nm）と PET が用いるガンマ線（およそ 1～100 pm）の領域，MRI が用いるラジオ波（およそ 10 cm～1 m）の領域，および光イメージングが用いる可視光（およそ 400～700 nm）と近赤外光（およそ 700 nm～2 μm）の領域を 3 つの灰色で示してありますが，3 つの領域とも水による吸収が弱い波長範囲にあります（電磁波の分類と波長については第

2 章の表 2.1，図 2.1 を参照）．つまり，X 線 CT，PET，MRI，光イメージングは広い電磁波領域でも水による吸収が弱い領域で実現されているということになります．しかし，光イメージングの研究開発が開始された 1990 年代前半には，X 線 CT，PET，MRI はすでに実用化されていました．可視光・近赤外光を用いる光イメージング（第 5 章・第 6 章）は現時点では研究段階や実用化の初期段階です．

　光イメージングの実用化が遅れていたのには理由があります．それは繰り返しになりますが，光が生体組織により強く散乱されるからです．電磁波が身体を通りにくくする要素には吸収の他に散乱があります．X 線とガンマ線は生体組織によりほぼ散乱されずに直進します．電波も周波数によりますが，ラジオ波の領域では散乱は強くありません．一方，光は生体組織によって強く散乱され，1 mm の短い距離でも直進することができません．その強い散乱がイメージングにとっては実に厄介な現象で，最近まで光による生体計測やイメージングを拒んできたのですが，過去数十年の基礎研究や技術の発達により可能となってきたのです．つまり，光イメージング研究開発の歴史は散乱との闘いの歴史でもあるといっても過言ではないのです．急速に発達している多彩な光学技術（レーザ，光ファイバ，微弱光検出法など）および情報処理技術（数値計算手法，画像処理，機械学習など）を利用して，生体組織による光の強い散乱のためにかつては不可能であった生体計測上の技術的な問題が徐々に解決され，技術・装置が開発されてすでに臨床応用されるようになっています．

　20 世紀以降に研究開発された光による生体診断技術について，その歴史を振り返ります．顔色や唇が青くなり酸素不足が懸念されるという定性的な観察を定量的な科学にする試みは，1920 年代の D. ケイリンによる生きた蜂の胸筋のスペクトル観察が初めてです [1-4]．彼は蜂の胸に白色光を当てて筋肉（厚さ 1 mm 程度）を透過した光（可視光）をプリズムで分光しその光強度を写真に記録し，チトクロームという細胞内で酸化・還元反応により酸素の受け渡しを行うタンパク質が多くの生物に共通して存在することを示しました．

　新鮮な豚肉や牛肉はきれいな赤色をしていますが，この赤色は筋肉細胞中のミオグロビンの色です．ミオグロビンは酸素と結合したり解離したりし

て，筋肉活動を維持します．1937 年，生理学者の G. A. ミリカン（光電効果でノーベル物理学賞を受賞した R. A. ミリカンとは別人物）は猫の後ろ脚の筋肉に白色光を照射し，赤と緑の光強度の変化から，筋肉の収縮・弛緩に伴いミオグロビンが酸素と結合状態や解離状態に変化することを観察しました [1-5].

　近年の光，特に近赤外光による生体計測の幕開けは，1977 年 F. F. ジョブシスが猫やヒトの頭部に近赤外光を照射して透過した光の検出に成功し，その透過光量が猫やヒトの呼吸状態で変動することを報告したこととされています [1-6].　ジョブシスがこの研究を始めたきっかけは，1976 年末に家で息子と牛の肩ロースに付いていた厚さ 3～4 mm の骨を赤色光が透過することを見て，ヒトの頭蓋骨を通して脳に光が届くことを確信したことといっています [1-7].　ジョブシスは波長 700～1300 nm の近赤外光が生体を透過しやすいという特性を利用し，猫の頭部およびヒトの前額部で計測を行いました．猫の場合は頭部の毛のみを除去し，頭皮の上から波長 700～850 nm の近赤外光を照射して頭部の透過光のスペクトルを計測しました．猫に吸わせる空気中の酸素を調整し，猫を低酸素状態にすると脳内の血液量と脱酸素化ヘモグロビンが増加し，正常酸素状態にすると元に戻ることを示しました．なお，このとき，透過光の検出素子には日本の浜松ホトニクス社の光電子増倍管が使われました．

　また，図 1.11 のようにヒト（健康な 47 歳の白人男性）の一方のこめかみに近赤外光（波長 815 nm）を照射し，反対側のこめかみで透過光を検出しました．猫の頭（約 5 cm）に比べるとヒトの頭はずっと大きい（両こめかみ間距離は約 13 cm）ため透過光量は非常に弱いので高感度の検出器（光子計数法）で検出しました．被験者に過換気を起こしてもらい，低炭酸ガス血症により脳内血流量を減らすという実験を行いました．過換気を始めておよそ 30 秒後に被験者がめまいを訴え始めると透過光量は増加し始め，およそ 50 秒後には透過光量は約 5 倍に増加しました．この時点で被験者はめまいに耐えられなくなり，過換気を止めて実験は終了しました．この透過光量の増加は脳内で局所的に血流不全（虚血）が生じたことを示すとしています．このような実験は現在の実験倫理に基づけば，許可されないのではないかと思いますが，当時は可能でした．

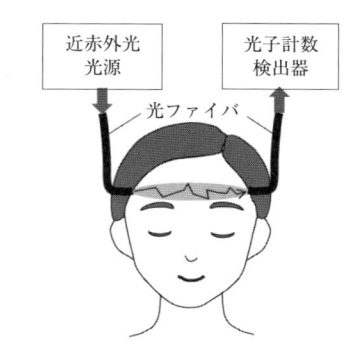

図 1.11 ジョブシスによるヒト前額部の近赤外光透過計測

　このジョブシスの研究の目的は，臨床医学における虚血や低酸素血症において，細胞内酸素化をモニタリングすることへの応用という，どちらかというと生理学的な研究・応用（光で身体を診る）でした．しかし，この研究が発展して，1990 年代には脳の高次機能の研究・応用（光で心を探る）につながって大きく花開くとはジョブシスも予想していなかったのではないでしょうか．

　光を用いたヘルスケアテックとして最も初期の成功はパルスオキシメータです．1970 年代に日本人によって開発された技術です．これは指に挟んだデバイスで動脈血の酸素飽和度を極めて簡便に計測するもので，肺の機能をモニタリングできることから，自宅療養中の新型コロナウイルス感染者の体調管理に威力を発揮したことは記憶に新しいことです．

　その後，1990 年代初頭に開発された OCT（optical coherence tomography：光干渉断層撮影法）が眼科の領域で広く実用化され，現在では標準の診断機器となっています．

　また，1990 年代前半から後半にかけて脳の高次機能を計測する NIRS（near-infrared spectroscopy：近赤外分光法），あるいは光トポグラフィや光マッピングと呼ばれる技術が実用化されました．

　1990 年代初頭から，X 線 CT の X 線の代わりに光を用いた光 CT，あるいは拡散光トモグラフィと呼ばれる技術の研究開発が行われています．これは NIRS 技術の短所を克服する技術として期待されていますが高度な技術であり，まだ実用化には至っていません．

　これらの他にも，蛍光や生物発光を用いる技術，光と超音波を組み合わせた技術などが 2000 年代以降，新しい技術として活発に研究開発されています．

　光は，波長が短い紫外線から波長が長い赤外線まで非常に幅広い波長範囲にわたっています．それらの光を操る道具として光源，光ファイバ，光検出器などがあり，また関連する電子機器があります．近年の通信分野における光技術の利用により，低コスト，コンパクトで高効率なデバイスの開発が促進されました．通信分野における光技術の発展が多くの他の分野にも波及し，生物学と医学も恩恵を受けてきました．さらに物理学，化学，数学などの基礎科学，そしてエレクトロニクス，コンピュータ，AI などと医学・生物学との学際研究の必要性が認識され，最先端の研究成果が医学・生物学に適用されています．

　本書では，最先端の基礎科学および技術を応用し，学際的研究・技術の成果である光，特に近赤外光を用いた身体を診る・心を探る技術を説明・紹介します．

　なお，光を用いる技術は顕微鏡として医学・生物学分野で日常的に使われ，その技術も発展し続けており，切除したヒトの組織や細胞の観察，あるいは微生物や小動物などの観察に用いられています．本書では生きているヒトを非侵襲で観察することを対象としていますので，顕微鏡に関する記述はほかの良書をご参照ください．

付記 1.1：非侵襲イメージング法の簡単な説明

(1)X 線 CT（X-ray computed tomography：X 線コンピュータ断層撮影法）

　人体のある断面においてある方向から X 線ビームを照射し，人体を透過して減衰した X 線を検出します．方向は変えずに位置を少しずらして X 線ビーム照射・検出を行い，再び位置をずらして照射・検出を繰り返します．その後，方向を変えて位置をずらしながら X 線ビーム照射・検出を繰り返します．多くの方向と位置で得られた X 線ビームの減衰量のデータから，数学的に逆問題と呼ばれる手法により，人体の断面内における X 線の吸収特性分布をコンピュータで計算します．得られた吸収特性分布は再構成画像

と呼ばれます．臓器により X 線の吸収係数が異なるため，再構成画像は解剖学的画像となります．第 6 章においても X 線 CT の原理を説明します．

(2) 磁気共鳴イメージング (MRI: magnetic resonance imaging)

分子の中に原子があり，原子の中に原子核があります．原子核の中には磁石の性質を持つものが存在し，外部から強い磁場をかけると共鳴現象が起きます．この現象を利用して生体内の水素原子の分布を画像化することができます．生体は組織によって水素原子の割合が異なるため，水素原子の分布を画像化すると解剖学的な画像を得ることができます．

(3) 機能的磁気共鳴イメージング (fMRI: functional MRI)

MRI を利用して脳活動に関連した血流変化を画像化する手法です．ヘモグロビンに起因する磁場の不均一を検出し，画像化します．ヘモグロビンは酸素との結合の有無で磁気に対する性質が変化し，酸素化ヘモグロビン（酸素と結合したヘモグロビン）は磁場に対してはほぼ反応しない（反磁性）のですが，脱酸素化ヘモグロビン（酸素と結合していないヘモグロビン）は磁場の中に置かれると弱い磁石（強磁性）となります．そのため，神経活動に伴って血流が変化すると脱酸素化ヘモグロビンを含む血管と周囲の組織の間で磁場の不均一が生じます．すると MRI 信号が変化する（BOLD: blood oxygenation level dependent, 血液酸素化レベル依存性）ため，それを検出して画像化すれば血流の変化が画像化されます．MRI では解剖学的画像が得られますが，生理学的情報などの機能画像は得られません．それに対してこの手法は，血流変化という生理学的情報の画像が得られるため機能的 MRI(fMRI: functional MRI) と呼ばれます．

(4) 陽電子放出断層撮影法 (PET: positron emission tomography)

放射性同位体が放出する陽電子を手掛かりとして，その放射性同位体の体内分布を断層画像として描き出す技術です．陽電子が電子と出会って消滅するときに放射する一対のガンマ線を検出することにより放射性同位体の分布が得られます．悪性腫瘍ではグルコースの代謝が活発なことを利用し，フッ素の放射性同位体 ^{18}F を含むフルオロデオキシグルコース (FDG:

18F-fluorodeoxy glucose) を用いた PET が診断に広く用いられています.

(5) 脳波 (EEG: electroencephalography)

　脳の神経細胞が活動すると, 微弱な電流が流れます. 脳波は脳内に流れた電流のうちの頭皮に現れた成分で, 頭皮に置いた電極により計測されます. 電極は国際 10-20 法に従って配置するのが一般的です. 得られた電気信号の周波数によりアルファ波やベータ波などに分類されます. 神経活動による電流を計測するため, ミリ秒単位の時間スケールで脳の活動を記録することが可能です.

(6) 脳磁図 (MEG: magnetoencephalography)

　脳の神経細胞が活動すると, 微弱な電流が流れ, その電流によって微弱な磁場が生成されます. MEG はその磁場を頭皮から非侵襲的に検出し, 脳の活動を可視化する技術です. 磁場に対して高感度のデバイスを用いて計測しますが, 脳波と同様に神経活動に伴う磁場を計測するため, ミリ秒単位の時間スケールで脳の活動を記録することが可能です.

(7) 単一光子放射断層撮影法 (SPECT: single photon emission computed tomography)

　体内に投与した放射性同位体から放出されるガンマ線を検出し, その分布を断層画像にする技術です. 特定の生体組織と化学的に結合する化合物に, マーカとなる放射性同位体を融合させた放射性化合物を体内に投与し, 体内の放射性化合物から放出されたガンマ線をガンマカメラで捉えて放射性化合物の濃度分布を画像として描き出します. PET と同様に体内臓器の機能の観察に使われます. 投与直前にサイクロトロンなどで放射性同位体を製造する PET とは異なり, 安価で取り扱いが容易な一般の放射性同位体を使用することができますが, PET に比べて感度が悪く, 画像が不鮮明になる傾向があります.

(8) 超音波検査 (US: ultrasonography)

　超音波を対象物に当ててその反響を画像化する技術で, 超音波エコーとも

呼ばれます．第 9 章の付記 9.1 で詳しく説明します．

コラム 1.1　1 枚の写真，光—レントゲン写真

　「はじめに」の写真 3 は，第 6 章で述べる光 CT（X 線 CT の X 線の代わりに光を使って身体の断層画像を得る技術．学術的には拡散光トモグラフィと呼ばれます）のプロジェクトを率いた北海道大学の故田村守教授の研究室で撮られたもので，この写真に込められた田村教授の思いを以下に紹介します．

●光—レントゲン写真

　今でこそ "光 CT" はあまり違和感なく受け入れられるようになったが，私が提案した 15 年ほど前は，正直なところ，実体のない単なる思いつきに近かった．

　この "光 CT" を実際に作ろうと決心させたのがこの写真である．その当時，私たちはラットの頭部に近赤外光を照射して，透過した光を光電子増倍管で検出できることを知って，脳の酸素濃度を生きたままで調べようとしていた．このため，もっとも基本的な生体組織（不均一散乱系）における光吸収の定量化に頭を悩ませていた．したがって，人での測定や臨床医学に役に立つとは考えていなかったのである．ちょうどその頃，北大工学部の山本克之，清水孝一両教授の研究室の金子守君（現オリンパス光学工業）が修士論文のテーマとして私の研究室で，最初 "イタズラ" で撮ったのがこの写真である．光源に 20 個 × 10 個程度の LED を並べたものを手のひらに当てて（熱くて火傷しそうになった），インテンシファイアー付きの CCD カメラで撮影した．血管がはっきりと見え，骨は見えない．この写真から，手のひらで厚いところは 5 cm ほどあるから，人の頭蓋骨を透過させて脳が測れるのでは，それならば光 CT を作ろう！！と思ったのだった．

　この写真は "思い出" ではなく，今でも現役で私の講演の最初のスライドで出てくる．当時のノートを見ると，CCD カメラのような 2 次元検出器を分光光度計のフォトマル（光電子増倍管）のように使うことが書いてあり，反射光の定量化が今後の課題とメモしてある．これは今でも内視鏡の計測や皮膚の分光計測などでもっとも基礎的なものであり，いまやっと手を付けつつある．私にとってこの写真は現在の近赤外分光法の医学応用のスタートになった貴重な写真の 1 枚なのである．（田村守「一枚の写真 光—レントゲン写真」，O plus E, 1999 年 5 月号, p. 482 より引用）

コラム 1.2　静脈はなぜ青く見えるのか？

　皮膚表面から見える太い静脈が青筋などと呼ばれ，青く見えることは皆さんもよくご存じのことです．血液は動脈血が鮮紅色で静脈血が暗赤色に見えることは本章で述べました．ではなぜ皮膚の下の静脈は青く見えるのでしょうか．この問題は古くから論じられてきましたが，意外にも皮膚や血液による光の散乱・吸収に基づく光伝播解析と視覚認知の観点から定量的な議論で解決されたのは 1990 年代後半になってからです [1-C1]．

　物体の色というのは，物体自身が光を出す場合（電球，蛍光灯，LED ランプ，ホタルなど）を除けば，物体に照射された白色光（太陽光）が物体表面で反射され，反射される際にその物体表面の特性で反射光に色が付き，その色が付いた反射光を見ることで生じるものです．たとえば赤い物体は白色光のうち赤以外の色を吸収し，赤の光のみを反射するから赤く見えるのです．

　皮膚（表皮と真皮の 2 層から成る）の場合には，照射された白色光のほとんど（95% 以上）は皮膚内に入り込みます．入り込んだ光のうち，一部は表皮中のメラニンにより吸収されますが，残りの光は表皮の下で，血液を含む真皮に入り込みます．すると青や緑の光は真皮内の血液で吸収されて少ししか出てきませんが，黄や赤の光は少し吸収されながら散乱によって再び皮膚表面に戻り，反射光として出てきます．つまり，反射光では青や緑の光が少なくなるため肌色になるのです．

　さて，肌色の皮膚の下で静脈が青く見える理由については，もっともらしい説明として，静脈の上の皮膚組織で青い光だけが散乱され，残りの赤や緑の光は静脈中の血液に吸収されてしまうからなど，静脈の上の皮膚からの反射光で青い成分が多くなるからという説明がなされたこともあります．

　しかし，太い静脈がある皮膚からの反射光のスペクトルを詳しく調べると，図 1.12 のように皮膚の下の静脈によって反射光の中の青や緑の光はさらに弱くなりますが，赤や黄色の光は青や緑の光よりも少しだけ弱くなっていたのです．周囲の皮膚の反射光のスペクトルはもちろん肌色を示すのですが，静脈のある皮膚の色は青色ではなく，周囲の肌色よりも少し赤みが少ない暗い肌色だったのです [1-C2]．実際のスペクトル測定だけでなく，皮膚と血液の散乱・吸収を考慮した光伝播シミュレーションによるスペクトル解析でも同じ結果が得られました [1-C1]．その理由は，青や緑の光が静脈の上の真皮中の血液（体積割合がおよそ 8%）により大部分が吸収されてしまっても，赤い光は吸収されにくいため真皮を通り越して静脈に入り

込み，静脈中の血液によって強く吸収されるため出てくる光の赤色が少なくなったからです．

　ではなぜ静脈の部分は青く見えるのでしょう．それはヒトの視覚認知の問題，つまり錯覚（錯視）が原因です．少し赤みが少ない暗い肌色の静脈の部分は周囲が肌色であればヒトの脳は青色に感じるのです．ですから，白い紙に小さな穴を開けて静脈の周囲の皮膚が見えなくなるように静脈のある所だけを見てみると図 1.13 のように少し暗い肌色に見えます．

　ただし，青く見えるのは，ある太さ以上の静脈が，ある深さよりも深い所にある場合で，細い静脈が皮膚の浅い所にある場合には本来の血液の色に近い赤紫色などに見えることになります．

　何らかの原因で色を失った皮膚に適切な色素の刺青を入れて肌色を回復する治療法がありますが，どの色素をどの範囲でどの深さに入れれば良いのかについて光伝播解析と視覚認知分析

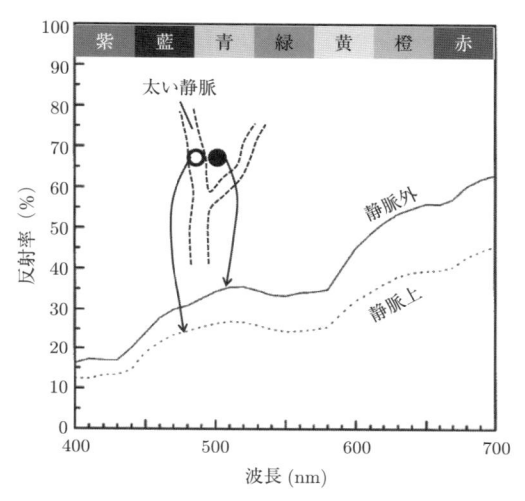

図 1.12　皮膚からの反射光スペクトル
実線が太い静脈のない皮膚からの反射光で，破線が太い静脈の直上の皮膚からの反射光．静脈上での反射率の減少は青や緑よりも赤の方が少しだけ大きいことがわかります．（文献 [1-C2] の図を改変）

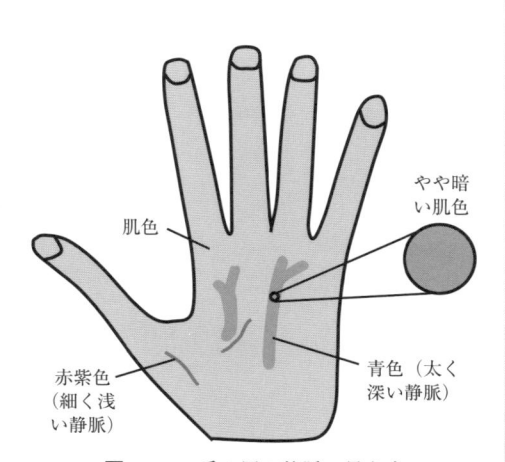

図 1.13　手の甲の静脈の見え方
太い静脈の本来の色はやや暗い肌色ですが，周囲が肌色だと錯覚で青く見えます．細く浅い静脈は赤紫に見えます．（カラー図は口絵参照）

により推測する研究も行われています [1-C3].

参考文献

[1-C1] A. Kienle, et al., Appl. Opt., Vol. 35, p. 1151 (1996).

[1-C2] Nishidate, et al., Op. Rev., Vol. 9, p. 269 (2002).

[1-C3] J. Hata, et al., J. Biomed. Opt., Vol. 8, p. 93 (2003).

第2章

赤くボーッと輝くことの科学

　本章では光が当たると指が赤くボーッと輝くことについて，少し科学的な説明をします．

2.1　生体組織の光の窓

　光は電磁波の一種で，光よりも短い波長の電磁波にはX線，ガンマ線があり，光よりも長い波長の電磁波は電波です．光は波長によりいろいろな名称で呼ばれますが，表2.1 におよその波長と名称を示し，それを図示したのが図2.1 です．我々の目に見える可視光は，波長がおよそ400〜700 nm の光で，短い波長から順に紫色，藍色，青色，緑色，黄色，橙色，赤色と変化し，いわゆる七色がありますが，それらの色の波長は明確に決められるものではありません．可視光よりも波長が短くなると紫色の外側という意味で紫外線，波長が長くなると赤色の外側という意味で赤外線あるいは赤外光と呼ばれます．赤外光の中でも，可視光に近い波長域は近赤外光，それよりも波長が長くなると中赤外光，遠赤外光と呼ばれます．

　近赤外光が身体を透過しやすい理由を科学的に表すのが図2.2 のグラフです．横軸は波長で近紫外線，可視光，近赤外光，中赤外光の範囲を表し，縦軸は吸収特性あるいは散乱特性です．（横軸，縦軸とも対数表示です．）吸収については生体組織の中で光を吸収する主な物質である血液と水の吸収特性の波長依存性（スペクトル）を，散乱については生体組織の一般的な散乱特性の波長依存性を示しています．

　血液については，後述しますが動脈血と静脈血では吸収特性が少し違います．図2.2 では動脈血を示しており，厳密には血液中の酸素を運ぶタンパク質であるヘモグロビンが酸素と結合した状態（酸素化ヘモグロビン）の吸収

表 2.1　電磁波の分類と波長

名称		波長範囲（およその数値）
ガンマ線		～10 pm
X 線		10 pm～10 nm
紫外線（紫外光）	遠紫外線	10～200 nm
	近紫外線	200～400 nm
可視光（可視光線）		400～700 nm
赤外光（赤外線）	近赤外光（近赤外線）	700～2500 nm(2.5 μm)
	中赤外光（中赤外線）	2.5～10 μm
	遠赤外光（遠赤外線）	10～100 μm
電波		100 μm～

(1 μm: 1 mm の千分の 1, 1 nm: 1 μm の千分の 1, 1 pm: 1 nm の千分の 1)

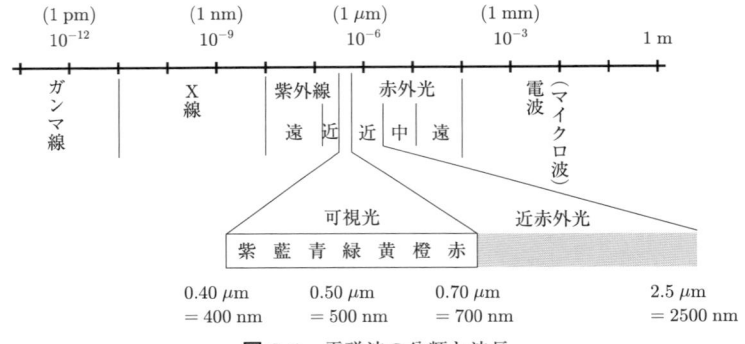

図 2.1　電磁波の分類と波長

特性です[1].

---

1)　ヘモグロビンの酸素化・脱酸素化・酸素飽和度：ヘモグロビン (Hb: hemoglobin) は血液中で酸素を運ぶタンパク質で，酸素が結合した Hb は酸素化ヘモグロビン (oxy-Hb)，酸素が結合していない Hb は脱酸素化ヘモグロビン (deoxy-Hb)，両方を足して総ヘモグロビン (total-Hb) と呼ばれます（酸化ヘモグロビン，還元ヘモグロビンは正しくない呼称です）.

　肺で酸素をもらって心臓から身体の各組織に運ばれる動脈血中の Hb は約 98% が oxy-Hb で占められています．一方，身体の各組織に酸素を供給して心臓に戻る静脈血では oxy-Hb の割合が小さく 40～70% といわれ，残りが deoxy-Hb です．total-Hb のうち oxy-Hb の占める割合が酸素飽和度 (SO₂: oxygen saturation) です.

　なお，本書では記述の簡素化のため，oxy-Hb, deoxy-Hb, total-Hb, SO₂ の省略

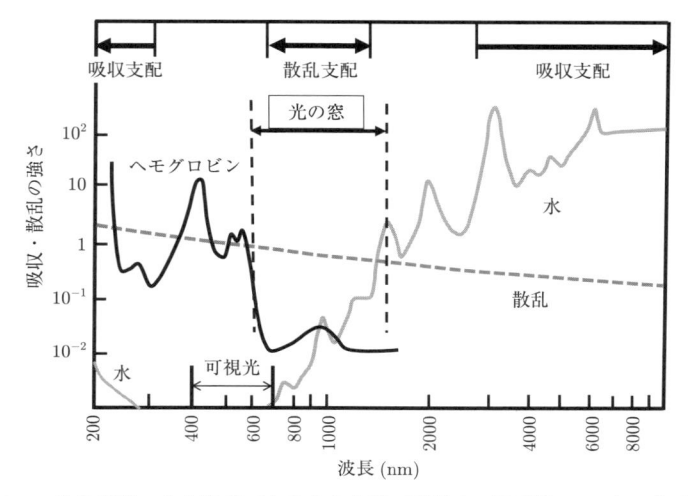

図 2.2 生体組織の主な物質である水と血液（動脈血：酸素化ヘモグロビン）による光吸収，および生体組織による一般的な散乱の波長依存性

　水は可視光に対しては吸収が非常に弱いですが，波長が長い赤外光に対しては吸収が無視できなくなり，近赤外光から中赤外光と波長が長くなるにつれて凸凹はありますが，徐々に吸収が強くなります．なお，水は可視光をまったく吸収しないわけではありません．波長 500 nm の緑の光の場合，水の厚さが 10 m では透過光量は 78%，50 m では 29%，100 m では 8%，200 m では 0.7% になります．

　一方，血液は可視光を強く吸収しますが，波長が長い赤色に対しては吸収が弱くなり，緑や青に対する吸収に比べ，波長 700 nm 以上の近赤外光に対する吸収は 100 分の 1 から 1000 分の 1 になります．

　第 1 章で説明しましたが，可視光のうち，赤に対する血液の吸収が青や緑よりもずっと弱いことが，「指が赤く輝く」ことの科学的な説明です．水も血液も波長が約 600〜1500 nm で吸収が弱く，この波長範囲の光は生体組織を透過しやすいため，「光の窓」と呼ばれます．「光の窓」の光を用いれば身体の中の血液や他の成分に関する情報を得ることができます．

　繰り返しになりますが，生体組織は光を吸収するだけでなく散乱します．

　形としてそれぞれ HbO，HbD，HbT，SO と表します．

散乱特性は，水，ヘモグロビン，コラーゲンやその他のタンパク質，脂質（脂肪）などの生体成分の種類にはあまり関係なく，細胞などの微小な粒子の幾何形状と屈折率の差によって決まります．そのため，波長で大きく変動する吸収特性とは異なり，散乱特性は図 2.2 の破線のように波長が長くなると滑らかにゆっくりと弱くなります．可視光の最も短い波長 400 nm から近赤外光の最も長い波長 1500 nm になってもおよそ半分になる程度です．

　その結果，光の窓の波長範囲では，散乱の強さは吸収の強さの 10〜100 倍となります．これが「指がボーッと輝く」ことの科学的な説明です．

　一方，骨の主成分はリン酸カルシウムで，リン酸カルシウムは可視光をほとんど吸収せず，微小な繊維から構成されるため光を強く散乱し，白く見えます．これが「骨が影になって見えない」ことの科学的説明です．

2.2　縛った指先が暗い赤になることの科学

　縛った指先が暗くなるのは，動脈血が鮮紅色で静脈血は暗赤色であることがその理由ですが，科学的に表現すると，動脈血に多い酸素化ヘモグロビン（HbO）と静脈血に多い脱酸素化ヘモグロビン（HbD）の吸収スペクトルの違いになります．図 2.3 は両者の波長 250〜1000 nm までの吸収スペクトルを示しています．波長 600〜700 nm の赤色では，HbO の吸収が HbD よりも弱いため，赤色は HbO の豊富な動脈血を透過しても強度が落ちずに明るい赤色（鮮紅色）のままで，HbD が豊富な静脈血を透過すると強度が落ちるため暗赤色となります．これが「ゴムで縛ると指先が暗い赤となる」科学的な説明です．

　血液の色は，ある波長での血液の吸収の強さを測定すれば知ることができます．図 2.4 がそれを表しています．波長 600〜1000 nm での HbO と HbD の吸収スペクトルに加え，酸素飽和度（SO）が 60% のスペクトルが描かれています．酸素飽和度とは，ヘモグロビンが結合できる最大量の酸素に対する実際に結合している酸素の割合 (SO = HbO/HbT) で，HbO と HbD の和である総ヘモグロビンを HbT とすると，SO は HbO の HbT に対する割合です．つまり，HbO は SO = 100% で HbD は SO = 0% です．SO = 60% のスペクトルは HbO と HbD の間にあり，逆に HbO と HbD の間の

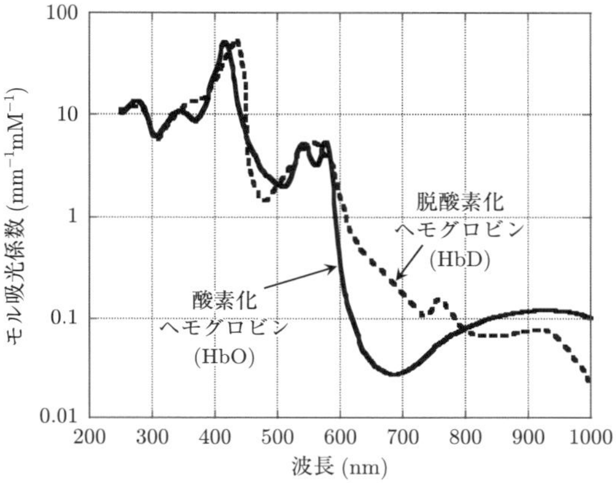

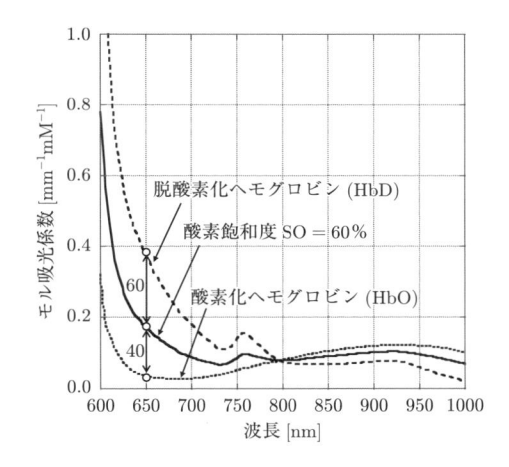

図 2.3 酸素化ヘモグロビン (HbO) と脱酸素化ヘモグロビン (HbD) の吸収スペクトル
縦軸は単位濃度 (1 mM) 当たりの吸収係数（対数表示）．mM は溶液 1 L 中に何ミリモル (mM) の溶質が溶けているかを表す濃度の単位です．

図 2.4 HbO (SO = 100%)，HbD (SO = 0%)，および酸素飽和度 SO = 60% の吸収スペクトル
（縦軸は線形表示）

位置から SO を知ることができます．SO から血液の色を，逆に血液の色から SO を知ることができます．

これまで光の吸収と散乱が重要な役割を担っていることを述べてきました．そこで次に吸収と散乱についての物理と，光を吸収・散乱する生体組織のような媒体で光がどのように伝わるかについて概略を説明します．

27

　図 2.5(a)（図 1.1(a)）のように光を散乱せずに吸収する物質を伝わる光の強度は減衰し，その減衰の仕方はビア・ランバート則（図 2.5(b)）で表されます．吸収物質の濃度 C と吸収物質の吸収の強さを表す定数 α（モル吸光係数，図 2.4）を用いると図 2.5(c) のように光の強度は進んだ距離 d の指数関数で減衰します．このグラフでは吸収物質の濃度 C が C_1 の場合とその 2 倍および 4 倍のときの光強度（透過光強度 I の照射光強度 I_0 に対する割合 I/I_0）の減衰の様子を示しています．濃度が高いほど短い距離で急速に減衰することを示しています．減衰の強さは，I/I_0 の対数を用いて表現する場合も多く，その場合には吸光度（$A = -\log_e(I/I_0) = \alpha C d$）が定義され，図 2.5(d) のように吸光度は吸収物質の濃度 (C) と距離 (d) に比例するため，吸収物質の濃度を測定するのに便利な物理量です．吸光度が大きいと光が強く吸収されて光強度が小さくなることを意味しています．吸光度は第 3 章以降でもよく使われます．なお，α と C の積は吸収係数 ($\mu_a = \alpha C$) と呼ばれ，物質の吸収特性を表します．

　光の散乱は，図 1.1(b) のように光が微粒子に当たって進む向きがあちらこちらに変わる現象です．この現象をわかりやすく説明する写真が図 2.6（口絵）です．水および水で薄めた牛乳を入れた円筒ガラス瓶（直径 25 mm）に暗い部屋で赤色および緑色のビーム光（レーザポインタ）を照射しました．

　水の場合（図 2.6(a)）には光が真っ直ぐ進みます．水は可視光をほとんど吸収せず散乱もしないので光の強さはほとんど変わらずに水の中を直進します．水に含まれるわずかなゴミ（微小な粒子）が光を散乱するため光の通った跡を見ることができます．もし水にわずかなゴミもまったく含まれていなければ光の通った跡を見ることができません．

　牛乳は脂肪やタンパク質の微粒子（直径 1 μm 程度）が非常に多く含まれている液体です．これらの微粒子が光を散乱します．市販されている牛乳を 100 倍に薄めた液体（図 2.6(b)）では散乱が弱いため直進光の跡が見えますが，水とは異なって全体がボーッと光っています．50 倍に薄めた牛乳（図

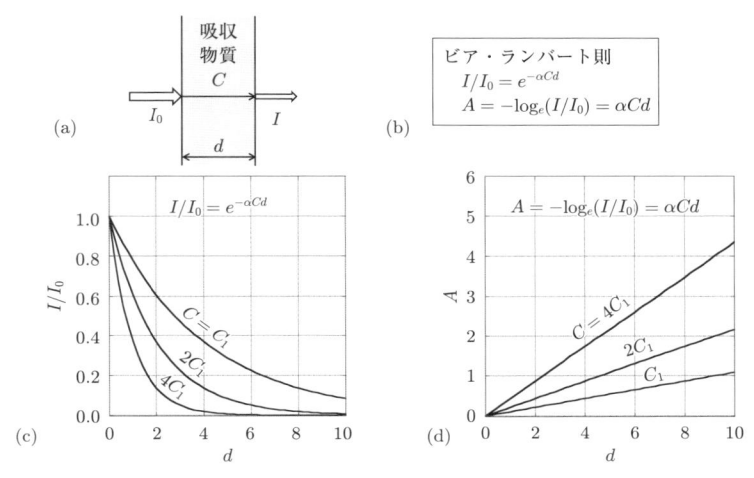

図 2.5 ビア・ランバート則

照射光の強度を I_0,吸収物質の濃度を C,モル吸光係数を α,距離 d だけ進んだ後の透過光の強度を I とすると,減衰曲線はビア・ランバート則で表されます($e = 2.718\ldots$ は自然対数の底でネピアの定数).

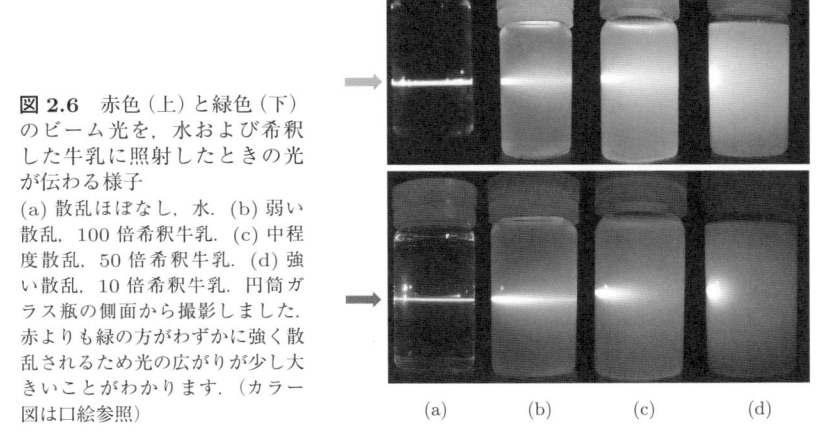

図 2.6 赤色(上)と緑色(下)のビーム光を,水および希釈した牛乳に照射したときの光が伝わる様子
(a) 散乱ほぼなし.水.(b) 弱い散乱,100 倍希釈牛乳.(c) 中程度散乱,50 倍希釈牛乳.(d) 強い散乱,10 倍希釈牛乳.円筒ガラス瓶の側面から撮影しました.赤よりも緑の方がわずかに強く散乱されるため光の広がりが少し大きいことがわかります.(カラー図は口絵参照)

(a) (b) (c) (d)

2.6(c))では,散乱が強くなって直進光は見えなくなり,照射点の近傍からボーッと見えますが,元の光の方向はわかります.10 倍に薄めた牛乳(図2.6(d))ではさらに散乱が強くなり,元の光の方向はまったくわからなくなり,照射点を中心に光が半球状に広がっていく様子がわかります.まったく

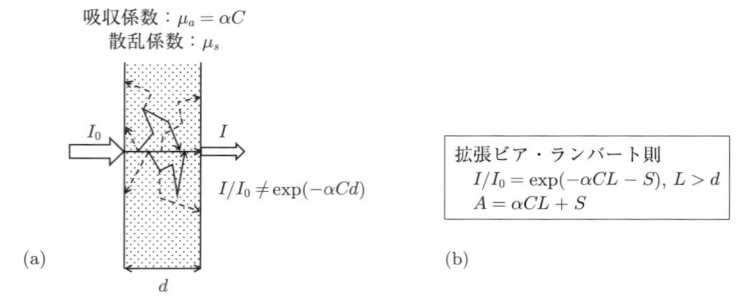

図 2.7　拡張ビア・ランバート則
(a) 散乱体の中の光の経路はジグザグになるため検出される光の光路長は L と長くなり，検出されない光 S もあります．(b) 拡張ビア・ランバート則は L と S を含みます．μ_s は散乱係数，μ_a は吸収係数です．

薄めない牛乳はさらに散乱が強く，瓶の反対側に届く光は少なくなります．図 2.2 に示したように波長が長くなると散乱の強さは徐々に弱くなるので，緑よりも赤の方がわずかに弱く散乱されるため光の広がりが少し小さいことがわかります．

　明るい部屋で通常の照明の下では，照明の白色光が牛乳の微粒子に当たってあらゆる方向に散乱されて私たちの眼に入るため牛乳は白く見えます．水も牛乳の粒子も可視光をほとんど吸収しないので散乱された光をすべて加えることができればエネルギーの損失はありません．

　吸収のみで散乱がないときは図 2.5 に示したビア・ランバート則で光強度を容易に定量的に扱うことができます．しかし，散乱がある場合には容易ではありません．散乱特性を表す散乱係数 (μ_s)[2] と吸収特性 (α) を用いてもビア・ランバート則のように簡単な式にはなりません．図 2.7(a) のように散乱のために光の経路はジグザグとなり，照射点から検出点にたどり着くまでの経路の平均長さ（平均光路長 L）が直線距離 (d) よりもずっと長くなるだけでなく，検出器に入らない光もあります．散乱と吸収がある場合には，光の減衰は平均光路長 (L) と散乱による減衰 (S) を用いて図 2.7(b) の拡張ビア・ランバート則で表されますが，平均光路長 (L) も，散乱による減衰 (S) も簡単には決められないため，拡張ビア・ランバート則を用いるには注意が

---

2)　散乱係数：約 $1\,\mathrm{cm}^3 = 1\,\mathrm{mL}$ より大きな生体組織では散乱特性は厳密には換算散乱係数 (μ_s') と呼ばれますが，専門的過ぎるので，本書では散乱係数と呼びます．

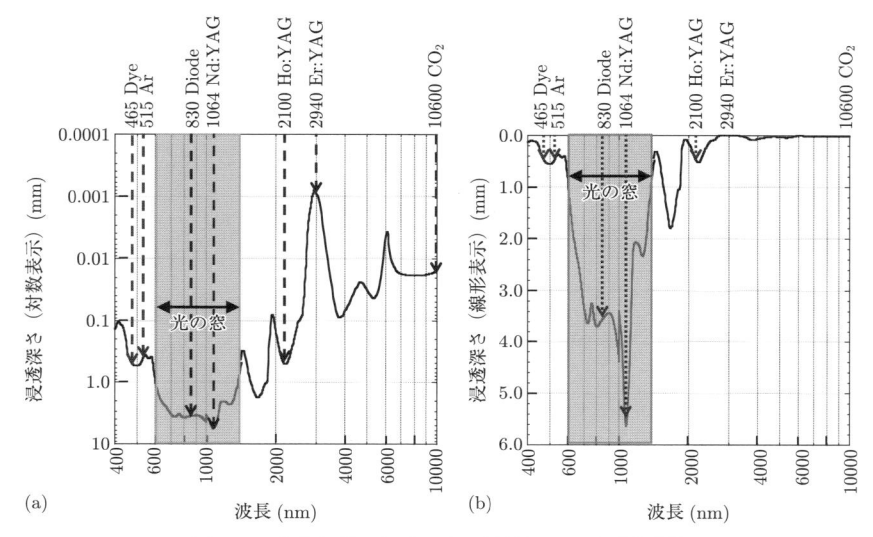

図 2.8 生体組織における光の浸透深さの波長依存性
(a) 対数表示，(b) 線形表示．上部に代表的なレーザの波長と種類を示しています．
グラフの下の方が深くまで浸透することを表しています．Dye：色素レーザ，Ar：
アルゴンガスレーザ，Diode：半導体レーザ，Nd:YAG：ネオジウム YAG レーザ，
Ho:YAG：ホルミウム YAG レーザ，Er:YAG：エルビウム YAG レーザ，CO$_2$：炭
酸ガスレーザ．

必要です．また，この式は吸収・散乱媒体の中の光の伝わり方に関してはい
わばブラックボックスとして扱っています．

　散乱を定量的に扱うことの難しさが，光を用いて筋肉や脳の血液の状態を
測定し，それから活動の様子を知ることがなかなかできなかった大きな理由
です．近年の散乱現象に関する研究の発展や，光学技術および計算機シミュ
レーションなどの発達によって散乱の影響をうまく回避したり，逆に散乱を
利用したり，また散乱現象に真正面から取り組んだりすることで「光で身体
を診る・心を探る」ことが可能になってきました．

　光の浸透しやすさを表す指標として浸透深さがあります．浸透深さは光強
度が 1/e（e = 2.718 はネピアの定数）になる距離で定義され，減衰距離と
も呼ばれます．浸透深さは生体組織の散乱係数と吸収係数から算出され，波
長 400〜10000 nm（= 10 μm）までの浸透深さの計算結果を図 2.8 に示しま
した．代表的なレーザとその波長での浸透深さを破線で示しています．

　浸透深さは，波長がおよそ 600～1400 nm で最も長く，1～5 mm ですが，それ以外の波長では 1 mm より短く，波長 3000 nm ＝ 3 μm では最も短く 0.001 mm ＝ 1 μm となっています．この結果から，およそ 600～1400 nm の波長範囲が「光の窓」と呼ばれることが納得できるでしょう．

2.4　生体組織中を近赤外光はどのように伝わるか？

　生体組織中を近赤外光がどのように伝わるかを知ることは，近赤外光で生体組織のどの位置，どの深さの情報を得ることができるのかという観点から重要となります．この節では近赤外光の伝わり方について説明します．

2.4.1　近赤外光の伝わり方を推測する方法

　生体組織の中に入り込みやすい「光の窓」の光は生体組織の中をどのように伝わる（伝播する）のでしょうか．生体組織の中を光がどのように伝播するかを実験的にかつ視覚的にわかりやすく表示することはほぼ不可能ですが，計算機シミュレーションで可能になりました．光が生体組織内を吸収と散乱を受けながら進んでいく様子は，モンテカルロ法シミュレーションや光伝播を表す方程式（光拡散方程式）を解くことによって明らかにすることができます（付記 2.1 参照）．拡張ビア・ランバート則が媒体内の光伝播をブラックボックスとして扱うのに対し，これらの手法は媒体内の光強度分布を計算して光が伝わる様子を明らかにすることができます．

　それをイラストで表示した例が図 2.9 です．(a) は指のように細い円柱状の生体組織の場合，(b) は頭部や腹部のように厚みのある生体組織の場合です．光を強く散乱する生体組織に照射された光は照射点から円弧状曲線のように半球状に広がって（拡散して）伝わります．ジグザグの線はモンテカルロ法シミュレーションを用いて 1 つの光粒子が進む経路を追跡した場合の例を示しています．指のような場合には指の周囲すべての点で透過した赤や近赤外光が観察されます．耳たぶのように薄い場合も同じです．

　頭部や腹部，腕や脚の太い部分では透過した光を観察することはできず，図 2.9(b) のように組織内部を通って再び表面に戻ってきた反射光が観察されます．表面で反射した光と区別するために拡散反射光ともいいます．透過

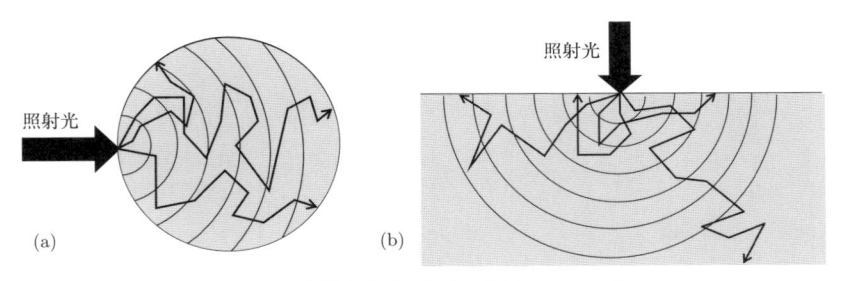

図 2.9 生体内を光が伝わる様子のイラスト

強い散乱体に照射された光は照射点から散乱体内で同心円のように半球状に広がって伝わります．(a) は指のように細い円柱状の生体組織の場合，(b) は頭部や腹部のように厚みのある生体組織の場合．ジグザグの線はモンテカルロ法を用いて 1 つの光粒子が進む経路を追跡した場合の例です．

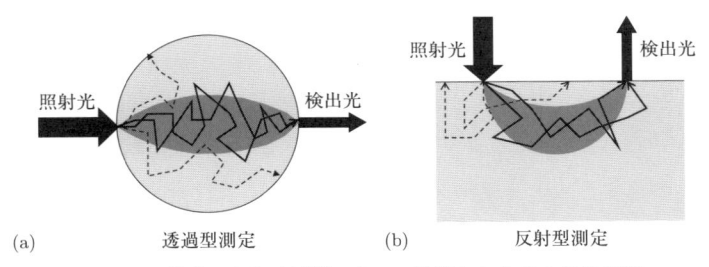

(a)　　　透過型測定　　　　　　　(b)　　　反射型測定

図 2.10 透過，または反射によって検出された光の伝播経路

(a) 細い指などを拡散透過して検出された光（透過型測定）は紡錘形の伝播経路を，(b) 厚みのある頭部などの内部を伝播して拡散反射して検出された光（反射型測定）はバナナ形の伝播経路をたどります．

光についても直進した光と区別するために拡散透過光ともいいます．

　では拡散透過光や拡散反射光を検出したとき，検出された光はどのような経路をたどってきたのでしょうか．それを模式的に示したのが図 2.10 です．

　指や耳たぶの場合には拡散透過光を検出できますが，検出された光が進んだ経路は，多くの異なるジグザグの経路を平均すると紡錘形となります．ただ，図 2.10(a) のように明瞭な紡錘形ではなく，実際には境界線はぼやけています．散乱がない場合には真っ直ぐ進むのとは対照的です．

　成人の頭部のように厚みのある場合には，検出された拡散反射光の経路を平均すると図 2.10(b) のようにバナナ形となります．この場合にも実際の境界はぼやけています．もし，散乱がなければ，照射した光は真っ直ぐにしか

進まないので，表面には戻ってはこないため拡散反射光を検出することはできません．散乱があるからこそ身体の中の情報を知ることができるのです．

　生体組織による光の散乱は拡散反射光を生み出して，身体の中の情報を届けてくれるという恩恵がある反面，その科学的な取り扱いは厄介であるという障壁も設けています．この厄介な散乱を回避したり，逆に利用したり，真正面から取り組んだりなど，散乱の処理を工夫することによって「光で身体を診る・心を探る」技術が発展してきました．

2.4.2　生体組織中を伝わる近赤外光の計算例

　ヒトの体の中を光が伝わる様子を計算で求めた結果をいくつか示します．

　図 2.11 はヒトの頭部内を近赤外光が伝わる様子をシミュレーションした結果です [2-1]．この場合，照射光はごく短いパルス光（極短パルス光）です．極短パルス光というのは，パルスの時間幅が数ピコ秒 (1 ps $=$ 10^{-12} s) から数ナノ秒 (1 ns $= 10^{-9}$ s) 程度のパルス光です．空気中の光の速さは毎秒 30 万 km ですが，身体の中での光の速さは毎秒約 23 万 km で，1 ps では約 0.23 mm，1 ns では約 230 mm しか進みません．光粒子が進む距離を光の速さで割れば，進む時間になります．したがって，モンテカルロ法では，照射された極短パルス光が時間とともにどのように伝わっていくかを知ることができます．

　図 2.11 では，ヒトの頭部は，皮膚，頭蓋骨，脳脊髄液層（脳と頭蓋骨の間にある液体の層．CSF 層 (cerebrospinal fluid layer) とも呼ばれる），灰白質（脳の表面を覆い高次機能を担う層），白質（脳の実質部分）の 5 層構造となっており，形状は MRI 画像から与えられました．文献 [2-1] では照射した極短パルス光が時間とともにどのように広がっていくかをシミュレーションし，照射後ほぼ 5 ns で極短パルス光の強度は非常に小さくなり，ほぼ消滅する様子が動画で表されています．モンテカルロ法は非常に多数の光粒子の経路を 1 つずつ追跡するため長い計算時間を必要としますが，このシミュレーションでは GPU(graphics processing unit) を用いて並列計算を行って計算時間を大幅に短縮しています．

　ヒト乳児の頭部の一部を直径 70 mm の半球で模擬し，その底面の 1 点に極短パルス光を照射した場合に光拡散方程式を解いて光伝播経路を画像化し

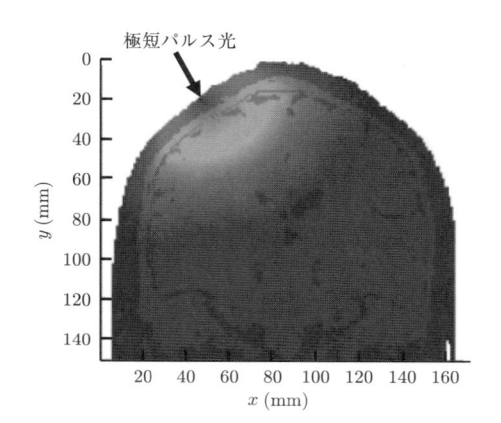

図 2.11　ヒト頭部内のモンテ
カルロ法による光伝播シミュレ
ーション結果
頭部は，皮膚，頭蓋骨，脳脊髄液
層，灰白質，白質の 5 層構造で，
MRI 画像から解剖学的な構造が与
えられました．極短パルス光が矢
印の位置に照射され，それが急速
に広がりながら進んでいく様子が
わかります．（文献 [2-1] の図を改
変）

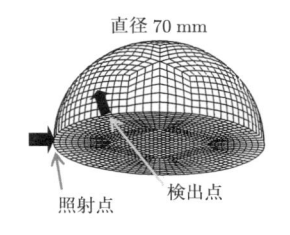 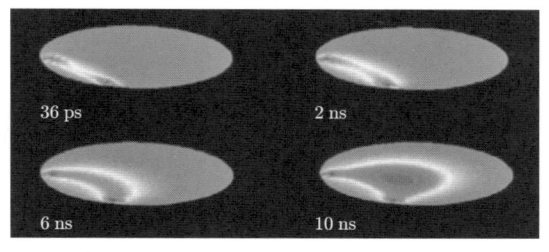

図 2.12　直径 70 mm の半球底面の 1 点に極短パルス光を照射した場合
45 度離れた点で検出したときの検出された光が伝わった底面内の経路を時間 (36 ps,
2 ns, 6 ns, 10 ns) を追って表示しています．（文献 [2-2] の関連図）

た結果が図 2.12 です．照射点から 45 度離れた底面の点で検出された光の底
面内の伝播経路を照射後の時間ごとに示しています [2-2]．照射後 36 ps と
いう早い時間では，ほぼ照射点と検出点を結ぶ直線に沿って伝播していま
す．2 ns と 6 ns では前述したバナナ形の伝播経路を示しており，10 ns にな
ると半球の中心部まで届いた光が検出されていることを示唆しています．し
かし，5 ns 以上では光強度が非常に小さくなり，現在の装置の検出限界以
下の可能性が高く，半球中心部を通った光を検出できるかどうかは疑問で
す．でも，もし 10 ns でも光を検出できるほどに装置の性能が向上すれば，
乳児の頭部の中心における何らかの情報が得られることになります．
　図 2.12 の計算では半球内の生体組織の散乱と吸収を一様として計算しま
した．しかし，頭部は複数の層から成っており，それぞれ異なる散乱と吸収

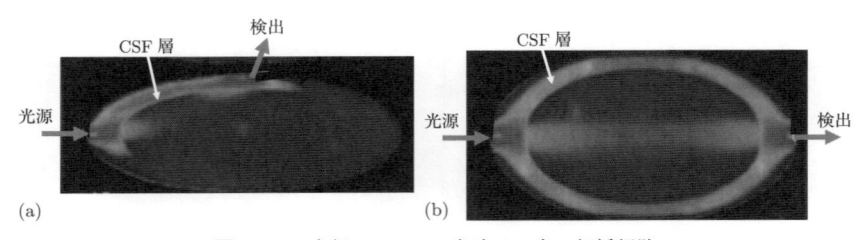

図 2.13　直径 70 mm の半球での光の伝播経路
CSF 層の厚さが 6 mm の場合に照射点から (a)90 度および (b)180 度で検出された光
の伝播経路です.

の特性を持っています. 特に, 脳脊髄液層 (CSF 層) は健常成人では厚さ
が数 mm 程度と薄いですが, 散乱も吸収もしない液体である脳脊髄液が占
めているため, その層では光はほぼ直進します.

　図 2.13 は, 図 2.12 と同じ直径 70 mm の半球で CSF 層が 6 mm と非常に
厚い場合に, 照射点から 90 度と 180 度 (反対側) の点で検出された光が伝
わった経路を示した図です. 照射光の一部は, 照射点と検出点の間をバナナ
形や紡錘形で伝わりますが, 多くの光が CSF 層を通って検出されます. ヒ
ト頭部の直径が 70 mm というのは乳児であり, 乳児で CSF 層の厚さ 6 mm
は通常考えられませんが, 高齢者では加齢により脳が委縮して CSF 層が厚
くなる可能性があります. 90 歳を超えた研究者が, 自分の額に近赤外光を
照射したところ後頭部で光を検出することができた, という逸話がありま
す. 脳の萎縮が認知症などと関連があるとすれば, 頭部で透過光が検出でき
るかどうかで認知症の発症やリスクを知ることができることが期待されます
[2-3].

2.4.3　近赤外光はどの深さまで伝わるか？

　図 2.10(b) の反射型測定は後述する機能的近赤外分光法で脳活動や筋活動
を計測する際に用いられます. ではバナナ形の経路では近赤外光はどの深さ
まで伝わり, この深さは照射点と検出点の間の距離でどのように変化するで
しょうか. また, その距離が変化すると検出される光強度 (拡散反射率) は
どう変わるでしょうか. 平均伝播深さと拡散反射率のおおよその変化を計算
した結果が図 2.14 です [2-4]. 生体組織を典型的な吸収・散乱特性を持つ一

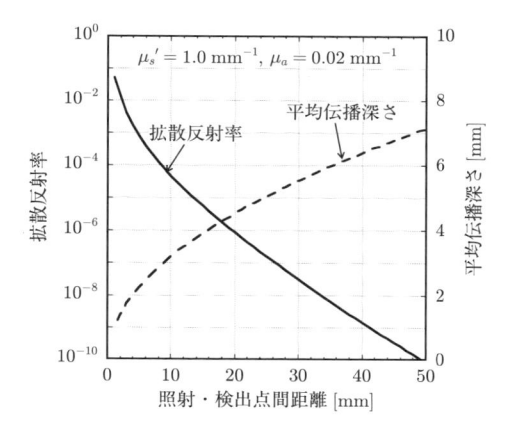

図 2.14 反射型測定で照射・検出点間距離に対する拡散反射率と平均伝播深さ

様な半無限媒体と仮定しています．

　平均伝播深さはほぼ照射・検出点間距離の平方根に比例して深くなり，照射・検出点間距離が 10 mm，30 mm，50 mm でそれぞれ平均伝播深さは 3.2 mm，5.5 mm，7.1 mm と増加し，深い組織の情報が得られます．これらの深さは平均ですので，もっと深い場所や浅い場所を通って検出される光もあります．しかし，拡散反射率は照射光強度を 1 としたとき，それぞれ 10 万分の 4.6（4.6×10^{-5}），1 億分の 3.2（3.2×10^{-8}），1000 億分の 8.1（8.1×10^{-11}）と急激に小さくなり，現在の技術では照射・検出点間距離 50 mm が検出限界ギリギリです．

2.4.4 生体組織を伝わった光の測定法

　生体組織を伝わって拡散光となった光の測定法について簡単に述べます．拡散光の測定法は光源の種類によって 3 つに分類されます．光源として

　①定常光（連続光とも呼ばれる）を用いる方法，

　②定常光の強度を変調する強度変調法，

　③極短パルス光を用いる時間分解法

の 3 つです．これらの概略は付記 2.2 に記載しましたので参照してください．

　最も簡便な定常光を用いる方法では，得られる実測データは光強度のみですので，照射点と検出点の 1 ペアで 1 個のデータだけで，その数は限られ

ます.

　定常光を正弦波で変調する強度変調法では,光強度の直流成分,交流成分に加え,位相データがあるため,照射点と検出点の1ペアでのデータの数は定常光法の数倍になります.

　最もデータ数が多いのが,光源に極短パルス光を用い,ピコ秒程度の時間分解能を持つ検出器を用いる時間分解法です.身体の中を通った光の経路の長さは光の飛行時間に変換され,それぞれの飛行時間において検出された光の強度が測定されます.つまり,光強度の飛行時間に対する分布曲線が各検出点で得られるため,定常光や強度変調法に比べるとデータの数を大幅に増やすことが可能です.高価で複雑な技術のため,照射点と検出点のペアの数を増やすにはコストの問題がありますが,近年,技術の大幅な進歩により超小型でポータブル・ウェアラブルの装置が開発され,今後の進展が期待されています.

　これらの測定法のどれを採用するかについては,測定の目的やコストなどを勘案して決めることになります.なお,生体内の光伝播や測定法の詳細については文献 [2-5] をご参照ください.

2.5　光を用いたヘルスケアテックの位置づけ

　本章の最後に,光,特に近赤外光を用いたヘルスケアテックの非侵襲診断技術全体における位置づけを概観します.

　近年の身体の診断技術の進歩は著しく,第1章で述べたように,特にX線CTが開発されてから,体内の構造(解剖学的情報)を身体への侵襲なしに「視る」ことができるようになり,それに伴って「診る」技術が格段に進歩しました.

　その後,超音波エコー,MRI や PET なども開発され,解剖学的情報のみでなく,体内の生理学的情報を断層像として体外から視ることができるようになりました.X線CT はX線を,超音波エコーは超音波を,MRI は磁場と電波を,PET は陽電子とガンマ線を用いて体内情報の断層画像を得ています.X線,磁場,電波,ガンマ線は身体を比較的容易に通り抜けることができるため,身体の奥の情報を得ることができ,それらの情報をコン

ピュータで処理することにより断層画像を作り出しています．本書のテーマ「光で身体を診る・心を探る」も，体外から光を用いて体内の解剖学的情報や生理学的情報を得て，身体の診断に貢献しようとする技術のことを表しています．繰り返しますが，この技術は「光を手に当てると，指が赤くボーッと輝く」ことを基礎とするヘルスケアテックです．

近年の技術の発達によって，脳活動に伴う脳内血流状態の変化を fMRI により非侵襲に調べることが可能になりました．最近では，ヒトが見た夢をfMRI で再現しようという試みがなされています．また，PET を用いても脳活動に伴う脳血流の変化を調べることができるようになり，さらに光を使っても脳内の血流変化を知ることができます．「心を探る」研究が進んでいます．各種技術の発達によって将来的には「心を覗く」ことができるようになるかもしれません．

次章から具体的な光を用いたヘルスケアテックを紹介します．

付記 2.1：生体組織内の光伝播解析

光は波として伝わると考える場合と光子として飛んでいくと考える場合があり，それぞれ状況によって適切な考え方を使って現象を説明します．生体内の光伝播現象を語る際にも，光の干渉性や偏光などの波の性質を考える必要があるかどうかで扱い方が大きく異なります．散乱回数が増えるに伴って光の干渉性や偏光は徐々に失われていき，光はエネルギーを運搬するものとして考えてよい状態となります．このような生体内の光伝播を解析することが光を用いる技術の研究開発には欠かせませんが，その解析の基礎となるのが光伝播現象を表す数学的記述とそれを解く方法です．

散乱回数が増えて干渉性や偏光などの波の性質を考えなくてもよい場合には，エネルギー保存則を満たす方程式で光伝播を記述することができます．最も厳密な方程式は光輸送方程式（または，ふく射輸送方程式）と呼ばれる，偏微分積分方程式という複雑な方程式です（「ふく射」は漢字では「輻射」ですが，「輻」が常用漢字に含まれていないためひらがなで表記します）．この方程式は生体組織の光学特性値（吸収係数，散乱係数および散乱角度関数）が与えられたとき，生体組織中のある位置における光エネルギー

の増加と減少が釣り合うように考えられた方程式です．生体組織中のある位置における光の吸収と散乱によってエネルギーは減少し，一方，その位置以外の生体組織で散乱された光が入ってくるために光エネルギーは増加します．また，光エネルギー強度の空間的な変化による増加・減少や時間的変化による増加・減少，光源が存在することによる増加などが考慮されます．

　この方程式を直接的に解くことは計算機を使っても容易ではありません．それは，その位置以外の生体組織で散乱された光があらゆる方向からやってくるため，全方向に関して積分しなければならないからです．それでも直接的に解く方法はかなり以前から研究されています．特に，原子炉中の中性子の挙動は，光輸送方程式で記述することができるため，原子力発電や核爆弾の開発を目的として方程式を解く計算機プログラムが精力的に開発されました．

　しかし，光輸送方程式を解く方法は大容量で高速の計算機を使っても長い計算時間を必要とし，またプログラミングも複雑になるため，現実には生体組織内の光伝播現象を解くには不向きです．光輸送方程式を直接解くのではなく，光輸送方程式の近似方程式を解く手法や，統計論的に解く方法が研究されました．以下に，近似方程式として光拡散方程式を用いる手法を，統計論的手法としてモンテカルロ法を，簡単に紹介します．

光拡散方程式の考え方

　光輸送方程式に対して散乱が等方的である（あらゆる方向に同じように散乱する）という条件を適用すると，積分項のない偏微分方程式である光拡散方程式が得られます．光拡散方程式は，複雑な形状の生体組織に対しても計算機を用いれば比較的容易に解くことができます．得られた結果には次に紹介する統計論的手法で生じる統計的な誤差がありません．

モンテカルロ法シミュレーションの考え方

　さまざまな分野で使われている統計論的な手法としてモンテカルロ法シミュレーションがあります．この手法では光を波ではなく，エネルギーを運搬する光の粒子として捉え，その光粒子が光を吸収・散乱する粒子に当たって進む向きを変えるとともにエネルギーを少し失うという過程を模擬するものです（なお，「光粒子」ではなく，「光子」と表現する場合もありますが，物理学でいう「光子」とは意味が違いますので誤解を避けるため，ここでは

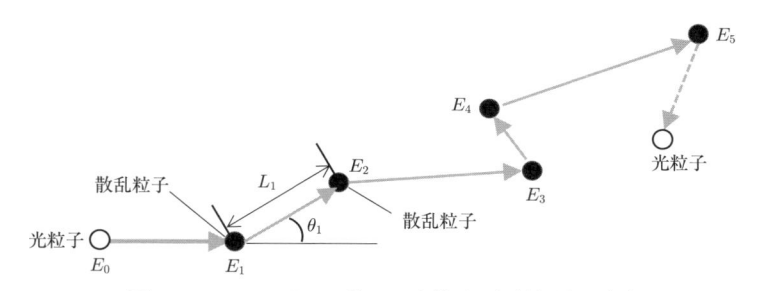

図 2.15　モンテカルロ法での光粒子の伝播経路の追跡

初めに E_0 のエネルギーを持っている光粒子（白丸）が，最初の散乱粒子（黒丸）に当たってエネルギーが E_1 に減少し，その後進む方向が θ_1 だけ変わり，次の散乱粒子に当たるまで L_1 の距離だけ進みます．このような散乱・吸収現象が繰り返され，光粒子の経路を追跡して 3 次元の光伝播シミュレーションが行われます．

「光粒子」と呼びます）．

　現象論的には光輸送方程式の考え方と同じですが，光輸送方程式では方程式の中で散乱による進行方向の変化と次の散乱までに進む距離についてあらゆる場合を一気にまとめて扱い，決定論的に計算結果を示します．

　一方，モンテカルロ法では，図 2.15 に示すように 1 つの光粒子がある散乱粒子に当たった場合に，その後に進む方向と次の散乱粒子に当たるまでの距離および光の吸収によるエネルギーの減少量をそれぞれ 1 つだけ決めます．その決め方は，多くの散乱・吸収が行われたときに平均的に媒体の光学特性値（吸収係数，散乱係数，散乱角度関数）を満足するようにします．つまり，多くの散乱・吸収が行われた結果として統計的に光学特性値を満足するように乱数を発生させて光粒子の伝播経路を逐一追跡していきます．逐一，光粒子の経路を追跡していきますので，計算時間は長くなりますが，プログラミングは光輸送方程式を直接解く場合に比べて格段に容易です．近年の計算機の発達により並列計算などが可能となり，大幅な計算時間の短縮が可能となっています．

付記 2.2：拡散光の測定法の種類

　最も簡便な方法は定常光（連続光とも呼ばれる）を用いる場合です．図 2.16(a) のように時間が経過しても照射光強度 I_{in} と検出光強度 I_{out} は一定

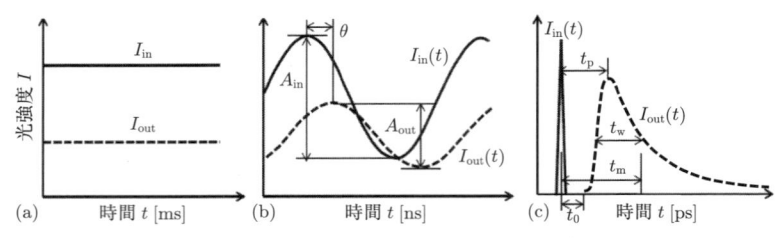

図 **2.16**　拡散光の光強度測定，3 つの手法

(a) 定常光法，(b) 強度変調法，(c) 時間分解法．照射光は実線で，検出光は破線で表されています．それぞれの時間スケールは定常光法が ms，強度変調法が ns，時間分解法が ps です．

で，得られる実測データは光強度の比 ($I_{\mathrm{out}}/I_{\mathrm{in}}$) のみですのでその数は限られます．図 2.16(b) は照射光を正弦波で変調する強度変調法で，照射光強度 I_{in} も検出光強度 I_{out} も時間 t に対して一定の周波数で振動します．照射光強度の振幅 A_{in} は生体内を伝播すると小さくなり，検出光強度の振幅 A_{out} は A_{in} よりも小さくなります ($A_{\mathrm{out}} < A_{\mathrm{in}}$)．また，振動の位相は生体内を伝播すると遅れ，照射光と検出光では位相に θ の差が生じます．振幅の減衰 ($A_{\mathrm{out}}/A_{\mathrm{in}}$) と位相差 θ などが測定データとして得られるため，定常光を用いる場合よりも測定データ数が増え，基本的に引き出すことができる情報が多くなります．後章で述べる近赤外分光法 (NIRS) や光 CT（拡散光トモグラフィ）では定常光を用いる場合に比べよりよいデータや画像が得られます．変調する周波数は数十 MHz から数百 MHz ($10^7 \sim 10^8$ Hz)（1 サイクルの長さが数十 ns から数 ns，1 ns $= 10^{-9}$ s）ですので，装置は少し複雑になります．

　得られる測定データ数が最も多いのが図 2.16(c) の時間分解法です．照射光は極短パルス光と呼ばれ，パルスの時間幅が数十 ps から数百 ps (1 ps $= 10^{-12}$ s) と非常に短く，この極短パルス光が生体内を伝播した後にはパルスのピーク強度は大きく減少し，パルスの時間幅は大きく増加して数 ns～10 ns($10^{-9} \sim 10^{-8}$ s) にまで伸びます．測定には時間分解能がおよそ 10 ps の光検出器を用います．検出光の時間変化 ($I_{\mathrm{out}}(t)$) は飛行時間分布 (distribution of time-of-flight：DTOF) と呼ばれ，横軸は光が生体内を伝播してきた時間です．飛行時間分布の特徴を表すパラメータとして，パルスの立ち上がり時刻 t_0，ピークの時刻 t_{p}，平均飛行時間 t_{m}，パルス幅 t_{w} などがあ

り，測定データとして多くのパラメータを引き出すことができます．さらに
飛行時間分布 ($I_{\text{out}}(t)$) は多くの時刻での測定データから構成されています
ので，時間分解能が 10 ps で時間帯 0～5 ns にわたって飛行時間分布が得ら
れればデータの数は 5000 ps/10 ps = 500 個となり，大幅に測定データ数を
増やすことが可能です．飛行時間分布の形は伝播してきた生体組織中の吸収
係数や散乱係数により変化しますので，伝播してきた経路における光の吸収
や散乱の情報を含んでいます．つまり，時間分解法は定常光や強度変調法に
比べると多くの情報を含んでおり，NIRS や光 CT においては最も質のよい
データや画像が得られます．複数の波長で時間分解法を適用すれば時間分解
分光法となり，生体組織内の光吸収物質の濃度などを測定することが可能に
なります．技術としては最も複雑です．

━━━━━ コラム 2.1　モンテカルロ法の名称の由来 ━━━━━

モンテカルロは地中海に
面した小さな王国，モナ
コ公国の 4 つの地区の 1
つで最大の街です．モナ
コの主要産業は観光であ
り，特にカジノは有名
で，19 世紀の一時期に
は国家収入の 9 割を占
めていたともいわれて
います．乱数を用いて
統計的に各種の現象を
シミュレーションする
手法が，乱数で支配さ

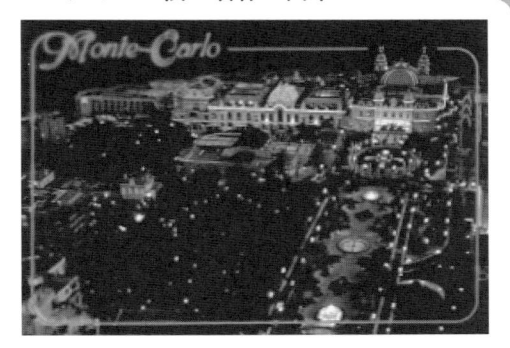

図 2.17　モンテカルロのカジノの夜景

れているカジノでの賭け事に類似していることからつけられた名称です．
シミュレーションや数値計算手法としてのモンテカルロ法は，ポーランド
出身で米国の数学者 S. M. ウラムが開発し，ハンガリー出身で米国の数学
者，J. フォン・ノイマンが命名しました（ウラムの叔父さんがモンテカル
ロで賭け事をするのに親戚から金を借りたことと無関係ではないというエ
ピソードがあります）[2-C1, 2-C2]．両者とも原子爆弾や水素爆弾の開発
に関与しましたが，特にフォン・ノイマンはコンピュータの開発に大いに
貢献し，20 世紀の科学史における最重要な人物の 1 人といわれています．

　図 2.17 の写真はモナコの近くで開催された国際会議の際に筆者が訪れたモンテカルロで買った絵葉書の一枚で，きらびやかなカジノの夜景です．

参考文献
[2-C1] N. Metropolis, Los Alamos Science, Special Issue, p. 125 (1987).
[2-C2] Monte Carlo Method, Wikipedia,
　https://en.wikipedia.org/wiki/Monte_Carlo_method

━━━━━ **コラム 2.2　太陽光は脳に届くか？** ━━━━━

　太陽光の可視光のうち赤い光は大人の手の指を透過しますが，紫外線，可視光，赤外線から成り立つ太陽光は身体のどこまで入っていくでしょうか．頭を照らした太陽光は頭皮と頭蓋骨を通って脳まで届くでしょうか．これは，太陽光のスペクトルと身体の光学特性値から計算することができます．太陽光は温度が約 5800 K（絶対温度 K ＝摂氏温度 ℃ ＋ 273）の太陽表面から放出されて地球に届きます．そのスペクトルはプランクの式から求めることができ，図 2.18 のように波長 0.5 μm(500 nm) の緑色にピークがあります．波長が短い紫外線に向かっては急速に低下し，波長の長い赤外線では徐々に低下します．図 2.8 のように，光の窓以外の波長では浸透深さが浅く，頭を照らした光は急速に減衰して 10 mm の深さでは非常に弱くなるので大人の脳には届きません．そこで波長 700〜1000 nm の範囲の光エネルギーについて計算してみます．

　晴れた日の地球表面 1 m^2 当たりの太陽光の全エネルギーは約 1 kW です．そのうち，波長 700〜1000 nm の範囲の光は 22 % ですので，頭（毛髪のない頭）の広さを縦横 10 cm とすると，そこに

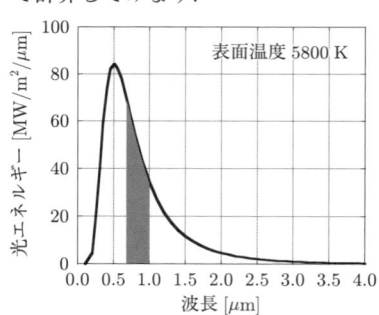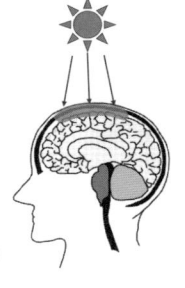

図 2.18　太陽光のスペクトルと光の窓の波長域

は 22 W の光が当たります．その数値から光伝播計算をすると，深さ 10 mm，20 mm，30 mm での光エネルギーはそれぞれ 43 mW，8.4 mW，

1.6 mW となります．大人の場合，脳の表面の深さは 15〜30 mm ですので，結構な量の光が届いていて，脳の表面に眼があれば光を感じますし，光検出器を置いておけば確実に検知できる強さです．乳児の頭蓋骨は薄いので，直射日光が当たれば脳には相当な量の太陽光が届いていることでしょう．

第 **3** 章

血液の酸素を測るパルスオキシメータ

　新型コロナウイルス感染者の自宅療養中の体調監視に利用されたパルスオキシメータは，日本で発明された世界に誇る医療技術です．本章では最も成功した医療デバイスといっても過言ではないパルスオキシメータについて説明します．

3.1　世界に誇る日本発のパルスオキシメータ

　パルスオキシメータは，赤色光および近赤外光を指や耳などに照射して動脈血の酸素飽和度と脈拍数を非侵襲かつリアルタイムに測定するデバイスで，世界中で極めて広範囲に利用されています．たとえば，医療の現場において動脈血の酸素飽和度を知ることは非常に重要で，特に手術中や術後の患者の容態をチェックするときのモニタとしては必要不可欠なデバイスとなっています．また，喘息患者の状態監視，低酸素状態が予測される高山や高地などでの登山者の状態監視，睡眠時無呼吸症候群の患者の体調監視にも使用されています．

　血液の酸素飽和度とは，第 2 章の繰り返しになりますが，総ヘモグロビン (HbT) に対する酸素化ヘモグロビン (HbO) の割合で，血液中のヘモグロビンが結合できる最大の酸素量に対して何 % の酸素を結合しているかを示す数字です[1]．健康な人の安静時における動脈血の酸素飽和度はおよそ 96〜99 % の範囲にあります．動脈血が毛細血管に到達すると周囲の組織に

---

1)　酸素飽和度：酸素化ヘモグロビンの濃度を HbO，脱酸素化ヘモグロビンの濃度を HbD とすると，総ヘモグロビンの濃度 HbT はそれらの和 HbT = HbO + HbD となります．酸素飽和度 SO は HbO の HbT に対する割合で定義され，SO = HbO/HbT = HbO/(HbO + HbD) となります．動脈 (artery) 血の酸素飽和度は SaO で，静脈 (venous) 血の酸素飽和度は SvO で表されます．

酸素を受け渡して酸素飽和度が下がり，静脈では血液の酸素飽和度は 50〜60% 程度になります．酸素飽和度が低くなった静脈血は心臓に戻り，心臓から肺に送られて酸素を受け取って再び酸素飽和度が 95% 以上となって動脈血となり，体をめぐります．

　このようにして酸素が身体のすみずみまで供給されます．動脈血の酸素飽和度が 95% を下回るようであれば肺で血液に酸素がうまく受け渡せていない，つまり肺などの機能に何らかの障害の可能性があると診断することができます．端的にいえば，動脈血の色が鮮やかな赤色になっているかどうか，暗い赤色の静脈血になっていないかどうかを科学的に数値として表示するデバイスがパルスオキシメータです．動脈血の酸素飽和度を計測することがパルスオキシメータの主な機能ですが，付随して脈拍数も表示することができるため心肺機能の状態を知ることができるデバイスとなっています．パルスは心拍を意味し，オキシメータは酸素計を意味します．

3.2　血液の酸素を測る研究開発の歴史

　臨床的に重要な動脈血の酸素状態を知ろうとして 1950 年代後半に血液中の酸素分圧を測定する「酸素電極」が開発され，1960 年代初頭には臨床研究用機器として使われ始めました．血液中の酸素分圧[2]とは，血液中に含まれる酸素の量を表す指標で，酸素飽和度とは異なる物理量ですが，1 対 1 の関係にあって共に血液の酸素状態を表します．酸素飽和度と酸素分圧の関係は酸素解離曲線で表されます（付記 3.1 参照）．1970 年代には酸素電極による測定は自動化・簡便化され，臨床検査機器となって普及しました．しかし

---

2)　血液中の酸素分圧とは：液体中に気体が溶けており，その気体が液体と気相（空気や他の気体との混合気体）の間で平衡状態にあるとき，気相中のその気体の圧力を，液体中の気体の分圧といいます．液体に溶ける気体の量は，液体中のその気体の分圧に比例し，気体の分圧が高ければ高いほど，その気体はより多く液体に溶け込むことができます．

　血液中の酸素分圧は，血液中に存在する酸素の量に比例し，その酸素のほとんどはヘモグロビンと結合した酸素です．正常な状態での動脈血の酸素分圧は約 75〜100 mmHg です．酸素分圧 100 mmHg では酸素飽和度がほぼ 100% であり，そのとき血液 1 g (1 mL) に含まれる酸素はおよそ 0.3 g です．

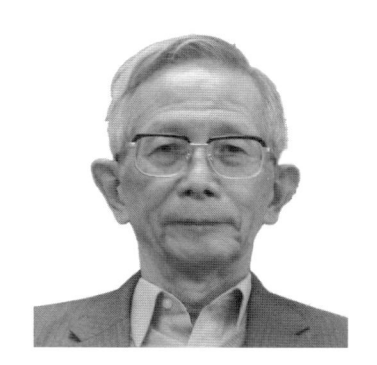

図 3.1 青柳卓雄氏（2012 年撮影）
1936〜2020 年．亡くなる数年前まで研究活動を
続け，その死去は国外でも報じられました．（業績
の詳細は日本光電工業のホームページ参照）

酸素電極による測定では血液を電極に接触させる必要があるため，動脈血の採血が必要で，手軽にできるものではありませんでした．

　動脈血の採取というやっかいな作業をせずに，光を用いて非侵襲（動脈血を採取せず）に動脈血の酸素飽和度を測定する試みは，1940 年以前から耳たぶに赤色光と近赤外光を照射する方法により行われていました．しかし，当時の光源と光検出器の性能が十分ではなかったなどの理由で，精度良く測定することはできませんでした．

　パルスオキシメータは，光を指などに当てて，動脈血の酸素飽和度を非侵襲に測定するデバイスです．血液を採取せずに皮膚の上から（経皮的に：percutaneous）測定した酸素飽和度 (SO_2) ということで学術的には SpO_2 と表記されます．パルスオキシメータの原理は 1974 年に日本光電工業の青柳卓雄氏（図 3.1）らにより提唱されました [3-1, 3-2]．青柳氏らの試作機を用いた最初の臨床応用の結果が中島進氏らによって 1975 年に発表され [3-3, 3-4]，次いでミノルタカメラが 1977 年に商品化しました．しかし，広く使うことができる実用的なデバイスとして完成させたのはアメリカのバイオクス (Biox) 社とネルコア (Nellcor) 社でした．日本で原理が発明され，基礎研究が行われましたが，広く使われるようになった実用機は残念ながらアメリカの企業で開発されました [3-5]．

　装置として完成した初期に，パルスオキシメータは麻酔中の医療事故を防ぐのに大きな効果をもたらすということがいろいろな形で立証されました．そのため当初は麻酔中の患者の体調管理モニタとして普及しましたが，その後用途が次第に拡大して，手術後の集中治療室 (ICU: intensive care unit)

および一般病棟や救急車内でも使用されるようになりました．パルスオキシメータによる酸素飽和度の測定は，採血の必要がなく非侵襲であり，簡便，小型，リアルタイムでオンラインでの使用も可能ということが広く普及した大きな理由です．構造も装置としては複雑ではなく，安全性も高いため多くの企業が製造・販売しており，現在ではインターネットからの購入も可能です．

3.3　光のわずかな揺らぎを捉えるパルスオキシメータ

　酸素飽和度を測定するパルスオキシメータの測定原理は次の通りです．
　指のような比較的薄い 1〜2 cm の厚さの生体組織に波長が 800 nm 前後の近赤外光を照射すると第 1 章の図 1.4 のように透過した光を検出することができます．この光の強さの時間変化を記録すると図 3.2(a) のように一定の周波数で脈動する波形（脈波）が得られます．これは，光電脈波 (PPG: photoplethysmography) と呼ばれ，脈動の周波数は心拍数と同じです．心拍に応じて動脈がわずかに拡張と収縮を繰り返しているためです．脈波の振幅は個人により，また，測定部位により異なりますが，おおむね透過光量の数 %〜10% 程度です（図 3.2 ではわかりやすくするため振幅を誇張しています）．
　心臓の拍動で動脈が収縮すると動脈血による光の吸収量が小さくなるため透過光量は増えます．逆に動脈が拡張すると吸収量が多くなり，透過光量は減ります．その様子を示したのが図 3.2(a) です．透過光量は心臓の拍動と共に変動し，直流成分 (V) と交流成分 (W) に分けられます．透過光量の変化を光の減衰の観点から考えると，光の減衰量（吸光度）は透過光量とは逆の変化で，図 3.2(b) のようになります．つまり動脈が収縮すると減衰量は小さくなり，動脈が拡張すると減衰量は大きくなります．
　その結果，光の減衰量も直流成分 (A) と交流成分 (B) に分けることができます．動脈・静脈以外の組織（毛細血管を含む）による光の減衰と，静脈による光の減衰は心拍に伴う体積変化を生じないため一定で，それに動脈による脈動する光の減衰が加えられて直流成分と交流成分が発生します．したがって交流成分は動脈血の情報のみを有しています．
　この測定を 660 nm と 900 nm の 2 つの波長で行うことにより動脈血の酸

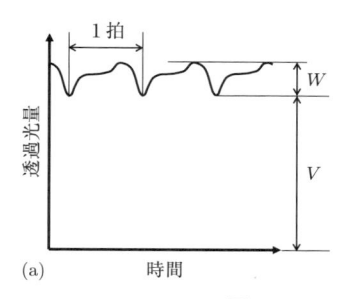
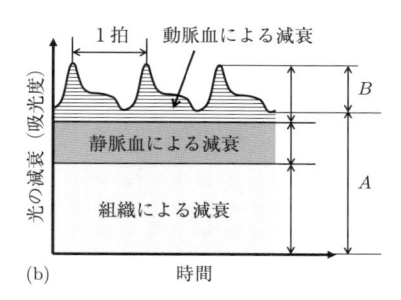

図 3.2 パルスオキシメータの測定原理
(a) 透過光量の時間変化を示す光検出器の出力電圧（光電脈波）．(b) 透過した光の減衰量（吸光度）の時間変化で，透過光量の変化とは逆の変化となります．

素飽和度を求めることができます．動脈に豊富な酸素化ヘモグロビン (HbO) と静脈に豊富な脱酸素化ヘモグロビン (HbD) の吸収の強さは図 3.3 に示されるように波長に依存して変化します．HbO の吸収は波長 660 nm では弱く，波長 900 nm では強く，およそ 3 倍違います．一方，HbD の吸収は 660 nm よりも 900 nm の方が弱くなります．その結果，透過光の減衰（吸光度）において交流成分 (B) の直流成分 (A) に対する割合 (B/A) は波長 900 nm の方が 660 nm よりも大きくなります．この違いから交流成分を生み出す動脈血の酸素飽和度（SaO：正確には SpO_2）が導かれることを次に説明します．

2 つの波長 660 nm と 900 nm での透過光の吸光度の交流成分をそれぞれ B_R, B_{IR} とします（波長 660 nm は可視光の赤色ですので R，波長 900 nm は近赤外光ですので IR を添え字にしました）．ここで光の減衰に関して第 2 章で説明した拡張ビア・ランバート則を用いると，交流成分の比 ($r = B_R/B_{IR}$) は，動脈血の酸素飽和度 (SaO) と 1 対 1 の関係があることが導かれます．つまり，r を求めれば動脈血のみの情報を抽出することができることを意味します．一方，透過光量の交流成分と直流成分の比を $X = W/V$ とすると，その波長 660 nm での値 (X_R) と 900 nm での値 (X_{IR}) の比 (X_R/X_{IR}) がちょうど $r = B_R/B_{IR}$ になることが理論的に導かれます[3]．し

---

3) $r = B_R/B_{IR} = X_R/X_{IR}$ の導出：散乱体内の光伝播理論（拡張ビア・ランバート則）を用いると $r = B_R/B_{IR}$ は SaO と 1 対 1 の関係になり，その関係を関数 $f(r)$ で表すと SaO $= f(r)$ となります．一方，透過光量を表す光検出器の出力電圧の交

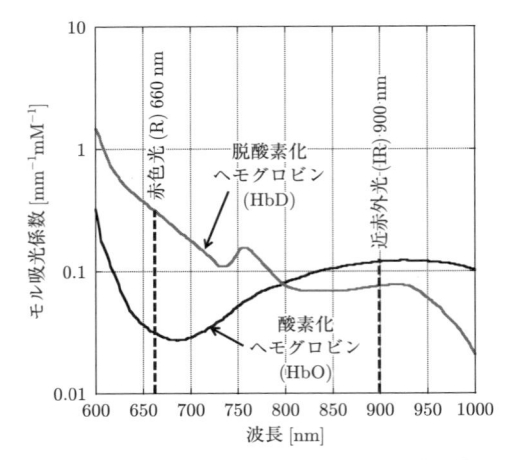

図 3.3　パルスオキシメータで使われる赤色光 (R) と近赤外光 (IR) の波長にお
ける HbO と HbD の吸収スペクトル
図 2.3 の縦軸を対数表示にしました.

たがって，あらかじめ SaO と r の関係を調べておけば r を測定することに
より SaO を決めることができます．この関係は図 3.4 のように，r が大き
くなると SaO が小さくなるという単調な関係です.

　このように測定値 r と SaO の間の極めて簡単で重要な関係を導き出した
のが青柳卓雄氏で，その卓見には敬意を表さざるをえません．拡張ビア・ラ
ンバート則において決めることができない 2 つの量（図 2.7 の L と S）を，
2 波長での測定量の比を用いることによりうまく消去しています．このこと
がパルスオキシメータの成功に大きな役割を果たしているのです.

　この関係式は個人差による適応・不適応がほとんどなく，酸素飽和度の測
定誤差は数 % に収まるといわれています．指の構造と，心拍に伴う動脈の
拡張・収縮の機能は個人差が小さいのかもしれません．なお，図 3.4 の曲線
はやや上に凸となっていますが，青柳氏の理論計算では，散乱に関するいく
つかの近似が含まれているため曲線はやや下に凸となっていました．より厳
密な理論に基づくと上に凸の曲線が得られ，また，実測でも上に凸の曲線が

　流分 W と直流分 V の比を $X = W/V$ として，波長 660 nm と 900 nm を添え字 R,
IR で表すと $r = B_R/B_{IR} = X_R/X_{IR}$ となります．したがって，SaO $= f(r) =$
$f(X_R/X_{IR})$ となり，電圧の測定値から SaO が求まります.

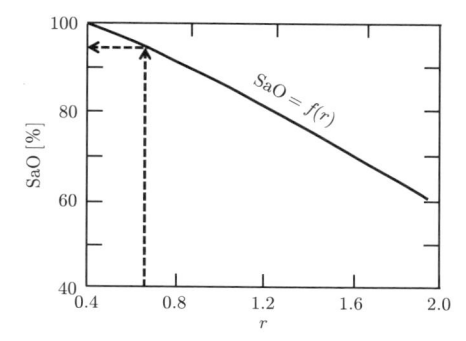

図 3.4 出力電圧の交流成分と直流成分の比 (X) の赤色光と近赤外光の比 $r = X_R / X_{IR}$ と動脈血酸素飽和度 SaO の関係を表す曲線

得られます [3-5, 3-6].

図 3.2 からわかるように，パルスオキシメータの信号からは，動脈血の酸素飽和度 SaO だけでなく，脈拍数（心拍数）も計測できるのです.

3.4 胸ポケットに入る小型・携帯型パルスオキシメータ

パルスオキシメータは図 3.5(a) のように，赤色光と近赤外光の 2 つの光源 (LED: light emitting diode, 発光ダイオード) および受光素子からなるプローブと，光源を制御し，受光素子からの信号を処理し，動脈血の酸素飽和度と脈拍数を表示する本体で構成されるという極めて簡便なデバイスです．開発当初は本体が弁当箱よりも大きいようなサイズでしたが，コンパクトなプローブと小型の本体が有線あるいは無線でつながれたものや，プローブと本体が一体化され，図 3.5(b) の写真のように全体が指に装着可能な超コンパクトサイズとなっています．そのため汎用性が非常に高く，医療現場では，医師や看護師が 1 人 1 個ずつ持っていてもおかしくありませんし，救急隊員も必ず携行しているはずです．登山にも携行できますし，スポーツの現場での使用も可能です.

なお，脈拍数だけを測定するデバイスは，1 つの波長の光だけで図 3.2 のような信号（光電脈波）が得られれば十分ですのでもっと簡単な構造とすることができます．また，透過光を測定する必要がないため，血液による吸収

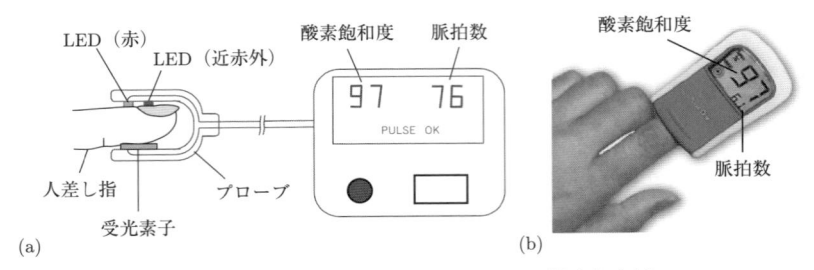

図 3.5　パルスオキシメータのデバイス構成と実例
(a) はコンパクトなプローブと本体が離れている場合. (b) はプローブと本体が一体化した超コンパクトなパルスオキシメータを指に装着した場合の写真.

が強く血管の拡張・収縮に対する反応が大きく出る緑色の光が用いられることが多いようです. そのような脈拍計はスポーツジムのランニングマシンに備え付けられたり, スマートウォッチなどの腕時計に組みこまれたりしているので目にする機会が多いと思います.

3.5　パルスオキシメータの使用上の注意点

　現在広く使用されているパルスオキシメータですが, 使用に際しては注意しなくてはならない点もあります.

　一般に用いられているデバイスは図 3.5 のように指や耳たぶに挟んで, それらの組織を透過した光を計測する「透過型」と呼ばれるものです. しかし「透過型」は透過光が検出できる比較的薄い生体組織にのみ適用可能です. また, 「透過型」では指などを軽く圧迫して測定を行っているため, 圧迫による血流阻害に起因する傷害や, 光源の発熱等による低温やけどなどの症状を避けるために, 同じ部位での長時間測定は禁じられています.

　組織の圧迫を避けるため, 「透過型」ではなく, 「反射型」のパルスオキシメータも開発されていますが, 図 3.6 に示すように動脈が比較的深部にあるため「反射型」での光伝播経路中に動脈を確実に捉えることが難しく, 交流成分 W の直流成分 V に対する割合 W/V が 1% と小さくなります [3-7]. その結果「透過型」に比べて「反射型」の測定精度や安定性が悪く, 利用範囲が限られています. また, 最近ではスマートフォン向けに非接触で測定し

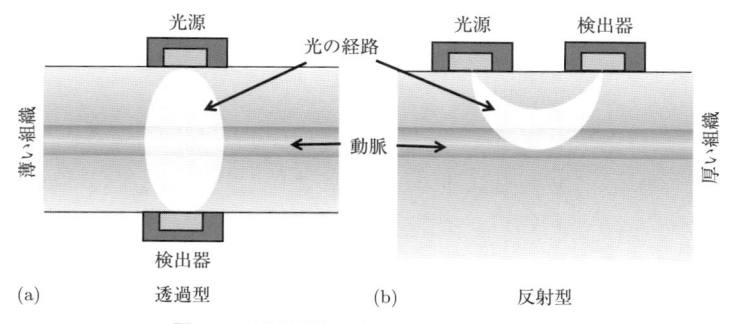

図 3.6 透過型と反射型の測定領域の違い
(a) 透過型では光の経路は確実に動脈を通ります．(b) 反射型では光の経路は動脈を通っても確実に通るとは限りません．

ようという研究も行われています [3-8]．

　センサの皮膚との接触状態が変化すると光強度が変化するため，接触状態を安定に保つ必要があります．また，センサを装着した指が上下すると重力で指の中の血液量が変動するためやはり透過光強度が変動し，安定な計測ができませんので，一定時間静止している必要があります．

　拍動を利用して計測しているため，極度の低血圧や抹消血流が低下して拍動が検知できない場合や，無拍動型の人工心肺装置を用いている場合には測定できないことに注意が必要です．さらに，一酸化炭素中毒や青酸カリ中毒，慢性閉塞性肺疾患 (COPD: chronic obstructive pulmonary disease) の場合には正しくない酸素飽和度を表示する場合が多いので注意が必要です．パルスオキシメータは簡単に入手でき，また，使用することもごく簡単ですが，測定値の解釈には当人の体調や持病との関連がありますので医師の診断を仰ぐことが必要です．

3.6　パルスオキシメータの今後の展開

　パルスオキシメータは，新型コロナウイルス感染症の患者対応で世の中に広く知られるようになりました．前述したようにこの技術は日本発の誇るべき技術です．基本的な原理は，指などの薄い生体組織を拡散的に透過した近赤外光が心拍に応じて周期的に変動する，いわゆる光電脈波を 2 波長で検

出して動脈血の酸素飽和度の絶対値を算出することです．現在広く用いられているパルスオキシメータは指や耳たぶに挟む透過型のものですが，長時間使用しているとうっ血などの障害が生じる恐れがあるため，測定箇所が限定されない反射型のデバイスが望まれています．ただ，前述した通り反射型では，内部の動脈を光が十分に通過しないことや，2つの波長で光伝播経路が異なるなどの要因で精度が十分ではありません．反射型で十分な精度が得られるパルスオキシメータの開発・実用化が期待されます．

　一方，光電脈波を1波長だけで計測し，その変動波形から心拍数を計測するデバイスは，ヘルスケアの分野ではその簡便性・小型性からすでに広く用いられています．高速・高精度測定によって得られた光電脈波の周波数分析などを用いて，ストレスレベルや血管年齢，血圧など，さまざまなバイタルサインも取得できると期待されています．ウェアラブルデバイスとして高齢者や健常者の健康管理だけでなく，スマートウォッチやスマートフォンで簡単に心拍数，血圧，ストレスを測ることができるようになるでしょう．デジタル医療やデジタルヘルスケア，IoT (internet of things) 技術の重要なデバイスとしても広く使われると考えられます．

付記 3.1：酸素分圧と酸素解離曲線

　空気中の酸素分圧が生体組織中の酸素分圧までに変化する様子を図示すると図 3.7(a) のようになります．大気圧（1 気圧）は 760 mmHg で，酸素の体積割合が 20.95% なので酸素分圧は 159 mmHg で，それが気道，肺，動脈，静脈を経て各種の組織に入り，末端組織では 40 mmHg 以下となります．

　肺で酸素を受け取る動脈血が毛細血管を介して組織に酸素を放出し，静脈血となって肺に戻る過程は図 3.7(b) の酸素解離曲線で表されます．肺で酸素を受け取って酸素飽和度 SO がほぼ 100% となった動脈血の酸素分圧 PO_2 は 95 mmHg で（図の a 点），安静状態では SO が 40 mmHg の組織に毛細血管を介して酸素を放出します．すると血液（静脈血）の PO_2 も 40 mmHg となり，それに対応して SO が 75% となります（図の b 点）．静脈血は肺に戻って酸素を受け取り，元の a 点に戻ります．

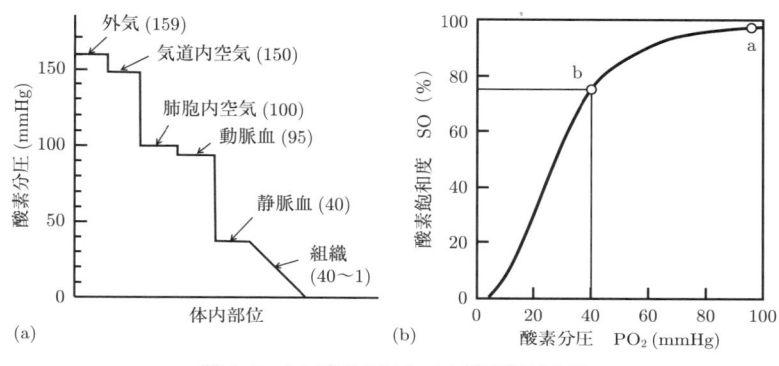

図 3.7　(a) 酸素分圧と (b) 酸素解離曲線
(a) 大気中の酸素が気道，肺，動脈を経て組織に伝えられる際の酸素分圧の変化の様子.
(b) ヘモグロビンの酸素解離曲線. a 点は動脈血が肺で酸素を受け取った状態，b 点は
安静状態での組織および静脈血の状態です.

コラム 3.1　新型コロナ感染症に関連した光技術：パルスオキシメータ，サーモグラフィ，CO_2 モニタ，紫外線による消毒

　2020 年は新型コロナウイルス感染症で未曽有の危機の年となりました.
感染者の検出や症状の診断，ウイルスの除去，治療薬の開発などで光技術
が用いられています. その中でも，患者の肺機能の診断にパルスオキシメ
ータが幅広く用いられていることは既に記述しました. また，治療薬の開
発においては，小動物の蛍光・発光イメージング（第 7 章）が用いられて
いるようです. 以下では，サーモグラフィを用いた体温測定デバイスと，
赤外光の吸収を用いた CO_2（二酸化炭素）モニタ，および紫外線による消
毒装置について説明します.

●サーモグラフィ（放射温度計）による体温計測
　店舗やオフィスの入り口に置かれている無人のカメラ付きスマートフォ
ンのような装置の前で立ち止まって体温を測った経験のある方は多いと思
います. 装置はサーモグラフィ（サーモカメラ）あるいは放射温度計と呼
ばれ，温度を数値や色で表示するデバイスです. サーモグラフィとは，物
体から放射される赤外線を検知してその温度を計測するデバイスです. 以
下に原理などを説明します.
　すべての物体はその温度に応じて電磁波を放射します. 放射される電磁
波のエネルギーは波長と物体の温度に依存し，温度が高いほど放射エネル

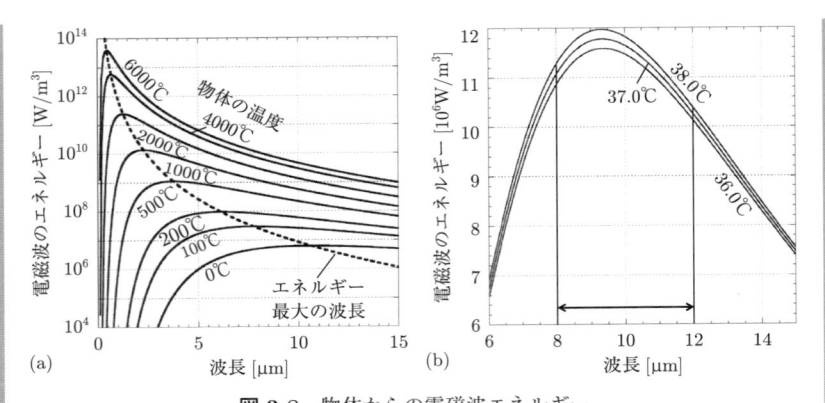

図 3.8　物体からの電磁波エネルギー
(a)0～6000℃ の物体から放射される電磁波のエネルギー（縦軸：対数）．(b)36℃，
37℃，38℃ の物体からの電磁波のエネルギー（縦軸：線形）．

ギーは強くなります．温度が 0～6000℃ の物体からの放射エネルギーを波
長に対して示したのが図 3.8(a) です．縦軸は放射エネルギーの広い範囲を
表すため対数表示となっており，波長は 15 μm までの広い範囲を示して
います．放射エネルギーが最大となる点を結んだ曲線が破線で示されてお
り，物体の温度が高いほど放射エネルギーが最大となる波長は短くなりま
す．太陽の表面温度は約 6000℃ で，放射エネルギーが最大となる波長は約
500 nm（緑色）で，ヒトが見ることができる可視光は太陽光が最も強い波
長範囲にあります．

　約 37℃ の体温を持つヒトの体表面からも電磁波が放射されており，放射
エネルギーが最大となる波長は図 3.8(b) に示されるように 9.3 μm で中赤
外線（遠赤外線と呼ばれることもある：このコラムでは赤外光ではなく赤
外線と表記します）の光です．そして，体温が上下すると放射エネルギー
もわずかに上下します．この放射エネルギーのわずかな変化を赤外線セン
サで検知すれば体温を測定することができます．これがサーモグラフィの
原理です．

　発熱者をスクリーニングする非接触式のサーモグラフィ型体温計は 0.1℃
の分解能で表示していますが，0.1℃ の温度差により放射エネルギーはど
れだけ変化するでしょうか．赤外線センサにはいくつか種類がありますが，
発熱者のスクリーニング用に用いられている簡便型のデバイスでは，赤外
線のエネルギーを吸収することによる温度上昇で電気抵抗が変化する素子
などが用いられ，それらの素子は波長が約 8～12 μm の赤外線に感度があ

ります. そこで図 3.8(b) の各温度で波長 $8 \sim 12\ \mu m$ の放射エネルギー量を計算すると, 37℃ で表面積 $1.0\ cm^2$ 当たり 4.637×10^6 W となり, ± 1.0℃ の変化で $\pm 1.5\%$ 変化します. したがって 0.1℃ の温度差を検出する素子には 0.15% の測定精度が求められますが, 前述の素子では限界に近く, 公式には温度測定誤差は $0.2 \sim 0.3$℃ となっています.

さて, サーモグラフィによる温度測定で考慮しなければならない重要な点が 1 つあります. それは物体表面の特性である放射率です. 物体表面からの放射エネルギーは, 実は図 3.8 の放射エネルギーに「放射率」を掛けた値になります. 放射率は $0 \sim 1$ の値を取り, 放射率が 1 では図 3.8 のエネルギーを放射しますが, 放射率が 0 ではまったくエネルギーを放射しません. 通常の物体表面の放射率は 0 と 1 の間の値を取ります. 白く滑らかな表面の放射率は 0 に近く (たとえばアルミホイルの放射率は 0.03), 黒く粗い表面の放射率は 1 に近くなります (たとえばザラザラな黒い紙の放射率は 0.9). 放射率が 1 の物体は黒体と呼ばれます. 放射率は同じ表面でも波長により異なります. したがって放射率が 1 より小さい表面の温度をサーモグラフィで測定する際にはその表面の放射率で補正をしなければなりませんが, 正しい放射率を知ることは容易ではありません. では, ヒトの皮膚の放射率はいくつでしょうか. 幸運にもサーモグラフィが感じる赤外線に対してはヒトの皮膚の放射率は 0.999 でほぼ 1 です. ヒトの皮膚の色には関係なくほとんど 1 です. そのため, サーモグラフィによるヒトの皮膚表面温度の測定では放射率による補正をしなくてもよいのです. これがサーモグラフィによる体温 (体表面温度) 計測が広く使われている最大の理由ではないかと思います. 温度を擬似カラーとして表示すれば温度分布の画像が得られ, サーモカメラとなります.

なお, サーモグラフィが示す温度はあくまでも顔などの体表面温度であり, 身体の中心部の温度である体温ではないことに注意が必要です. また, 測定対象の温度と周囲の環境温度がほとんど同じ場合には, 素子の温度が変化しないので測定ができないことにも注意が必要です.

● CO_2 (二酸化炭素) モニタ

室内の換気状況は室内の CO_2 (二酸化炭素, 炭酸ガス) 濃度でモニタすることが一般的になりました. CO_2 は, 地球温暖化の原因ともいわれ, 赤外光を強く吸収することでも知られており, 特に波長が約 $4.3\ \mu m$ の赤外光を強く吸収します. そしてその吸収の強さは CO_2 濃度に関係します. その関係は第 2 章の図 2.5 で説明したビア・ランバート則に従いますので, 光

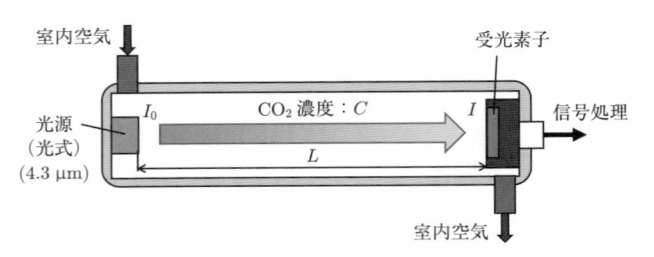

図 **3.9**　光式 CO_2 モニタの概略図

強度の減衰を測定すれば CO_2 濃度を求めることができます．室内の空気の中には CO_2 以外に 4.3 μm の赤外光を吸収する気体がなく（水蒸気によるこの波長の赤外光の吸収は非常に弱いので影響しません），また，光を散乱する煙や水滴などがないことが条件です．

　CO_2 モニタは，光源の種類によりおおまかに熱式と光式の 2 つに分類されます．図 3.9 は光式の CO_2 モニタの概略図で，4.3 μm 近傍の赤外光を発する LED などを光源とし，フォトダイオードなどを受光素子とするデバイスです．実際には安定性や濃度校正のための要素が必要です．光源にランプなどを用いる熱式に比べ，高速，低消費電力などの利点があります．

　このようなデバイスは，非分散型赤外検出器 (ND-IR: nondispersive infrared) といいます．分光器を用いてスペクトルを測定する場合を分散型と呼びますが，スペクトルを測定しないという意味で非分散型と呼ばれます．光を用いない他の方式の安価な CO_2 モニタも市販されていますが，安定性などに注意が必要です．

●紫外線による消毒

　紫外線が消毒作用を持つことはよく知られており，病院等で治療用具などの滅菌に使われています．紫外線は皮膚組織に障害を与えることから人体に直接照射することはできません．しかし，最近になって皮膚組織に障害を与えずにウイルス消毒作用のある紫外線が見いだされ，ヒトがいる場所でもその紫外線によって消毒ができると期待されています．

　まず紫外線について図 3.10 で説明します．紫外線 (UV: ultraviolet) は可視光よりも波長が短い 10〜400 nm の電磁波で，紫外線より短い波長の電磁波は X 線です．可視光に近い波長 200〜400 nm の紫外線は近紫外線，可視光から遠い波長 10〜200 nm の紫外線は遠紫外線（または真空紫外線）と呼ばれます．近紫外線は人間の健康への影響などからさらに，UV-A

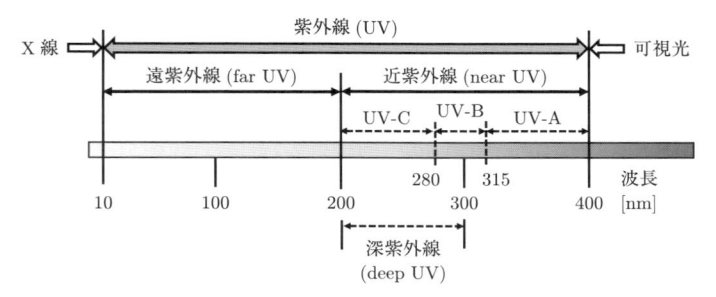

図 3.10　紫外線の波長範囲と分類

(315〜400 nm)，UV-B (280〜315 nm)，UV-C (200〜280 nm) の 3 つに
分けられます．太陽光は近紫外線を含んでいますが，UV-C はオゾン層に
より完全に吸収されて地表には届きません．地表に届く近紫外線のうち，
UV-B は 1% で，99% は UV-A です．200〜300 nm の紫外線を深紫外線
と呼ぶ場合もあり，UV-B の一部と UV-C の範囲を指しますが，業界によ
り波長範囲が異なるので注意が必要です．

　さて，UV-C は強い消毒作用を持ち，生体組織に対する強い破壊作用を
示します[*1]．そのため，以前から医療器具の消毒に使われており，紫外線
光源としては水銀灯や紫外レーザが使われていましたが，光量が小さく，
大型，高価で寿命が短いなどの課題がありました．2014 年に赤﨑勇氏，天
野浩氏，中村修二氏が青色 LED の開発でノーベル物理学賞を受賞しました
が，その延長線上で安価かつ長寿命の深紫外線 (UV-C) LED が開発され，
新型コロナウイルスの空気感染を防ぐための空気清浄機やエアカーテンな
どで消毒に力を発揮しました．ただ，現在使用可能な UV-C LED の波長
は 260 nm 前後で，生体組織への障害があるためヒトがいない場所や，ヒ
トには照射されないように使われています．

　最近，波長が短い 220 nm 前後の UV-C は 260 nm の UV-C と同様の消
毒作用を持ちながら，ヒトの皮膚に障害を与えないことがわかりました．
その理由は，260 nm と 220 nm の UV-C が細胞内の DNA には同程度に
吸収される一方，タンパク質により 220 nm が 260 nm の 10 倍以上強く吸
収されるからです．その結果，260 nmUV-C は厚さ 20 μm の表層の皮膚

[*1]　UV-C の生体組織に対する強い破壊作用：遺伝情報を含むデオキシリボ核酸
(DNA) は 4 つの塩基，アデニン (A)，チミン (T)，グアニン (G)，シトシン
(C) から構成されますが，チミンは UV-C を吸収すると二量体を作り，DNA
の構造が損傷されます．その結果，遺伝情報が正確に複製されなくなり，細胞
の変異や死につながり，細菌やウイルスは増殖能力が失われます．

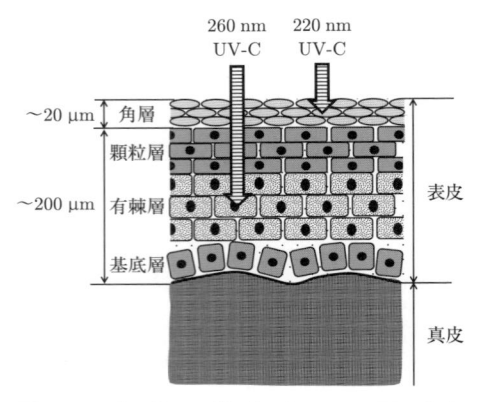

を約 40% 透過しますが，220 nmUV-C は同じ厚さの表層の皮膚でほぼ完全に吸収されてしまいます．皮膚は図 3.11 のように，表皮（厚さ約 200 μm）と真皮（厚さ約 3〜6 mm）で構成され，表皮には最表面に厚さが約 20 μm の角層があります．角層を構成する主な物質はケラチン線維ですが，これは新陳代謝により表皮の下層から移動してきた死んだ（DNA のない）細胞で，最表面の細胞はやがて垢とし

図 3.11 皮膚の構造と 260 nmUV-C と 220 nmUV-C の表皮中の透過特性の違い

て剝がれ落ちます．したがって，220 nmUV-C のエネルギーすべてを角層で吸収しても皮膚には何ら障害が生じないのです．一方，260 nmUV-C は角層を通り越して，DNA を持つ細胞に到達して吸収され，DNA を壊して細胞に障害を与えます．波長 260 nm と 220 nm でのタンパク質による光吸収の違いが細胞への影響に大きな違いを生み出すのです．眼も気になります．260 nmUV-C は眼の最も外側にある角膜に障害を与え，さらに水晶体を濁らせて白内障を引き起こしますが，220 nmUV-C は角膜ですべて吸収されながらも角膜に障害も与えないようです [3-C1, 3-C2]．また，紫外線により見かけ上は不活性化されても可視光が当たると活性を取り戻す細菌があり，光回復と呼ばれますが，220 nmUV-C 照射では光回復しにくいようです．

　ただ，260 nmUV-C を発生させるデバイスとしては小型で比較的安価な LED が開発されていますが，220 nmUV-C を発生させるデバイスは現時点ではエキシマランプという特殊な気体を用いた装置で，扱いがやや面倒です．220 nmUV-C を発生する LED の開発が求められています．

参考文献
[3-C1] K. Narita, et al., PLoS ONE, Vol. 13, e0201259 (2018).
[3-C2] S. Kaidzu, et al., Free Rad. Res., Vol. 53, p. 611 (2019).

第4章

眼科で標準となった "OCT"

OCT は optical coherence tomography の略語であり，光干渉断層撮影法と和訳されますが，簡単のために OCT と呼ばれます．OCT は，生体表面から深さ $1 \sim 2\,\mathrm{mm}$ の組織の構造をおよそ $1 \sim 10\,\mu\mathrm{m}$ の解像度で断層画像として描き出します．OCT は光の干渉性を利用して生体の画像を描き出す技術で，干渉性を持つ 2 つの光が重なると光は強め合ったり弱め合ったりすることを利用しています．本書で紹介・解説する他の章のほとんどの技術は光の干渉性や偏光という波の性質は使わず，光のエネルギー（光強度）のみを計測対象としているのとは対照的です．

4.1 OCT（光干渉断層撮影法）とは

OCT では，光が生体内で拡散的に伝わる前の段階でまだ光が波の干渉性（付記 4.1）を保持している状態を利用します．皮膚（表皮，真皮，皮下組織から成る）のように層構造をしている生体組織では，各層で散乱や吸収の強さが異なります．散乱が強ければ，散乱されて照射光の方向に戻る光が強くなり，散乱が弱ければ戻る光は弱くなります．光は散乱を受けるたびに少しずつ干渉性を失っていきますが，数回程度しか散乱されていない光はまだ干渉性を保っているため，散乱されて戻ってきた光を照射光と干渉させることができます．光を散乱した層の散乱が強いほど干渉光が強く，その層の散乱が弱い場合には干渉光は弱くなります．その結果，生体組織の深さ方向に干渉光の強さの分布を描けば，層構造を知ることができます．照射光を生体表面で 2 次元スキャンして各位置で干渉光の強さの深さ方向分布を描けば，3 次元的な層構造の画像が得られます．OCT は生体組織による強い散乱を利用して生体組織のミクロな構造を描き出す技術です．

X 線 CT は X 線コンピュータ断層撮影法 (X-ray computed tomography)

の略語で，同じ CT が使われていますが，内容が違います（C の意味も違います）．X 線 CT では身体を透過した X 線を対象としており，全身の断層撮影が可能ですが，OCT では身体に照射された光が身体によって数回程度散乱されて戻ってきた光，つまり散乱反射光（以下，省略して反射光と呼びます）を対象とします．そのため，X 線 CT のように全身の断層撮影は不可能ですが，1 mm 程度の深さまで空間分解能（解像度）が数 μm の断層像を得ることができます．その深さまでの画像で有効な診断が可能となる組織，たとえば，網膜，皮膚，粘膜などが対象となります．

　OCT は 1990 年に山形大学の丹野直弘らによって特許が出願され [4-1]，翌年には学会発表も行われましたが [4-2]，国内ではその後 2000 年ごろまで展開はほとんどありませんでした．ほぼ同時期，1991 年にマサチューセッツ工科大学の J. フジモト (J. Fujimoto) のグループがヒトの網膜の画像を初めて論文発表し [4-3]，その後，急速に研究開発と実用化が進んだ医療機器の技術です．特に，1995 年に米国で眼科用の OCT 装置が市販され，それまでは眼底カメラの平面的な 2 次元画像から医師の経験で診断を行っていたのに対し，3 次元の断層画像が得られたことで定量的かつ客観的に診断を行うことが可能となりました．現在では OCT は眼科では欠かせない標準の診断装置となっています．眼科用の装置に続いて皮膚科，消化器科，循環器科用の装置も研究開発され，OCT の臨床応用の範囲が広がっています．

4.2　OCT の原理と構成

　OCT は，光の干渉を用いて断層画像を描き出します．光を干渉させる方式は，図 4.1 のようないわゆるマイケルソン干渉計の原理に基づいています．光源からの光はまず 45 度に傾いたビームスプリッタ（光の半分は直進し，残りの半分は反射して直角に曲がるようになる半透明のガラス板）によって 2 つの光に分けられます．一方は直進して対象とする生体組織に向かう測定光に，他方はビームスプリッタの表面で反射し，直角に曲がってミラーに向かう参照光となります．参照光はミラーで反射されてビームスプリッタに戻り，今度は直進します．生体組織に向かった測定光は生体組織によって散乱され，ごく一部が数回程度だけ散乱されて元の方向に戻り，生体組織

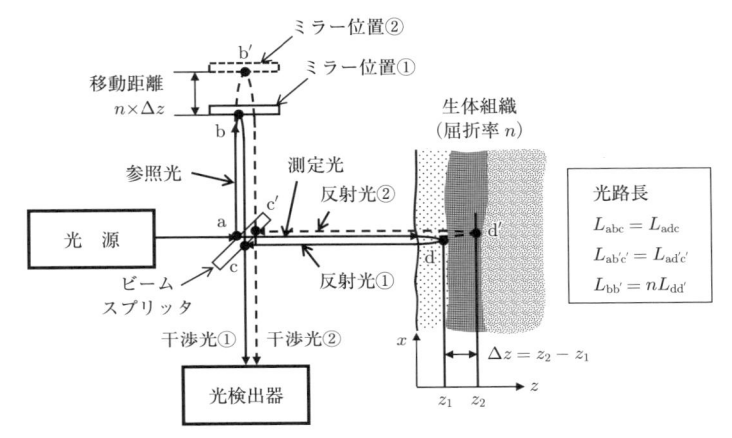

図 4.1 マイケルソン干渉計に基づく OCT の原理

光源からの光はビームスプリッタで参照光と測定光に分けられ，参照光はミラーで，測定光は生体組織で反射されてビームスプリッタに戻ります．ビームスプリッタに戻った参照光と測定光の光路長（位相）が一致すると干渉光の強度が最大となります．

からの反射光となります．散乱を数回程度しか受けていない反射光は参照光と干渉する性質を保持しています．この生体組織からの反射光はビームスプリッタの裏面で反射されて直角に曲がり，参照光と光路が重なります．参照光と測定光の反射光の一部が重なったとき，両者の光路長が等しければ干渉して大きな信号が得られます．2 つの光路長が等しくなくても，それらの差が波長の複数倍であればよい（位相が一致していればよい）のですが，わかりやすくするため「光路長が等しい」と表現します．

たとえば，図 4.1 でミラーが位置①にあるとき（光の経路が実線のとき）に，参照光と生体組織からの反射光①との間で干渉信号が得られたとすれば，それは参照光がビームスプリッタの点 a からミラーの点 b で反射されてビームスプリッタの点 c まで進んだ光路長 (L_{abc}) と，測定光がビームスプリッタの点 a から生体組織の点 d で反射されてビームスプリッタの点 c まで進んだ光路長 (L_{adc}) が等しい場合 $(L_{abc} = L_{adc})$ です．測定光が反射された点 d の深さを z_1 とすれば，その干渉信号は深さ z_1 からの反射光強度を反映しています．ミラーを少しずらしてミラー位置②（点 b'）に移動させた場合（光の経路が破線の場合）には，干渉信号は参照光と測定光の光路長が一致する生体組織中の深さ z_2（点 d'）$(L_{ab'c} = L_{ad'c})$ からの反射

光強度を反映します．生体組織の屈折率を n とし，z_2 と z_1 の間の距離を $\Delta z = z_2 - z_1$ とすると，屈折率が n の物質中では光速が空気中の n 分の 1 になるため，光路長（あるいは光の飛行時間）が一致するミラーの移動距離は $L_{bb'} = n \times \Delta z$ となります．ミラーを連続的に移動させて干渉信号を検出すれば，生体組織の深さ方向（z 方向）の反射光強度分布を得ることができます．これが OCT の基本的な原理です．ミラーを前後に動かして深さ方向の反射光強度分布を得る操作は，A スキャンと呼ばれます（超音波エコーでの呼び方にならっています．第 9 章付記 9.1 参照）．

　ここで重要なことは光源からの光の性質で，干渉性を持つことが必要不可欠ですが，その干渉性は高いものではなく，低いものでなくてはなりません．参照光と測定光は 1 つの光源からの光がビームスプリッタによって分けられた光ですので，お互いに干渉することができ，互いに可干渉（コヒーレント）（付記 4.1）と呼ばれます．この干渉性に関しては，もともとの光源からの光の干渉性が高い場合と低い場合があります．干渉性が高い場合には干渉可能な長さ（可干渉長またはコヒーレンス長）が長くなり，多少の光路長の差があっても容易に干渉します．すると図 4.1 でミラー位置①の場合に反射光①と反射光②が共に参照光と干渉してしまいます．ミラー位置②の場合にも反射光①と反射光②が参照光と干渉してしまいます．この状況を模擬したグラフが図 4.2(a) で，ミラーの位置がどこであっても検出器の出力は同じになります．したがって，生体組織内の位置を区別することができません．生体組織内の位置を $10\ \mu m$ 程度で区別できるよう（空間分解能が $10\ \mu m$ 程度）にするためには，光源からの光の可干渉長も $10\ \mu m$ 程度でなくてはなりません．この状況を模擬したグラフが図 4.2(b) で，特定のミラーの位置で検出器の出力は最大になります．この目的で使用されるのが，可干渉長が $10\ \mu m$ 程度の光を出すスーパールミネッセントダイオード (SLD: super luminescent diode) です．LED からの光の可干渉長も $10\ \mu m$ 程度ですが，光の集光性の良さや出力が大きいことから SLD が使用されます．

　このようにしてマイケルソン干渉計の原理と可干渉長が短い（低可干渉）光源を用い，参照光ミラーを数 μm の高精度で移動させること（A スキャン）により生体表面のある点 x において深さ z 方向の干渉光強度分布を得ることができます．照射光を生体表面で x 方向に移動（B スキャン）させ

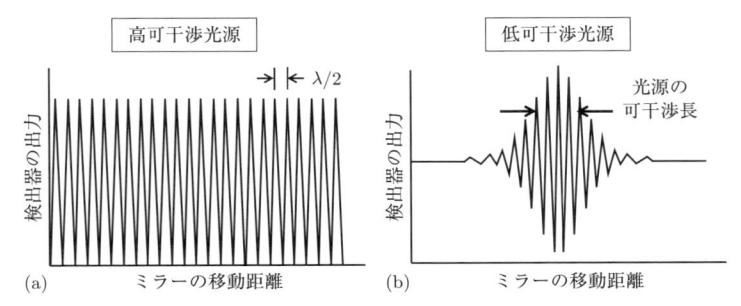

図 4.2 可干渉長が (a) 長い場合（高可干渉光源）と (b) 短い場合（低可干渉光源）の干渉信号の違い
可干渉長が長いとミラーの位置がどこでも同じ検出器の出力が得られますが，可干渉長が短いと特定のミラー位置で最大の出力となります．λ は光の波長．

れば，表面に垂直な x-z 断面の 2 次元干渉光強度分布が得られます．さらに照射光を表面上で x 方向に直角な y 方向に移動させれば 3 次元の画像が得られます．干渉光強度の違いは組織の構造の違いから生じますので，干渉光強度分布は生体組織の構造情報，つまり，解剖学的情報を与えます．このようにして，表面から 1〜2 mm の深さまでの 3 次元構造を空間分解能 1 μm 程度から 10 μm 程度で得ることができるのが OCT です．

　光速の毎秒 30 万 km は 1 フェムト秒 (fs= 10^{-15} s) 当たり 3 μm になりますので，時間分解法により数 μm の空間分解能で距離を測るにはパルス時間長さがフェムト秒オーダの極短パルス光を用いる必要があります．このことから，定常光の低可干渉光源を用いた干渉計測は時間分解法でフェムト秒のパルスを用いる計測に相当します．

　光源としては近赤外光が用いられます．生体組織による散乱は図 2.2 に示したように波長が短いほど強くなり，可視光を用いると強い干渉信号が得られますが，ヘモグロビンの吸収が強いため浸透深さ（減衰距離）は図 2.8 のように短くなります．一方，1500 nm よりも長波長では水の吸収が強いためやはり浸透深さが短くなります．そのため浸透深さが長い 800〜1500 nm の近赤外光が用いられます．

4.3　イノベーションで急成長したOCT

　OCT はマイケルソン干渉計を基本にした原理と構成を持ちますが，図 4.1 のような光学系は光源，ビームスプリッタ，参照光ミラー，生体組織の幾何学的配置が限られてしまうため実用的ではありません．そこで，光を空気中ではなく光ファイバに通すことによってよりフレキシブルな配置の装置が実現できます．その場合の装置構成の例が図 4.3 です．その場合，ビームスプリッタの代わりに光ファイバカップラという素子を用いて，ビームスプリッタと同じ働きをさせます．J. フジモトのグループによって初めてヒト網膜の 2 次元 (x-z) 断層画像もこのような構成の装置を用いて取得されました [4-3]．この研究では遺体から摘出した眼の視神経乳頭近傍の網膜を対象として，OCT 画像が顕微鏡による病理組織像をよく反映していることが証明されました．網膜内の層構造や網膜内の液体，視神経乳頭部の陥凹，その部分にある血管などが判別されています．

　このような装置構成で，表面上を x 方向だけでなくそれに直角な y 方向にも測定光を移動させれば 3 次元 (x-y-z) の断層画像を得ることができます．横方向の移動なしに 3 次元断層画像を得る方法として，カメラを用いる技術も開発されています．

　図 4.3 の装置構成では，深さ z 方向の画像を得るためにはミラーを精密に

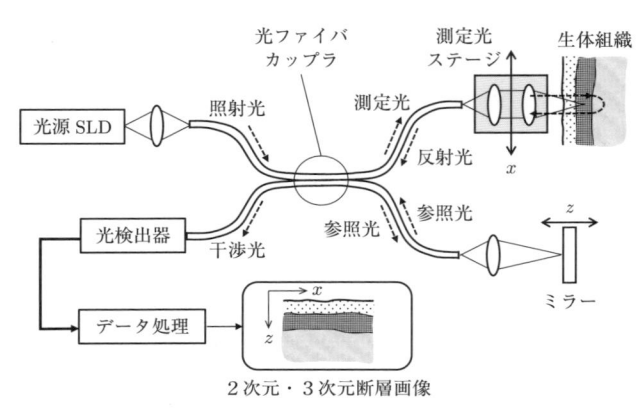

図 4.3　光ファイバを用いた OCT の装置構成

移動させる必要があります．この移動のためには機械的な機構が必要ですが，機械的機構のため，移動に時間がかかりますし，故障しやすくなります．この機械的な移動なしに深さ方向の画像を得る技術が開発されました．

その技術はフーリエ方式（正確にはフーリエ・ドメイン方式，Fourier-domain OCT: FD-OCT）と呼ばれるものです．図 4.3 では光検出器は基本的に 1 個であり，干渉光の波長に関する情報は無視して干渉光強度を計測します．一方，フーリエ方式では，光検出器はいわゆる分光器であって，干渉光強度の波長に関するスペクトルを計測します．光源にはレーザ光のような極めて波長幅の小さい光源ではなく，数十 nm の波長幅を持った低可干渉光源を用います．この波長に関するスペクトルを利用するのがフーリエ方式です．フーリエ方式を用いると，干渉光スペクトルの情報が生体組織の深さ方向の情報に変換されるため，参照光ミラーを z 方向に移動させずに固定した状態で生体組織の深さ方向の干渉光強度分布を得ることができます．フーリエ方式はいわゆるフーリエ変換に基づいており，その原理については付記 4.2 を参照してください．

このフーリエ変換を OCT の干渉光スペクトルに適用します．生体組織内の深さに応じて干渉光が得られる波長（または周波数）が少しずつ異なるため，干渉光スペクトルにフーリエ変換を行うと参照光ミラーを固定していても深さ方向に対応した干渉光強度を得ることができます．参照光ミラーを機械的に動かす必要がなくなるため構造的に安定となり，高速かつ高感度に OCT の断層画像を得ることが可能になりました．この方法では検出器が分光器であり，検出信号のスペクトルを計測する方式（スペクトラル・ドメイン OCT, spectral-domain OCT: SD-OCT）となっていますが，光源の波長を走査して干渉光スペクトルを得る方式（波長走査型 OCT, swept-source OCT: SS-OCT）も開発されています．

フーリエ方式に対して，参照光ミラーを動かす方式は参照光と対象からの反射光の時間差に基づいて干渉させるため時間方式（正確にはタイム・ドメイン方式，time-domain OCT: TD-OCT）と呼ばれます．フーリエ方式は高速・高感度であるため，現在実用化されている OCT 装置のほとんどはフーリエ方式を採用しています．OCT にとってフーリエ方式の開発は一種のイノベーションで，この方式により OCT の実用化・汎用化が急速に進みま

した.

　また，OCT の画像は組織の解剖学的情報を与えるのが基本ですが，研究開発の発展に伴って，酸素飽和度の画像や血流・血管系の画像など，生理学的な情報も画像化できるようになっています [4-4].

4.4　標準診断技術となった眼科での応用

　OCT は 1996 年に初めて眼科の分野で実用的な装置が開発され，網膜の断層画像が容易に得られるようになりました．それまでの眼底カメラでは網膜の表面の 2 次元画像は得られるものの，3 次元の断層画像を得ることはできず，網膜の一部が剥がれて視力が低下する網膜剥離などの病状を正確に捉えることができませんでした．しかし，図 4.4 に示す眼の構造において，房水，水晶体，硝子体が近赤外光を吸収せず，散乱もしないため，網膜の OCT 断層像が得られ，状態をより正確に把握し，病状の原因についても詳細な情報が得られるようになりました.

　図 4.5 は，1999 年に発表された網膜の黄斑部の OCT 画像です [4-5]．波長が 850 nm の近赤外光を発する SLD を光源として用いており，時間方式の装置で得られた 2 次元断層画像で，一画像の取得に約 1.3 秒かかっています．OCT の信号はもともと干渉光の強弱を表していますので，色はついていませんが，画像化の際に信号の強弱に応じて色をつけることもできます（擬似カラー表示）．図 4.5(a) が正常な網膜，図 4.5(b) が網膜剥離を起こした網膜の断層画像です．正常な網膜は厚さが 200〜300 μm で，最上層の神経線維層から最下層の色素上皮まで 10 層構造となっており，図 4.5(a) では

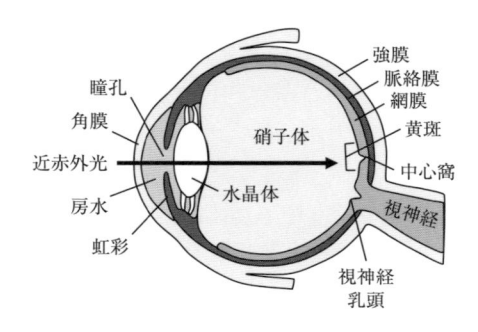

図 4.4　眼の構造

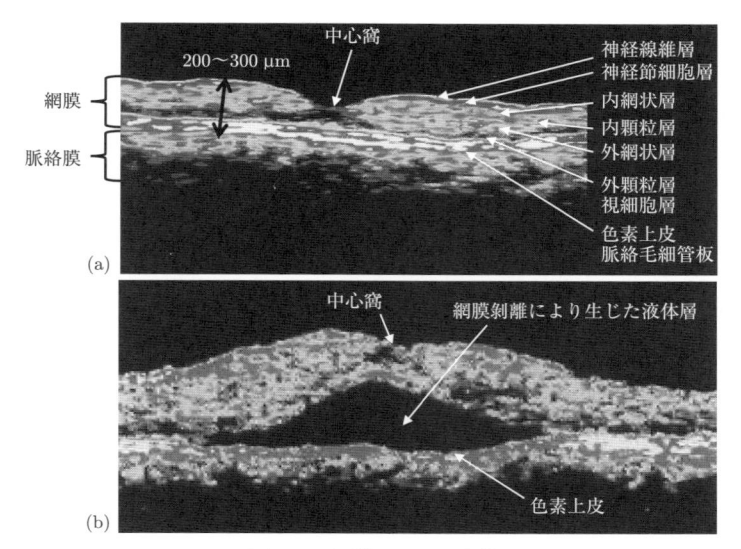

図 4.5 初期の OCT 画像

(a) 網膜の中心部にある黄斑部の正常な組織の OCT 画像. 厚さが 200〜300 μm の網膜の 10 層構造がほぼ描き出されています. 黄斑部の中心にある陥凹部は中心窩と呼ばれ, 厚さが薄くなっています. (b) 網膜剥離を起こした網膜の OCT 画像. 黄斑部の中心窩付近で色素上皮から上の層が剥離しています (中心性漿液性脈絡網膜症). (文献 [4-5] の図を改変)

多くの層から成る構造が確認できます. つまり, 深さ方向に 10〜20 μm の空間分解能が得られていることがわかります. 網膜では黄斑部と呼ばれる中心の領域が視力に最も関係しており, さらに黄斑部の中心はすり鉢状に凹んでおり (陥凹), 中心窩と呼ばれます. 図 4.5(a) は中心窩を含む正常な黄斑部を示しています. 最下層の色素上皮は白く描出されているため, 光を強く散乱する組織であることがわかります. その結果, 色素上皮の下部にある脈絡膜まで到達する光は少なくなり, 脈絡膜のはっきりした構造を観察することができません.

図 4.5(b) は網膜剥離を起こした黄斑部の画像です. 中心窩の付近で色素上皮の上の組織が中心窩の凹みを保ったまま剥離している様子が明確に捉えられており, 中心性漿液性脈絡網膜症と診断されています. このように, 網膜剥離の詳細な症状や原因を診断することが可能となっています.

加齢黄斑変性は, 高齢者の視力障害となる疾患で, 視野の中心部が見え

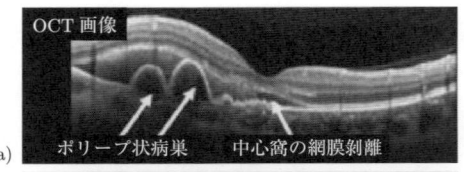

(a)

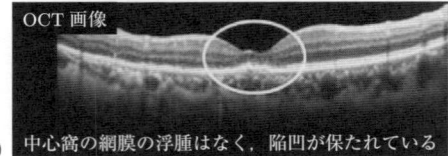

(b)

図 4.6　加齢黄斑変性の OCT 画像
(a) 治療前（ポリープ状脈絡膜血管症）．(b) 抗 VEGF 薬による治療後．（文献 [4-6] の図を改変）

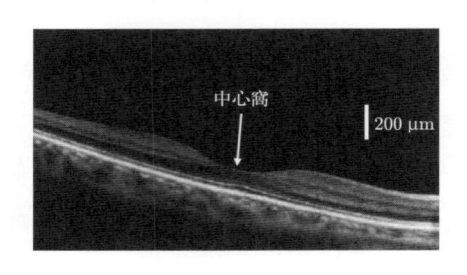

図 4.7　筆者の右眼の網膜の OCT 画像

にくくなります．図 4.6(a) は日本人に最も多い加齢黄斑変性の一種でポリープ状脈絡膜血管症と呼ばれる症状の OCT 画像です [4-6]．ポリープ状病巣や脈絡膜に生じた新生血管からの水漏れによる網膜剝離が観察されます．図 4.6(b) は血管新生を抑制する薬剤（抗血管内皮細胞増殖因子，抗 VEGF: vascular endothelial growth factor）の眼内注射によって病態の進行が抑制された結果を示す画像です．ただ，視力の著しい改善は見られなかったなどの点については注意が必要と報告されています [4-6]．現在では眼科医にとって OCT は欠かせない標準の診断装置になっています．

　図 4.7 は 2016 年に撮られた筆者の眼の網膜の OCT 断層画像です．眼に少し異常を感じたので近所の眼科に行ったところ，早速 OCT 画像を撮られました．フーリエ方式の装置で，中心窩を含む断面のほか周辺の 10 個の断面の撮像があっという間に終わりました．白黒画像ですが，空間分解能は図 4.5 よりもよく，網膜内の各層がきれいに撮像されています．診断の結果は問題ないとのことでした．OCT が眼科の標準診断機器となっていることを身をもって体験しました．

さらに近年では OCT アンギオグラフィ（angiography：血管撮影）が登場し，容易に網膜の血管網を画像化することが可能となりました [4-7]．OCT の基本的な技術に加え，網膜内の血流を捉える技術や高速撮影技術の進展などにより OCT アンギオグラフィが実用化されました．これまでは蛍光薬剤を静脈に注射して蛍光を観察することにより血管網を画像化していました．蛍光薬剤による副作用や，計測時間が限られているなどの課題がありましたが，OCT アンギオグラフィでは蛍光薬剤を用いる必要がないため，眼科医は安心して画像を得ることができます．

4.5 眼科以外の分野への応用

OCT は 1 μm 以下から 10 μm 程度の高い空間分解能をもって 3 次元画像を得ることができるため，眼科以外にもさまざまな医学や生理学の分野で応用されています．

皮膚科では，皮膚疾患の診断や経過観察に応用されます．皮膚はおおまかには，表皮・真皮・皮下組織の 3 層構造となっており，表皮の厚さは平均で約 0.2 mm (200 μm)，真皮の厚さは表皮の約 15〜40 倍，つまり，約 3〜8 mm となっています．皮下組織は主に脂肪からなっており，その下には筋肉があります．表皮は表面から角層（角質層），顆粒層，有棘層，基底層に，真皮は乳頭層，乳頭下層，網状層に分類されます．真皮には毛細血管やリンパ管，神経，毛球，汗腺，脂腺，立毛筋などが混在しています．真皮は表皮に比べて散乱が弱く，そのため真皮による散乱反射光強度が小さくなり，OCT 画像では真皮は暗く見えます．その結果，表皮と真皮の境界が明確に画像化され，表皮の異常などが明瞭に診断されます．

また，ヒトの指の真皮内で汗が汗腺に吸い上げられ，それがらせん状の汗腺を通って皮膚の表面に到達し，汗の液滴となって放出される様子が連続画像で観察されています．汗が吸い上げられて皮膚から放出されるまでおよそ100 秒の時間がかかることなどがわかりました [4-8]．

眼科，皮膚科以外では，消化器科で内視鏡の先端に OCT 素子を組み込んだ内視鏡型 OCT が開発されていますし，循環器科では血管内に挿入して血管内の状態を調べるファイバカテーテルの先端に OCT 素子を組み込んだカ

テーテル型 OCT 型が開発されています．偏光を検知する OCT と蛍光寿命測定を組み合わせて血管内の動脈硬化性プラークの詳細情報を得る研究も行われています [4-9]（偏光については付記 4.1，コラム 4.2 を参照してください）．また，歯科用の OCT も研究されており，う蝕（虫歯）の診断の可能性が検討されています．3 次元顕微鏡として OCT 顕微鏡も開発されており，応用や用途が広がっています．なお，OCT の原理に関する数学的に厳密な取り扱いや，さまざまな応用については文献をご参照ください [4-10]．

4.6　OCT のこれから

　OCT は今や眼科では欠かせない標準の装置になっています．この分野の研究発表は 1991 年の J. フジモトグループの発表以降，急速に研究論文数が増加し，年間の論文数が 2000 年ごろには約 100 編，2010 年ごろには約 1600 編，2015 年ごろには約 3400 編となり，その後も増加しています [4-11]．時間方式で眼科用の OCT 装置が初めて製品化されたのは 1996 年でしたが，2006 年にはフーリエ方式で撮影スピードと感度が大幅に向上した装置が商品化され，一気に普及しました．

　その後，眼科用でも形態（解剖学的）情報だけでなく生理学的情報として血流情報も得られる OCT 装置が開発され，さらには皮膚科用 OCT 装置，消化器・循環器用の内視鏡への組み込み，光の干渉だけでなく偏光も利用した OCT 装置，空間分解能が約 1 μm の高分解能で高速撮影可能な装置なども研究され，OCT の技術はますます進化・発展しています．また，OCT に関する基本特許から 30 年が経過し，この分野に参入する企業が国内でも増えており，ますます応用範囲が広がるものと期待されています．

付記 4.1：光の干渉性

　光は波として扱う場合と光子として扱う場合があり，それぞれ状況によって適切な考え方を使って現象を説明します．生体組織内の光伝播も波で考える場合と光子で考える場合があります．光を波として考える場合には光の干渉性や偏光が重要な性質となります．

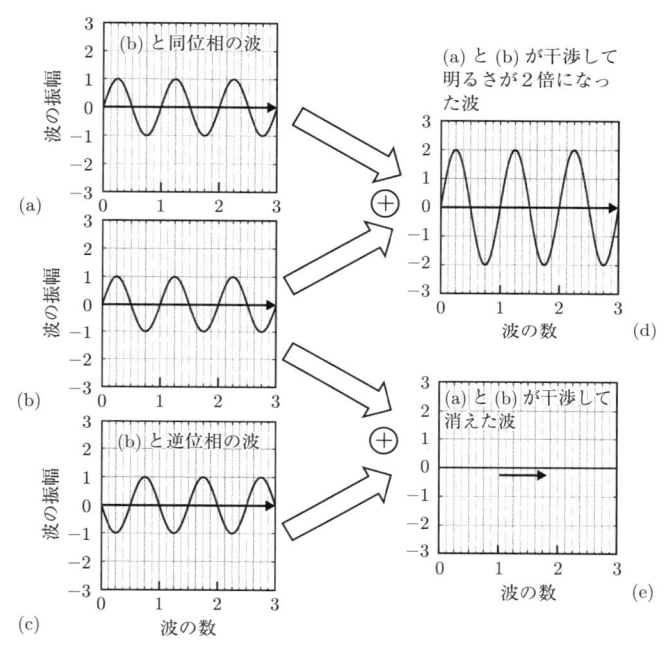

図 4.8　コヒーレントな光の干渉により明るさ（振幅）が 2 倍になった場合 (d) と消えた場合 (e)

　一般に波の干渉とは，2 つ（または複数）の波を重ね合わせたとき，波が強め合ったり打ち消し合ったりすることをいいます．重ね合わせる波同士の位相と振幅に一定の関係があると生じます．

　図 4.8 に示したように，波長（または周波数）が等しい 2 つの波を重ね合わせたとき，2 つの波の位相と振幅がともに等しければ 2 倍の振幅を持つ波（2 倍の明るさの光）が合成され（(a)+(b)=(d)=2(a)），2 つの波の振幅は等しいが位相は逆の（180 度ずれている）場合には 2 つの波が重なれば波（光）は消えてしまいます（(b)−(c)=(e)=0）．図 4.9 のヤングの干渉実験のように，1 つの光源からの光を 2 つのスリット（A と B）から発生する 2 つの波として重ね合わせると，スクリーンには位相が等しい 2 つの波と位相が逆の 2 つの波が位置により交互に到達するために，縞模様，いわゆる干渉縞が生じます．

　このように干渉縞を作ることができる 2 つの波は干渉性を持ち，2 つの波

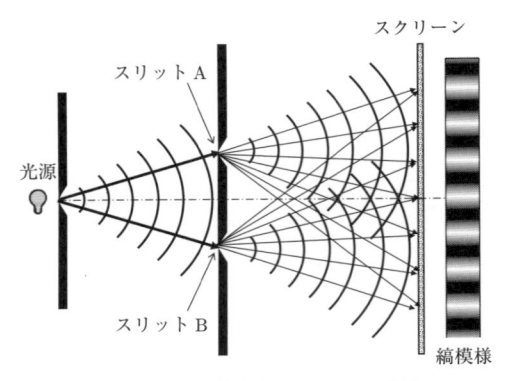

図 4.9　干渉縞を作るヤングの実験

1 つの光源からの光が 2 つのスリットから出てくると光路差が違うため，位相が一致するスクリーンの位置では光は明るくなり，位相が逆になる位置では光は消えて縞模様が形成されます．光の広がり方は誇張して描いてあり，実際にはスリット A と B の間の距離は 1 mm 程度で，スリット A と B からスクリーンまでの距離は 1 m 以上です．

は相互にコヒーレント (coherent) であると表現されます．1 つの波を 2 つに分けて重ね合わせた場合にも，振幅と位相がうまい関係にあって干渉縞ができる場合には可干渉（コヒーレント）な波といわれます．

　一方，2 つの波の振幅と位相がランダムに変動すれば，重ね合わされた波の振幅もランダムに変化し，干渉縞は生じません．この場合には 2 つの波に干渉性はなく相互に非可干渉（インコヒーレント）と表現されます．光を波として扱う場合にはこの可干渉性（コヒーレンス），非可干渉性（インコヒーレンス）が重要な概念です．

　光の可干渉性には高低があります．1 つの光源からの光を 2 つの光に分けた後に再び重ね合わせたとき，光源からの光の可干渉性が高い場合には，2 つの光の光路長の差が大きくても干渉縞を作ることができますが，光源からの光の可干渉性が低い場合には 2 つの光の光路長の差が小さくなければ干渉縞を作ることができません．干渉縞を作ることができる光路長差を可干渉長と呼び，可干渉性が高い光の例はレーザ光で，1 m 程度の光路長差があっても干渉縞を作ることができます．つまり，可干渉長が 1 m 程度もあります．一方，可干渉性が低い光源は電球の光や太陽光などの白色光源で，可干渉長は 1 mm 以下で，1 μm 程度のことも珍しくありません．レーザ光を使えば容易に干渉縞を作ることができますが，電球の光を使う場合には 1 μm

程度で位置を制御する機構がないと干渉縞を作ることは困難です。なお，可干渉長は，光源からの光のスペクトル分布の波長幅に反比例しており，レーザ光では波長幅は 0.002 nm 程度で，電球や太陽からの光の波長幅は数 100 nm です。つまり，さまざまな波長を含む光は干渉しにくく，ただ 1 つの波長しか含まない光は干渉しやすいということです。

　光を波として扱う場合に重要なもう 1 つの性質は偏光です。光は電磁波の一種で電場の波と磁場の波が一緒に光速で進みます。これらの波は進行方向と垂直に振動する横波で，電場の波の振幅方向と磁場の波の振幅方向が互いに直交したまま進みます。電場および磁場の波の振幅方向が特定の方向のみの場合に，その光は偏光している（方向が偏っている）といいます（本章のコラム 4.2 参照）。光の振幅方向や位相に規則性がない場合には非偏光あるいは自然光と呼ばれます。地球上で見える太陽光や風景からの光は偏光と非偏光が混ざった部分偏光の状態にあります。このような部分偏光の光は偏光フィルタに通すことにより，ある方向に偏光した光にすることができます。さらに，ある方向に偏光した光をその方向に直角な方向に偏光させる偏光フィルタに通すと光はフィルタを通過することができないため消えてしまいます。

　さて，生体組織により吸収と散乱を受けた光はどう扱えばよいのでしょうか。光は，散乱を 1 回受けるたびに少しずつ干渉性と偏光を失っていきます。近赤外光は生体組織中を 1 mm 進むとおよそ 10 回散乱されますので，初めに持っていた光の干渉性は非常に弱くなりますし，偏光も非常に弱くなります。つまり，生体組織の中を近赤外光が数 mm 以上伝わると，干渉性や偏光は失われ，光は単にエネルギーを運搬する担体（キャリア）と考えてもよくなります。それでも，生体組織内で干渉性を失わない程度に散乱された近赤外光を干渉させることにより生体組織の散乱強さに関する断層画像を描き出す技術が OCT です。

付記 4.2：フーリエ変換

　物理学や工学ではフーリエ変換がさまざまな分野で必要不可欠な数学的手法となっています。フーリエ変換は，18 世紀後半から 19 世紀前半にかけ

て活躍したフランスの数学・物理学者のフーリエが発明した手法です. それは独立変数 x に関する任意の関数 y (曲線) を一連の三角関数 (正弦波 $\sin(\omega x)$ や余弦波 $\cos(\omega x)$, ω は周波数) の和 (級数) で表すという手法です. 一連の三角関数は周波数が小さいものから大きいものまでを含んでおり, 各周波数の三角関数の大きさを調整して任意の関数になるようにします. すると, たとえば大きな音がパルス的に発生した場合には, そのパルス的な音の時間変化をフーリエ変換することにより, 周波数の短い正弦波の音から周波数の長い正弦波の音に分解され, どのような周波数の正弦波音が強かったり弱かったりするかということがわかります. また, 電車が通過するときの音についてもフーリエ変換によって同様な分析をすることができます. つまり, 変数を時間から周波数に変えて音の特徴を調べることができます.

コラム 4.1　OCT を実用化した研究者が語る開発の歴史と将来

　OCT の実用化は米国マサチューセッツ工科大学の J. フジモト教授グループが起業家精神で推進しました. J. フジモト教授 (日系三世) が 2016 年に開発の歴史を述べており, 大変興味深いので以下に要約を記載します.

　OCT はしばしば超音波エコーにおける超音波の代わりに光を用いた技術として説明され (筆者注:超音波エコーの説明は第 9 章の付設 9.1 を参照), 光のエコー (反射) の時間遅れと光強度から画像を生成する. 1980 年代に光エコーの研究は時間分解法による測定が行われ, フェムト秒パルス光と超高速検出器を用いたが, 散乱の強い生体組織内部の観察には感度が不十分だった. 感度, 拡張性, コストの面から, 時間分解法の代わりに干渉法を用いること, つまり OCT を考案した. 高価なフェムト秒レーザの代わりに小さく安価な半導体レーザが用いられ, 今では OCT の感度はフェムト秒パルス光を用いた場合の 1000 倍となった. 1991 年に, 摘出した牛の眼の網膜と冠状動脈の OCT 画像 (深さ方向分解能が 15 μm) を発表した. しかし, 当初の干渉法 (筆者注:図 4.1) は振動に弱く不安定で, 微妙な調整が必要だった. この課題を克服したのが光ファイバを用いた干渉法である (筆者注:図 4.3). この技術は人工衛星間通信と光ネットワークの技術の移転であり, この技術によって画像取得速度は 100 倍になり, OCT 装置は 1 m^2 の光学実験台上のシステムから 50 cm 幅のユニットとさ

らに小型になり性能が安定した．実験台での研究と臨床応用の間の溝を埋めるには工学の進展が重要である．生体医工学の分野では基礎研究者と臨床研究者の協力の必要性が認識されているが，工学の重要性がしばしば低く評価されることは残念である．

　最初の生きたヒトの網膜の画像は 1993 年に，前眼部の画像は 1994 年に撮られた．国立衛生研究所 (NIH: National Institute of Health) からの資金援助の下で 1990 年代中ごろまでに眼の疾患に関して 5000 以上の OCT 画像が撮られ，書籍『眼の疾患の OCT』が刊行された．臨床応用を実現するには起業家精神と商業化・製品化が極めて重要である．1992 年にスタートアップ企業を立ち上げた．技術，臨床，規制上の障壁は高く，OCT の眼科分野での導入は限定的であったが，この初期の時点でも OCT の高い有用性が認識され，スタートアップ企業の存在が導入を促進するという信念があった．2 年後，スタートアップ企業は協力企業のハンフリー・ツァイス社に買収され，1996 年に最初の製品が発売された．しかし，2001 年までの販売台数は期待値以下だったため，ハンフリー・ツァイス社は OCT からの撤退を検討することもあった．それでも，装置の性能と画像の品質向上と共に，滲出性加齢黄斑変性の治療薬（抗 VEGF）の開発が契機となり，OCT は眼科で導入が進んだ．スタートアップ企業とハンフリー・ツァイス社がリスクを取って OCT を製品化したことが眼科での導入を加速させた．

　フーリエ方式 OCT の一種である SD-OCT 装置がオプトビュー社により 2006 年に製品化され，画像取得のスピードは劇的に進歩した．SD-OCT は当初，目の動きに弱いため実用化に対しては懐疑的な意見が多かったが，高速スキャンでのみ有効という限界を逆手にとって，高速化と高感度化が実現された．撮像スピードは A スキャンが毎秒 8 万回にもなり，基本概念が公開されているため数多くの企業が SD-OCT 装置を開発し，市場競争がさらなるイノベーションにつながっている．

　もう 1 つのフーリエ方式 OCT である SS-OCT は，優れた性能を持つことがわかっていたが有効なレーザ技術が実用的でないことが障害となっていた．しかし，2006 年に新しいレーザ技術が開発され，眼科以外の分野ではあるが毎秒 37 万回というスピードの A スキャンが達成された．この技術が OCT に導入されて眼科用だけでなく内視鏡用やカテーテル用の応用が可能となった．また VCSEL 型レーザ（垂直共振器面発光レーザ）の採用により撮像スピードと撮像範囲が改善された．SS-OCT は SD-OCT よりも長波長を用いることができ，より高速撮像とより深い位置の撮像が可

能である．1050 nm の波長では眼内の不透明さによる光の減衰が小さく，撮像深さが改善される．2016 年時点では高価格，臨床データの不足などのため，SS-OCT の眼科での普及は限定的である．しかし，SS-OCT は他の臨床分野である，循環器科，皮膚科，消化器科などでは SD-OCT を凌駕している．SS-OCT は究極的には光学（フォトニック）集積回路技術を用いて製作することができ，結果的に SD-OCT よりも格段に安価かつ小型になるであろう．

　過去 25 年間の OCT 研究開発と実用化を成功に導いた要素は数多くあるが，中でも基盤となる物理学と工学の研究者，臨床科学者，政府の資金援助，境界領域でのイノベーション，起業家，ベンチャーキャピタル，生体医用光学分野やその他産業の中小企業および大企業，これらの要素から成る世界的なエコシステムが形成されたことが極めて重要であった．2015 年までに米国政府は少なく見積もって 1 億ドル（100 億円）の助成金を投入した．一方，それまでの OCT 装置の販売額は 50 億ドルを超えるので，研究投資に対する経済的リターンは 50 倍となる．しかし，最も重要なリターンは臨床ケア（患者の健康状態を評価し，治療，リハビリテーション，疾病の予防，患者の教育とサポートなどを行う医療）の改善で，OCT による診断やその後の治療を受けた何百万の人々の疾病率と死亡率を低下させ，生活の質を向上させたことである．

（J. Fujimoto and E. Swanson, Invest. Ophthalmol. Vis. Sci., Vol. 57, p. OCT1 (2016) より引用，筆者和訳）

コラム 4.2　青空からの光は偏光している

　光は電磁波の一種で，光の強度が進行方向に垂直な方向に振動する，いわゆる横波です．電磁波は干渉性のほかに偏光という性質を持っています．図 4.10 のように進行方向を z 軸とすると横波の振幅には鉛直成分（x 軸成分）と水平成分（y 軸成分）があります．鉛直成分と水平成分を合成したベクトルの先端が，光の進行に伴って x-y 平面内で直線，円，楕円を描く場合にそれぞれ直線偏光，円偏光，楕円偏光と呼ばれます．レーザ光は直線偏光や円偏光の状態を取ることができますが，太陽光や電球の光は不規則に振動しており，非偏光（ランダム偏光）状態で自然光と呼ばれます．

　しかし，地球の青空からの太陽光は少し偏光しています．空が青く見えるのは太陽光が高層大気中の窒素分子や酸素分子によって散乱されるため

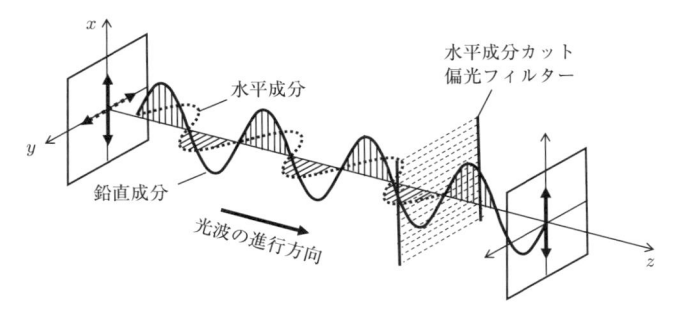

図 4.10　電磁波の偏光

z 方向に進む電磁波（光波）は x（鉛直）方向と y（水平）方向に振幅が変化します.

ですが, その散乱はレイリー散乱と呼ばれます（コラム 8.1 参照）. 高層の大気によってレイリー散乱された光のうち, 観測者から見て太陽の方向および逆方向から来る光は, x 方向の偏光成分も y 方向の偏光成分も存在して観測者に届くので非偏光のままですが, 観測者から見て太陽と直角の方向, つまり, 太陽が真上にあるときに左右, 前後の方向から来る光は x 方向の偏光成分しかありません. そのため方向によって偏光の程度は違いますが, 明らかに偏光しています.

　青空を偏光フィルタを通して見て, 偏光フィルタを回転させると空が明るくなったり暗くなったりします. 偏光フィルタはネットショッピングで容易に手に入りますし, 偏光フィルタを利用したサングラスもあります. それらを通して青空を見ながらそれらを回転してみてください. 青空が明るくなったり暗くなったりするでしょう. ぜひ試してください.

参考文献

田所利康・石川謙『イラストレイテッド 光の科学』, 朝倉書店 (2014).

第5章

心も探れる近赤外分光法 NIRS

　手を光にかざすと指が赤くボーッと輝く現象は，脳活動や筋活動を光で観る技術にも発展しています．パルスオキシメータはその現象に基づいて動脈血の酸素飽和度を計測しますが，他の生理学的な機能を近赤外光で調べようとするのが近赤外分光法（NIRS: near-infrared spectroscopy：ニルス）で，その中でも脳機能を調べる技術は機能的近赤外分光法（fNIRS: functional NIRS）と呼ばれます．本章では NIRS について，やや詳しく説明・紹介します．

5.1　近赤外分光法 NIRS とは

　NIRS は，脳活動や筋活動に伴う血液の酸素化状態の変化を調べることにより，脳活動や筋肉活動を評価する技術です．基本的にはパルスオキシメータと同じで，近赤外光の 2 波長を用いてヘモグロビンの酸素化・脱酸素化に関するデータを取得するのですが，パルスオキシメータは動脈血の酸素飽和度を計測するのに対し，NIRS は生体組織中にある血液の平均的な酸素化状態を計測します．特に脳機能については機能的 MRI（fMRI: functional MRI）にならって fNIRS と呼ばれるようになりました．この本では対象が脳の場合と筋肉の場合を特に区別せずに，脳機能を調べる fNIRS も含めて近赤外分光法による計測法を NIRS と呼ぶことにします．NIRS のデータを 2 次元画像としたものは光トポグラフィ，または光マッピングと呼ばれます．

　NIRS では生体に照射した近赤外光が生体内部を拡散的に伝播した後，第 2 章図 2.10(b) のように照射点から少し離れた点に再び現れた光（拡散反射光）を検出して内部の情報を得ます．照射点と検出点の間の距離は，およそ 1〜5 cm で標準的には 3 cm です．照射・検出点間距離が 3 cm の場合には，

バナナ形伝播経路を考慮すると光の平均の伝播深さがおよそ 5.5 mm となります（図 2.14）. この深さは平均ですので，これよりも深い所や浅い所を伝播した光も検出されます. ヒト成人の頭部では，皮膚表面から脳（灰白質）の表面まではおよそ 15〜20 mm ですので，脳の表面を通って戻ってきた一部の近赤外光が検出可能です. 脳が活動すると脳のその場所では一般に血流量や酸素飽和度が変化し，その結果，検出される近赤外光の強度に変化が生じます. この強度変化を 2 波長で計測すれば脳内の酸素飽和度や血液量の変化が観測され，脳活動を推定することができます.

筋肉は，皮膚と皮下脂肪の下にあり，ヒトの個人による差は大きいですが，皮膚表面から筋肉までの距離は数 mm ないし 10 mm 程度ですので，筋肉活動もこの NIRS により調べることができます.

NIRS では生体組織による光の強い散乱のために脳や筋肉を通って戻ってきた光（拡散反射光）を検出します. 強い散乱がなければ光は戻ってくることはありませんので，取り扱いがやっかいな散乱ではあるものの，NIRS は散乱のお陰で可能になっているといっても過言ではありません. ただ，血液量や酸素飽和度の情報は光の吸収の情報から得られるのですが，強い散乱を含んだ光の信号から弱い吸収の情報を取り出すためには工夫が必要です.

生理学的機能にはさまざまな種類がありますが，NIRS で計測するのは第 2 章で説明した酸素化ヘモグロビン（HbO）と脱酸素化ヘモグロビン（HbD）の濃度，およびそれらの和である総ヘモグロビン（HbT）濃度（血液量に対応）の相対的な変化から推定される生理学的な機能です. NIRS は脳活動や筋活動前後におけるこれらの濃度の変化量を計測します.

第 2 章の図 2.3 で説明したように，HbO を豊富に含む動脈血は鮮紅色で，HbD が豊富な静脈血は暗赤色です. したがって，血液の色を身体の外から調べれば血液の酸素化の程度を知ることができます. そのためには，身体の皮膚表面から数 cm まで届く近赤外光を用い，HbO と HbD の吸収の強さの差ができるだけ大きい 2 つの波長を使うのが有利となります. HbO と HbD の吸収が等しい波長 800 nm（等吸収点）を挟んで 700 nm と 850 nm 付近の 2 つの波長が適切です. この 2 つの波長の近赤外光を用い，図 2.10(b) のように拡散反射光を検出することにより皮膚表面から数 cm の組織にある血液について，光が通過した領域の平均的な HbO，HbD，HbT

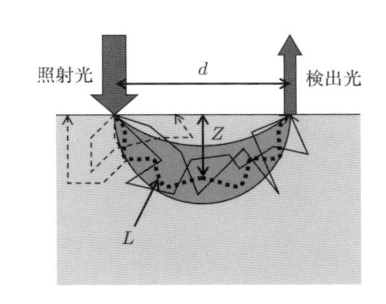

図 5.1 反射型測定
d：照射・検出間距離，L：平均光路長，Z：平均
浸透深さ．図の破線は検出された光の経路の中心
を示しており，L は図の破線の長さよりもずっと
長いことに注意.

の濃度変化量を求めることができます.

　これらの変化量を求める際に，パルスオキシメータのときと同様に，対象
とする組織の中で光学特性が均一であるという仮定のもとで拡張ビア・ラン
バート則（図 2.7）を用います．そのため，これらの量の絶対値を求めるこ
とはできず，正確にはこれらの変化量に平均光路長 L（図 5.1）を掛けた値
が求まります．図 2.6 の水の場合のように散乱のない試料であれば光は真っ
直ぐにしか進まないので光路長は 1 つの値に確定できますが，光を強く散
乱する生体組織の中を通った光は多くの異なる経路を辿るため，光路長を 1
つの値に決めることができません．ただ，時間分解法を用いて平均光路長 L
を測定することは可能です（付記 5.1 参照）.

　図 5.1 では，平均光路長は滑らかな太い破線で描かれていますが，実際に
はこの曲線よりもずっと長くなります．照射点と検出点の間の距離を d と
すると，L は d のおよそ 5〜10 倍（d が 3 cm では L はおよそ 15〜30 cm）
となります．光を強く散乱する骨が厚い部位では L と d の比は大きくなり
ます [5-1].

　計測結果を表示する際には，（「HbO 濃度変化量」×L）を表示する場合
と，L に適切と思われる値を設定して「HbO 濃度変化量」を表示する場合
があるので注意が必要です．なお，以下では煩雑さを避けるため「HbO 濃
度変化量」などの表記を省略して単に「HbO」とも表記します．L に不確
定さは残りますが，NIRS は生体内部の血液状態の変化に関して非常に有用
な計測結果が得られる技術となっています.

　以下では脳活動に関する計測とマッピングおよび臨床応用，そして筋活動
の計測を紹介します.

5.2　NIRS による脳活動計測・心を探る

5.2.1　NIRS による脳活動計測の幕開け

　NIRS にとって最も面白い対象はヒトの脳です．ヒトの頭部は，光の観点からは図 5.2 のように皮膚，頭蓋骨，脳脊髄液，灰白質，白質の 5 層構造と考えることができ，それぞれの層で異なる光学特性を持っています．ヒトの思考や運動指令などのいわゆる高次の脳活動は脳の表面にある灰白質で行われ，灰白質での血液量などの変化を計測することにより脳活動を知ることができます．なお，脳活動によって血液量や血流量が変化する現象は神経血管カップリング[1]と呼ばれ，NIRS や fMRI による脳活動の検出やイメージングの基となっています [5-2, 5-3, 5-4].

　脳が活動するとその部位で血液量が増加し，その結果，灰白質の光学特性，なかでも光の吸収特性が変化します．頭部表面に光を照射すると，図 5.2 のようにバナナ形に頭部内部を伝わって再び頭部表面に現れた拡散反射光をある距離（$d = 3\,\mathrm{cm}$ 程度）離れた点で検出することができます．検出された光は，$d = 3\,\mathrm{cm}$ の場合，最大で深さおよそ 2 cm まで入り込むと考えられています（付記 5.1 参照）．大人のヒト頭部では，深さおよそ 2 cm は脳の灰白質の位置にあたります．したがって脳が活動すると血液量が増加して灰白質の光の吸収特性が変化するため，検出される光強度がわずかに（1 % 程度）変化します．そのわずかな変化を捉え，そして，血液の色の変

---

1)　神経血管カップリング：局所的な脳活動がその領域の血流量増加を伴う現象を指します．脳活動，つまり神経活動に伴って脳内では血流量だけでなく血液量や酸素消費量，グルコースの消費量が増えます．神経活動に伴う酸素消費量の増加よりも血流量の増加による酸素供給量の増加が上回り，その結果，その領域の HbO が増加，HbD が減少，HbT（血液量）が増加するのが典型的です．NIRS は血液量を計測しますが，PET を用いた研究により，脳血流量が増加するときは脳血液量も比例して増加することが知られています．したがって NIRS によって脳血液量の増加が計測されれば，それは脳血流量の増加を反映し，脳が活動したと考えることができます．なぜ酸素消費量の増加よりも血流量の増加による酸素供給量の増加が上回るのか，まだ解明されていないようです．なお，筋肉が活動したときには，筋肉での酸素消費量の増加が供給を上回るため，脳活動とは逆に HbD が増加し，HbO が減少します．

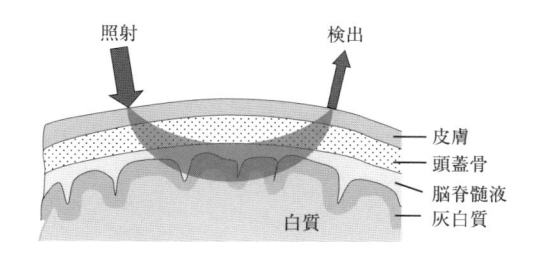

図 5.2 ヒト頭部の 5 層構造

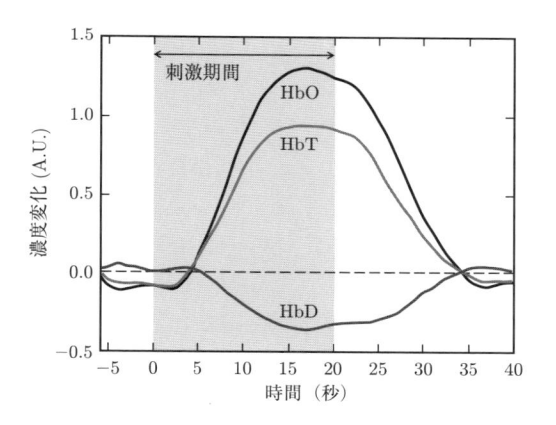

図 5.3 刺激や思考などにより，関連する脳領域が活動したことで測定されるNIRS 信号の典型的なパターン

刺激を 10 回程度繰り返し，各回における HbO と HbDの測定結果を平均した結果を示しています．刺激開始の数秒後に HbO は増加し始め，刺激終了後 10〜20 秒で元に戻ります．ただ，これは典型的な例であり，他のパターンも観測されます．単位 A.U.(arbitrary unit) は相対値を意味します．

化を捉えれば脳活動を知ることができます．脳活動に伴う酸素消費量の増加よりも血流量の増加による酸素供給量の増加が上回り，その結果，図 5.3 のように活動領域の HbO が増加，HbD が減少，HbT（血液量）が増加するのが典型的なパターンです．

　このような考え方のもとで，近赤外光を用いて脳活動を捉えたという研究が 1993 年に世界中で相次いで発表されました．日本では北海道大学 [5-5, 5-6]，国立精神・神経医療研究センター [5-7]，米国ではペンシルバニア大学 [5-8]，ドイツではミュンヘン大学 [5-9] の各グループです．北海道大学のグループが発表した内容の一部を紹介します．

　図 5.4 は彼らが行った実験の様子です [5-10]．被験者（学生）の左の額にNIRS プローブを装着し，被験者の思考時の脳活動によって脳内の HbO，HbD および HbT がどのように変化するかを調べました．この NIRS 装置

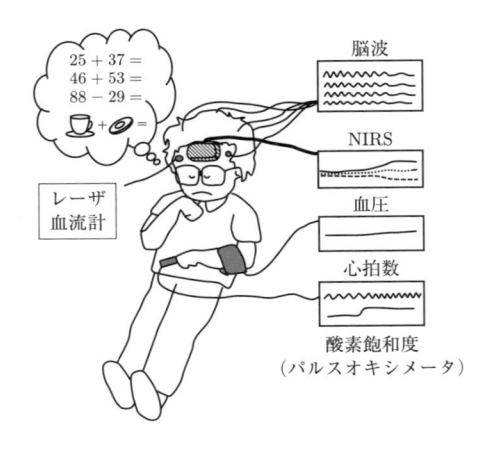

図 **5.4**　被験者の額に NIRS プローブを装着し，思考時の脳内血液の酸素化状態の変化を計測
（文献 [5-10] の図を改変）

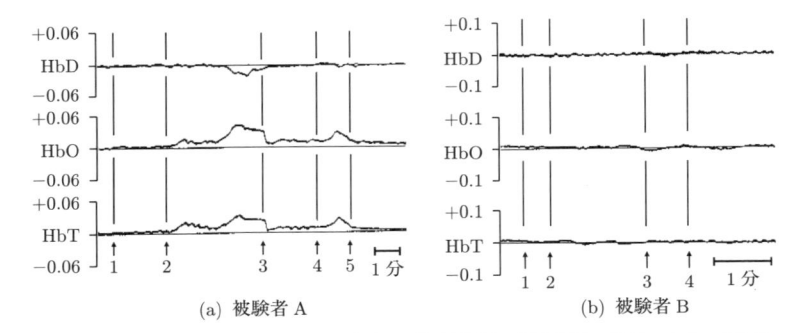

(a) 被験者 A　　　　(b) 被験者 B

図 **5.5**　数学の問題を解いているときの前頭前野の脳活動に伴う HbO，HbD，HbT の相対的な変化量
(a) 数学が得意ではない被験者，(b) 数学が得意な被験者．（文献 [5-10] の図を改変）

は島津製作所が酸素モニタとして世界で初めて市販したもので，照射点と検出点の間の距離は約 4 cm，近赤外光源として 3 波長（780 nm，805 nm，830 nm）を使いました．同時に脳波も計測し，血圧計，パルスオキシメータ，レーザ血流計により全身の血液循環状態もモニタしました．

　図 5.5 はそのときの測定結果の 2 例で，被験者が数学の問題を聴き，解答しようと思考している状態での HbD，HbO，HbT の初期状態からの変化を示しています．図 5.5(a) の被験者 A は矢印 1 と 2 の間で問題を聴き，矢印 2 の時点で考え始めました．すると HbO と HbT は増加し，HbD はや

や減少しましたが，矢印 3 の時点ではほぼ思考前のレベルに戻りました．この時点で被験者 A は問題が難しかったため考えるのを中断したそうです．しばらくして矢印 4 の時点で再び考え始めたところ HbO と HbT が再び増加しました．矢印 5 の時点で被験者 A は答えが出せず，あきらめると HbO と HbT が元のレベルに戻りました．つまり思考開始と共に左の額の下にある脳（前頭前野）が活動し，脳内血液の酸素飽和度と血液量が増加し，思考を停止すると元のレベルに戻りました．

　一方，図 5.5(b) の被験者 B は，矢印 1 の時点で問題が読み上げられるとまもなく矢印 2 の時点で答えを出しました．さらに矢印 3 の時点で他の問題が読み上げられると矢印 4 の時点で答えを出しました．しかし，被験者 B の場合は，HbD，HbO，HbT ともほとんど変化は見られず，左の額の下にある脳（前頭前野）の活動は低いことがわかりました．

　実は，被験者 A，B に出された数学の問題は同じであり，被験者 A は数学が苦手な学生，被験者 B は数学が得意な学生でした．出された問題は被験者 A にとっては難しかったのですが，被験者 B にとっては簡単だったのです．逆に，被験者 A は暗算が得意で，暗算の問題を出すとどのデータにもほとんど変化は見られず，暗算が得意ではない被験者 B では正解したもののどのデータも増加が観測されました．

　「下手の考え休むに似たり」という諺がありますが，苦手なことはうまく答えが出てこなくて外見上は何も考えていないように見えても，頭の中では一生懸命考えて脳が活動しているのだということがわかります．

　脳活動は脳神経の活動ですが，局所的な脳神経活動はその領域の血流量を増加させます．したがって NIRS で計測する局所的な血液量の増加は直接的な脳活動の証拠ではありません．しかし，局所的な脳血流量の増加は血液量の増加を伴うことが実験的に示されています [5-11]．このことから，脳内の局所的な血液量増加は脳活動を示していると解釈されています．

　本章の最後で説明するように NIRS にはいくつかの課題がありますが，それでも近赤外光を用いて非侵襲で脳活動に伴う脳内血液の酸素化度や血液量の相対的な変化を観察することができるという発見は大きなインパクトをもたらしました．これが NIRS（fNIRS）による脳活動の計測の幕開けとなりました．

表 5.1　脳機能イメージング法，NIRS (fNIRS)，fMRI，PET，MEG，脳波の特徴の比較
fNIRS の最も大きな特徴は可能なタスク（被験者が行う課題）の種類が非常に多く，被験者の範囲に制限がなく，携帯が可能なことです．（文献 [5-12] を参考）

項目	fNIRS	fMRI	PET	MEG	脳波
測定信号	HbO, HbD	HbD (BOLD)	脳血流量，グルコース代謝	磁気	電気
空間分解能	2～3 cm	0.3 mm	4 mm	5～9 cm	5～9 cm
測定最大深さ	脳皮質	全頭	全頭	深部	脳皮質
測定速さ	最大 100 Hz	1～3 Hz	最大 0.1 Hz	1 kHz 以上	1 kHz 以上
可能なタスク	非常に多い	限定的	限定的	限定的	限定的
被験者の範囲	制限なし	制限あり　難：子供，患者	制限あり	制限あり	制限なし
測定時の音	静寂	大きな騒音	静寂	静寂	静寂
携帯の可否	可	否	否	否	可
コスト	低	高	高	高	低

　それまでは脳内血流に関連した脳機能イメージングとしては，fMRI または PET が用いられていましたが，NIRS はそれらよりもずっと低コストで携帯が可能です．また，放射線を用いず，被験者を狭い空間に閉じ込めることもないため，特に子供に適した技術です．さらに NIRS では携帯型が可能なことと被験者が多少動いても脳からの信号を記録することが可能であることから，fMRI や PET では不可能な，歩行，バランス運動，複数人を対象とした社会的交流などのさまざまな状況で用いることが可能となっています．参考までに fNIRS，fMRI，PET，MEG，脳波の特徴の比較を表 5.1 に示しました [5-12]．

　また，脳活動を NIRS で検知し，得られた信号で機械を動かすブレイン・マシン・インタフェイス（BMI: brain machine interface），またはブレイン・コンピュータ・インタフェイス（BCI: brain computer interface）としての利用も有望です．ある光学機器メーカの展示会では，NIRS プローブを前額部に装着した研究者が念じることによっておもちゃの電車を動かしていました．車椅子の搭乗者が頭部に装着した NIRS 装置により命令を出して念じるだけで，車椅子を動かす技術も研究されています．さらに，重篤

な筋肉の委縮と筋力低下をきたす神経変性疾患である筋萎縮性側索硬化症
（ALS: amyotrophic lateral sclerosis）の患者が自分の意思の表明にも使え
るという期待のもとに研究開発も行われました [5-13]．ある病院では，交通
事故で重傷を負い，意識不明・植物状態となり，話しかけには体動などで応
答できなかった患者に NIRS のデバイスを前頭部に装着したところ，医師
や看護師の話しかけには NIRS でも反応がなかったものの，家族の呼びか
けに対しては NIRS で反応が見られたという経験談もあるようです．人間
社会の環境や情報の最適化に関わる脳神経科学において NIRS を多方面で
活用するという論考も著されています [5-14]．

　日本では世界に先駆けて学術団体「光脳機能イメージング研究会」が
2004 年に設立され，発展して 2013 年からは「光脳機能イメージング学会」
として活動しています．国際的な学術団体「機能的近赤外分光法学会，The
society for functional near-infrared spectroscopy: SfNIRS」も 2014 年に
設立され世界中で研究が進展しています．

　以下では前頭部に装着した 2 個の NIRS プローブによるストレスの研究
を説明し，その後，多数の NIRS プローブを用いた光トポグラフィ（光マ
ッピング）による脳機能計測に関連したさまざまな研究成果・実用化を紹介
します．

5.2.2　NIRS によるストレスの計測

　NIRS プローブを額の左右に 1 個ずつ取り付けて，左右の反応の違いから
ストレスを計測する方法が研究されました [5-15]．被験者が前額部の左右
に図 5.6 のようにプローブ（照射・検出点間距離が 4 cm）を取り付け，ス
トレスとして暗算課題（たとえば 1022 から 13 を次々に引く暗算を 1 分間）
を行いました．被験者は課題の前後に心理検査でストレスを評価され，ま
た，課題実行中に耳たぶに光電脈波計を付けて心拍数を計測し，心拍数の揺
らぎの解析からもストレスを評価されました．

　図 5.7 が結果の一例で，被験者 A と B の HbO と心拍数の変化が示され
ています．被験者 A では暗算課題による右前額部の HbO の変化が左前額
部よりも大きく，被験者 B では逆になっています．そこで，各被験者で課
題実行中の HbO の右前額部の値から左前額部の値を引いてそれらの和で割

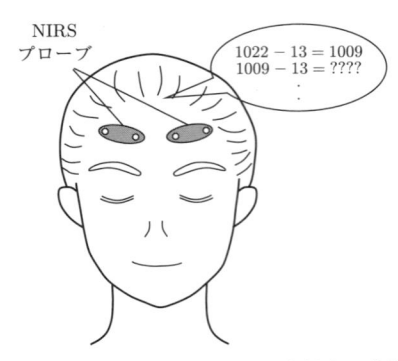

図 5.6　前額部の左右に NIRS プローブを付けて暗算課題を実行

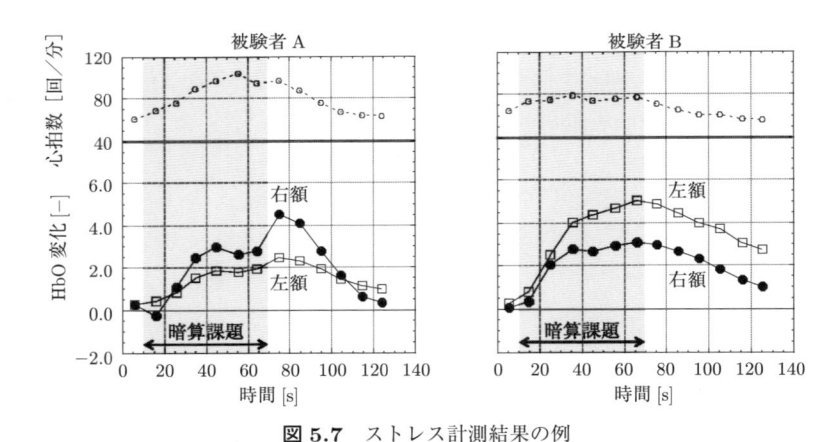

図 5.7　ストレス計測結果の例

被験者 A と B が暗算課題を実行中の HbO と心拍数の変化. 被験者 A と B では左右の前額部での HbO の反応が異なります. 左右差指標は次で算出されます. $L_i =$ $(HbO_{right} - HbO_{left})(HbO_{right} + HbO_{left})$ （文献 [5-15] の図を改変）

った値を左右差指標 L_i(laterality index) とします. また, 心拍数の揺らぎから算出される自律神経の活動指数を A_f(autonomic nervous system function) とすると, A_f は L_i と正の相関を持っていました. つまり, L_i が正で大きいほど A_f が大きく, ストレスを感じていると解釈されます. 被験者 A は L_i が正でストレスを感じており, 逆に被験者 B は L_i が負でリラックスしていると判定されました. つまり, 右の前頭前野が左よりも強く活動する人はストレスを感じやすく, その逆の人はストレスを感じにくくリラックス

していると判断することができます.

　ストレスを感じる課題を実行する際に，リラックスさせるような香りを嗅いだり（アロマテラピ），好きな音楽を聴いたり，心地よい風景の写真を見たりすることなどでストレスを和らげる方法が研究されています.

5.3　光トポグラフィ（光マッピング）の登場

　図5.4，図5.6では光プローブは1個または2個だけですので，脳のほんの一部しか観測できません.そのため，図5.5(b)のように変化が観測できなかったとしても，脳の他の部位が活動していた可能性は否定できません.この問題を解決し，広い範囲での脳活動を調べるため，多数の光プローブを装着し，2次元の画像として脳活動を表示する装置を日本の日立製作所のグループが開発しました[5-16].その装置を用いた計測風景が図5.8です.

　この手法で得られる画像は「光トポグラフィ」と名付けられました.トポグラフィという言葉のもともとの意味は地勢図や地形図のような2次元の地図上の各点に何らかの情報を載せたものです.光トポグラフィは，2次元の脳表面にNIRS計測で得られたHbO，HbD，HbTの濃度変化データを載せた画像です.

　実際の計測は脳表面ではなく頭部表面で行われるため，厳密には脳表面の画像とは少し違いますし，近赤外光で得られるデータには皮膚や筋肉での血液の変化も含まれています.また，光路長が位置により異なるという問題もあります.それでも画像として表示され，また多数の位置での脳活動が同時に比較できるため新しい脳活動のイメージング法として画期的な手法となっています.なお，光トポグラフィは光マッピングとも呼ばれます.

　光トポグラフィでは頭皮上に多数配置した光プローブの計測データから2次元の画像を作成します（作成手法の詳細は付記5.2に記載しました）.X線CT，MRI，PETに比べ非常に簡便な手法により脳活動の画像化が可能になりました.この手法による世界で初めての画像が1995年に発表され[5-16]，それが発展して現在ではさまざまな分野で利用されています.

　現在ではNIRSと光トポグラフィを用いた脳活動計測に関する研究発表は膨大な数になります.以下ではそれらのほんの一部ですが筆者が面白いと

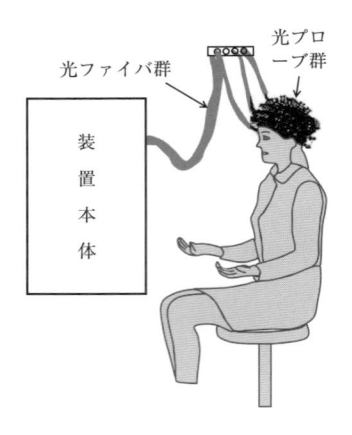

光ファイバ群

光プローブ群

装置本体

図 5.8　光トポグラフィの計測風景

感じた研究成果を簡潔に紹介します.

5.3.1　手指運動時の光トポグラフィ画像

　最初に発表された画像の一例を図 5.9（口絵）に示します. 図 5.9 (a) は, 脳の左半球の運動野と感覚野の上と考えられる頭皮上に 8 個の照射プローブと 8 個の検出プローブを 3 cm 間隔で交互に設置した様子を被験者の脳の MRI 画像に重ね合わせたもの, (b) は右手指および左手指の運動を行った際に得られた HbO, HbD, および HbT の画像, (c) は (b) の画像のうち右手指の運動で得られた HbO の画像を脳画像に重ね合わせたものです. なお, HbO などに平均光路長 L を掛けた数値が画像化されています.

　8 個の照射点と 8 個の検出点に対して, 隣り合う照射点と検出点の組み合わせは 24 ペアあり, 各ペアの計測データを照射点と検出点の中点に与え, 24 個のデータを滑らかに接続して得られた画像が (b) です. なお, 隣り合う照射点と検出点のペアをチャンネルと呼ぶことが慣習となっています. 脳活動による L の変化は無視できるほど小さいので, これらの画像は HbO などの相対的な変化を示しています. 黄色の破線は, MRI 画像から推定された脳の中心溝で, 光トポグラフィの画像では中心溝より前側は前頭葉の運動野にあたり, 後側は頭頂葉の感覚野にあたると考えられます.

　図 5.10 は脳の大まかな (a) 解剖学的構造と (b) 機能領野を示しています. 前頭葉と頭頂葉の境界が中心溝で, 中心溝を挟んで運動野と感覚野があり

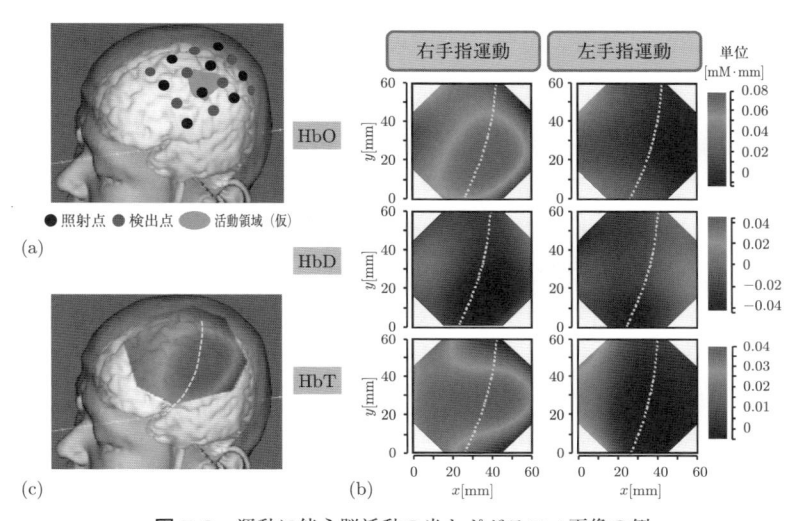

図 5.9　運動に伴う脳活動の光トポグラフィ画像の例
(a) 被験者の脳の MRI 画像に重ね合わせた照射・検出点の位置．脳の左半球運動野・感覚野の上の頭皮に複数のプローブが置かれました．(b) 右手指および左手指の運動を行った際に得られた画像．(c) 右手指の運動を行った際に脳の MRI 画像に重ね合わせた HbO × L の画像．黄色の破線は推定された中心溝．HbO × L などの単位は mM × mm．M はモル濃度で，溶液の体積 1 L 中の溶質のモル数を表し，mM は M の 1000 分の 1．（日立製作所より提供の図を改変）（カラー図は口絵参照）

　ます．人体の右半身の運動は脳の左半球の運動野によってコントロールされ，逆に左半身の運動は右半球の運動野によりコントロールされています．したがって，右の手指を運動させると脳の左半球の運動野と感覚野が活動し，血流が増加するため HbO は増加し，HbD は減少しました．HbO の増加が HbD の減少よりも大きいため HbT は増加したことがわかります．しかし，左手指を運動させても脳の左半球の運動野・感覚野は活動しないため，HbO，HbD，HbT はほとんど変化しなかったという合理的な結果となっています．

　脳活動を脳内血液量・血流量の変化から画像化する手法としては，fMRI と PET（第 1 章付記 1.1 (3), (4)）があります．NIRS も光トポグラフィによって，MRI や PET などのような大型で複雑な装置を用いなくても簡便に脳活動に関する画像を描き出せることが示されました．ただし，fMRI と PET では 3 次元画像が得られますが，光トポグラフィでは 2 次元画像しか

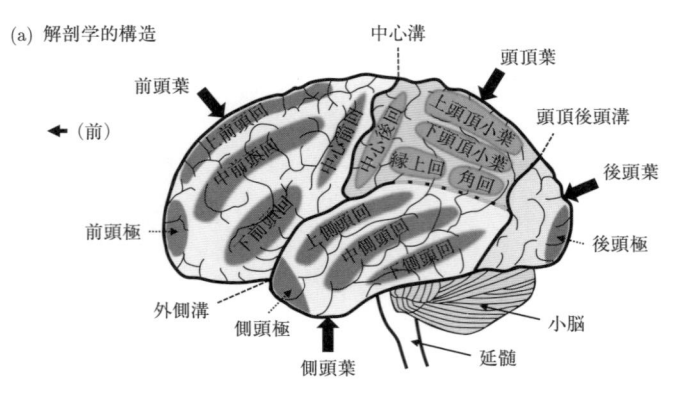

(a) 解剖学的構造

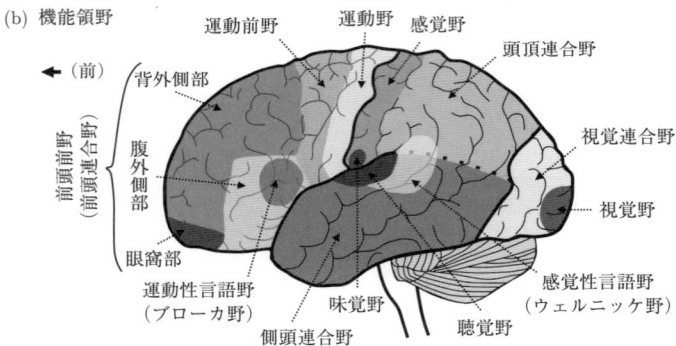

(b) 機能領野

図 5.10　ヒトの脳の大まかな (a) 解剖学的構造と (b) 機能領野の分布（左半球の表面）
構造と機能領野の位置や大きさは模擬的であり，かならずしも確定したものではなく，また，領域の分け方や呼称にはこの図以外にもいくつかの種類があります．なお，「溝」は「しわの溝部」，「回」は「しわの盛り上がり部」，「極」は「先端部」，「背」は「身体の後ろの方」，「腹」は「身体の前の方」，「外側」は脳の外表面近傍，を意味します．

得られません．

　簡便に脳活動を 2 次元画像として描き出す手法としては脳波（第 1 章付記 1.1 (5)）もあります．前述したように NIRS は脳活動（神経活動）に伴う血流量の増加（神経血管カップリング）に関する画像を得ます．一方，脳波は神経活動に伴う電流変化で生じる頭皮上での電位差を計測し，多数の頭皮上の点で計測して脳活動の 2 次元画像を得ることができます．つまり，脳波は神経活動そのものの電流変化に基づき，一方，NIRS は神経活動の直後に生じる血流量変化に基づいています．両者とも脳内で生じた変化を頭

蓋骨と頭皮を介して計測しているため，空間分解能がそれほど良くなく，また，脳以外の組織からの影響やノイズを受けやすいという短所があります．それでも，両者とも簡便な計測であり，被験者も比較的自由な姿勢で計測できるという長所のため，さまざまな状況で利用されています．

5.3.2 テレビゲームで脳は活性化，それとも不活性化？

　計算のようなストレス課題を行ったとき，前額部の脳が活性化することは 5.2.2 項で述べました．一般的に思考を伴う行動で脳は活性化することが知られています．ところが，テレビゲームをしているときは前額部で NIRS 計測を行うと，脳活動が安静時よりも不活性になる場合があることが観測されました．テレビゲームで脳活動が活性化するか，それとも不活性化するかを調べた研究を紹介します [5-17]．

　健常な被験者がダンスのテレビゲーム（立った状態でテレビの指示に従って，足を前後左右にリズム良く動かすゲーム）を行ったときに，前頭極（前額部）と左の中側頭回（耳の上）で光トポグラフィ計測を行いました．被験者をゲームの成績によって高・中・低成績者に分類しました．その結果，図 5.11 に示すように，中側頭回では高・中・低成績者すべてで HbO がゲーム中に増加し活性化しました．前頭極では低成績者はゲーム中に HbO が増加して活性化しましたが，高成績者はゲーム開始直後に少し HbO が増加したものの，すぐに低下し始め，ゲームの間中ずっと，低下し続けました．つまり，高成績者では前頭極はゲームによって不活性化しました．中成績者は低成績者と高成績者の間にあり，ゲームに習熟すると高成績者に移行する途中の過程にあると考えられました．

　また，ゲーム中にバックグラウンドミュージック（BGM）がある場合とない場合の違いも調べました．その結果，中側頭回では BGM がなくなると，高成績者では脳活動は活性化しましたが，低成績者では低下しました．前頭極では BGM がないときでも高成績者の脳活動に大きな変化は見られませんが，低成績者では活性化しました．ゲームに対する成績の違いが脳活動の違いにつながる理由を研究者は次のように推測しています．

　中側頭回は，複数の異なる感覚器（視覚，聴覚，触覚，味覚など）からの情報を統合して，1つの総合的な知覚や認識を形成する神経プロセスを担っ

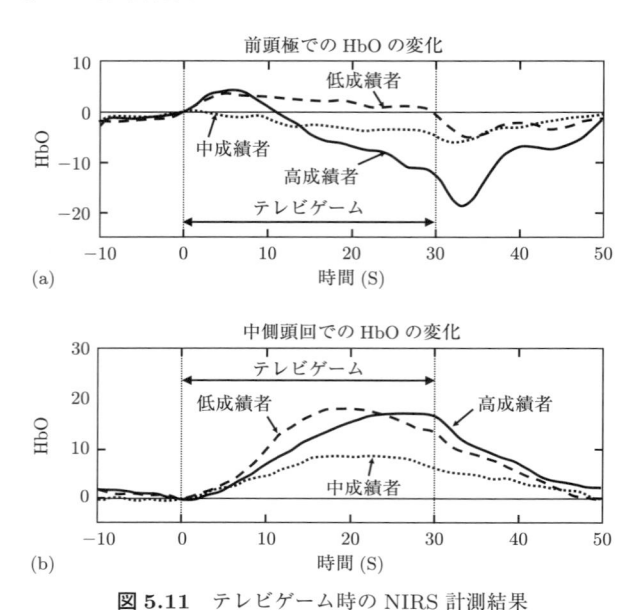

図 5.11　テレビゲーム時の NIRS 計測結果
テレビゲームによる，(a) 前頭極と (b) 中側頭回での HbO 変化量（規格化・平均値）
を高成績者，中成績者，低成績者の各グループに対して示しています．時間 0 秒でゲー
ムを開始し，30 秒で終了しました．（文献 [5-17] の図を改変）

ています．高成績者は，BGM がない場合には中側頭回の働きによって音楽
リズムを想像し，いわゆる視覚と聴覚のクロスモーダル現象[2] により成績を
高めることができますが，低成績者はそれができません．一方，前頭極は，
未来に予定・意図した具体的な行動を想起する（将来記憶などと呼ばれる）
機能を果たします．外部からの入力信号を予測し，実際の入力信号と比較し
て一致しなければフィードバックして予測を修正するように働きます．言
い換えれば，前頭極は中側頭回での視覚刺激とリズムの統合が不十分のとき
に，それを補完する調節機能を果たします．高成績者では課題実行の初期に

---

2)　クロスモーダル現象：視覚と触覚，聴覚と嗅覚，味覚と嗅覚などの異なる感覚が相互
　　に作用し合い，ある感覚が他の感覚を変調させる現象．たとえば，人間は風鈴の音色を
　　聞いて清涼感を感じたり，実際の室温は変わらなくても，部屋の照明を青色系にすると
　　涼しく，オレンジ系の暖色にすると暖かくなったように感じます．感覚間相互作用とも
　　呼ばれます．

は予測モデル（将来記憶）を必要とするため前頭極が活動しましたが，まもなく中側頭回がより強く活動するようになって，前頭極の活動はあまり必要ではなくなり抑制されました．低成績者では中側頭回の活動が不十分なため前頭極が課題実行の間中ずっと活動していました．

　低成績者であってもこのゲームを 20 時間トレーニングすると成績が向上し，前頭極の活動も高成績者と同様に不活性化しました [5-17]．中側頭回と前頭極の光トポグラフィ計測により，運動の学習やリハビリテーションの成績向上を判定することができることがわかりました．

5.3.3　バックグラウンドミュージックが記憶能力を高める？

　バックグラウンドミュージック（BGM）が流れていると高齢者の記憶能力が上がり，そのときの脳活動を調べた研究があります [5-18, 5-19]．被験者は若年者 20 名および高齢者 16 名で，音楽家ではありません．被験者には示された単語を記憶する課題が与えられますが，BGM がある環境，または静寂な環境で課題を実行します．ヒトが記憶する際には背外側前頭前野が活性化することが過去の研究でわかっているので，左右の背外側前頭前野を囲うように NIRS プローブを設置して，脳活動を計測し，統計解析を行いました．単語を記憶する際に，BGM 環境の方が記憶形成（記銘）能力が向上することがわかりました．単語を記憶する際に静寂環境では背外側前頭前野で HbO が増加するのに対し，BGM 環境では HbO が減少して活動が低下しました．背外側前頭前野の活動が音楽によって低下したにもかかわらず記憶能力が向上したのです．

　出来事を記憶する際には，その出来事が発生したときの環境や状況が重要であり，BGM は出来事を記憶する際に有益な環境や状況を創り出すことができると考えられます．その際，背外側前頭前野の活動が低下するのは若年者も高齢者も同じでした．記憶障害を伴った高齢者のリハビリの際には背外側前頭前野の活動を光トポグラフィで調べてリハビリ効果を評価することができます．BGM はリハビリには良いツールであるかもしれません．

5.3.4　イケア効果で活動する脳の領域

　イケア効果というのをご存知でしょうか．消費者は部分的にでも自分が製

作に関わったものを不当に高く評価し，自分が製作に関わらなかった同じ物の既製品よりも多くのお金を払ってしまう，という効果で，組み立て家具の大手企業であるイケアに由来します．物事の判断が直感や経験に基づく先入観によって非合理的になる心理現象，いわゆる認知バイアスの一種です．イケア効果には脳のどの領域が関与しているかを日本の研究者が調べました [5-20].

学生 30 名を被験者として，自らが製作に関わった DIY 製品（DIY 条件）と関わっていない既製品（非 DIY 条件）に対して支払ってもよい金額を評価してもらい，そのとき左右の前頭部で光トポグラフィ計測を行いました．光トポグラフィの計測結果を統計解析すると，金額評価時に右半球の下前頭回は DIY 条件でも非 DIY 条件でも活性化しましたが，DIY 条件では右半球の下前頭回に加えて左半球の下前頭回と中前頭回も活性化しました．この 2 つの領域は記憶および愛着心に関係しており，両領域を NIRS で計測すればイケア効果が生じるかどうかを調べることができることになります．消費者の消費行動は光トポグラフィによって評価することができそうです．神経科学を人間工学に応用したいわゆる神経人間工学を用いた消費者の行動に関する新しい手法として利用されるでしょう．

5.4　ウェアラブル NIRS デバイス

NIRS では，図 5.8 のように装置本体から出る多数の光ファイバが被験者に接続されていると被験者は自由に動くことができませんが，小型で身体に装着できるウェアラブルデバイス[3]も開発されました．それを装着した子供が動き回りながらデータを取ることもできますし，リハビリテーションを行っている患者が自ら NIRS の画像を見ながらリハビリ効果を体感すること，

---

3)　ウェアラブル NIRS デバイス：図 5.8 では光源と光検出器は装置本体の中にあり，光源からの光は光ファイバで頭部に，頭部表面の拡散反射光は光ファイバで検出器に導かれます．光ファイバは電線よりも曲げにくく太いため，被験者の負担が大きく，また動きが制限されます．ウェアラブルデバイスでは頭部に接触した光源から直接頭部に光が照射され，拡散反射光は頭部に接触した検出器で計測されます．光源への電力や検出器からの電気信号は，有線または無線で制御部と接続されます．ウェアラブル NIRS デバイスでは被験者の負担も軽くなり，動きの制限も格段に少なくなります．

いわゆるバイオ（ニューロ）フィードバックによってリハビリ効果を促進させることも可能となっています [5-21]. ただ，動きによって光プローブの体表への接触状態が変化するとノイズとなりますのでデータ収集・解析には注意が必要です [5-22].

ウェアラブル NIRS デバイスの最近の発展には眼を見張るものがあります. 特に，後述する時間分解法を用いると，定常光（連続光）を用いた場合よりもデータ数が格段に増えるため，脳活動に関する情報もより精密になりますが，これまでは装置が大型にならざるをえませんでした. 最近の光学や半導体技術などの進展により，時間分解法で超小型の光プローブが開発され，頭部全体に数百個の光プローブを装着し，無線で通信が可能なウェアラブルデバイスが製品化されています. このような最新型デバイスの活用が大いに期待されています（第 6 章参照）.

ウェアラブルデバイスの特徴を活かした応用例の 1 つはハイパースキャニングです. 複数の人がコミュニケーションを行っているとき，複数の人の脳が同時に活動しているかどうかを調べればコミュニケーションがうまくいっているかどうかを判断することができます. 複数の人の脳活動を同時に調べる技術がハイパースキャニング (hyperscanning) です.

fMRI や脳波によりハイパースキャニングを行うことは不可能ではありません. しかし，MRI 装置は大型で，2 台の装置に 2 人の被験者が別々に入って同時に課題をこなすことは容易ではありませんし，2 人の間でコミュニケーションを取ることも難しくなります. また，脳波では，活性部位の位置決め精度は NIRS よりも劣り，環境の電気ノイズに弱いという弱点があります. NIRS の装置は小型でウェアラブルデバイスも開発され，自然に近い環境で複数の被験者の計測を同時に行うことができるためハイパースキャニングにはもってこいの技術です. NIRS を用いたハイパースキャニングの研究は 2011 年に日本の研究者が最初に行いました. その後，その研究は数多く行われています. 以下では最初の研究と最近の興味深い研究を紹介します.

5.4.1 2 人の脳が同期して活性化

最初の研究では 2 人 1 組のペア 6 組で実験が行われました [5-23]. 図 5.12

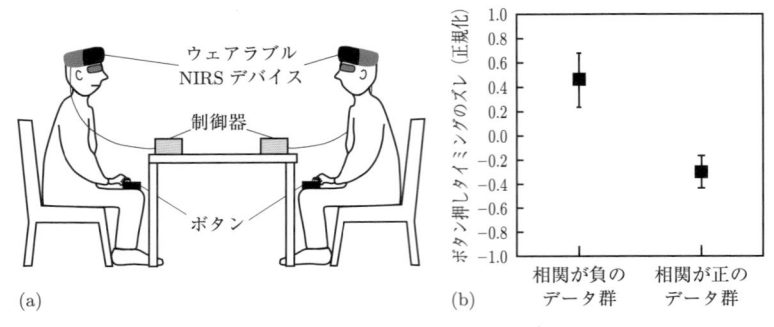

図 5.12　ハイパースキャニング計測例

(a) 向かい合って座る 2 名の被験者が前頭部にウェアラブル NIRS プローブを装着して目隠しをしました．合図で時間を数え始め，10 秒経ったと思われるときにボタンを押します．ボタンを押すタイミングは相手と一致するように促されます．(b) ペアの 2 人のHbO 変化で，2 人の間の相関が正と負のデータ群に分けられました．各群でのボタン押しタイミングのズレ（正規化）が示されています．黒四角が各群の平均値で縦の線分が標準偏差です．正規化とは，各データから平均値を引き，標準偏差で割る無次元化の操作で，その結果の正・負は平均からの大・小を意味します．（文献 [5-23] の図を改変）

(a) のように 2 人とも前頭部にウェアラブルの光プローブを装着し，合図に合わせて 1 秒ずつ時間を心の中で数え始め，10 秒経ったと思ったらボタンを押すという課題を行います．2 人はテーブルを挟んで向かい合って座っていますが，目隠しをしており相手は見えません．合図で 2 人同時に時間を数え始めて 10 秒経ったと思ったときにボタンを押すことを 10 回繰り返しますが，各回で相手がボタンを押したタイミングを知らされ，次回には相手に合わせてボタンを押すよう努力すること，つまりできるだけ協調するよう促されます．

　NIRS データ（HbO 変化）に対してペアの 2 人の相関を取り，6 ペア ×10 回 ＝ 60 個 のデータについて相関が正のデータ群と負のデータ群に分類しました．また，60 個のデータに対応して，2 人がボタンを押すタイミングのズレも 60 個求めました．すると，図 5.12(b) のように NIRS データの相関が正になったデータ群の平均のタイミングのズレは，相関が負になったデータ群のタイミングのズレよりもかなり短くなりました．つまり，NIRSデータの相関が正であることは 2 人の脳活動が協調していることを示しており，協調できたときにはボタンを押すタイミングのズレが小さくなることを意味しています．なお，課題実行の際に最も活性化した部位は中央からや

や右寄りの前頭前野でした.

5.4.2 バイオリン二重奏での脳活動は 2 人で違う？

プロのバイオリニスト 2 人が二重奏を演奏するときの脳活動を NIRS で調べた研究があります [5-24]. 二重奏の演奏では 2 人の協調作業が求められますので，その際に 2 人の脳がどのように活動するのか，独奏するときと同じように活動するのか，または二重奏での役割によって異なる活動をするのか，脳のどの領域が活動するのか，などいろいろな興味深いテーマがあります.

2 人のバイオリニストは図 5.13 のように椅子に座ってお互いが見える範囲で演奏し，頭部にウェアラブル NIRS デバイスを装着しました. 計測部位は右半球の側頭頭頂部（縁上回と角回付近）と感覚野・運動野，および背外側前頭前野の 3 領域です. 演奏した曲では第一バイオリンと第二バイオリンが主導的な役割を随時交代して演奏します. この研究では一方が主導的で他方が従属的な役割のときの脳活動の違いを調べました. 背外側前頭前野の演奏時の活動は 2 人のどちらが主導的でも従属的でもほとんど差がなかったので，背外側前頭前野の活動を基準状態として，他の 2 領域での活動に注目しました.

NIRS 計測データを統計解析した結果，図 5.14 に示されるように，演奏者が第二バイオリンを従属的に演奏したと感じたときに，側頭頭頂部と感覚野・運動野での活動（HbO の増加）が第一バイオリンを主導的に演奏したと感じたときよりも強くなりました. 二重奏で協調が求められる際に，演奏者が従属的に演奏するときには脳の部位の中でも動的情報や社会的情報および動きの予測を処理する領域を活性化させることを要求されるようだ，との推論が得られました.

ただ，NIRS の計測が装置およびバイオリン演奏の都合から右半球のみだったので，今後，左半球も含めた計測が望まれます. また，NIRS での計測位置と脳構造の位置の関係をより精密に決めることも必要です. さらに 3 人以上の演奏での計測も興味深いものになるでしょう.

バイオリン演奏ではなく，2 人が協調して歌う，またはハミングするときの 2 人の脳活動の同調性も調べられました [5-25]. その結果，顔を向かい合

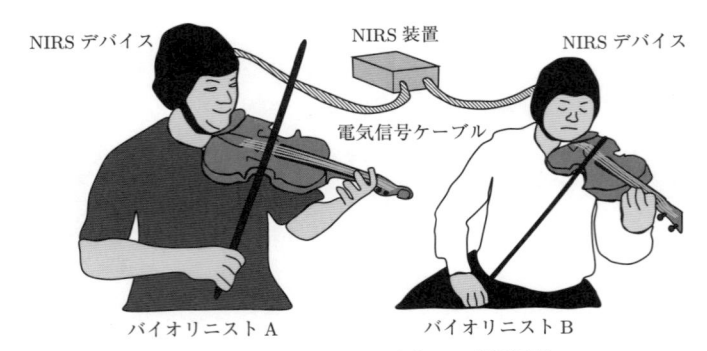

図 5.13　バイオリン二重奏での計測風景

プロのバイオリニスト 2 人（A と B）が頭部に NIRS デバイスを装着して椅子に座り
ました．NIRS デバイスは右半球の側頭頭頂部，感覚野・運動野，および背側前頭前野
をカバーしました．バイオリニストはバイオリン二重奏曲をそれぞれに対する楽譜の指
示に従って独奏または二重奏で演奏しました．（文献 [5-24] の図を改変）

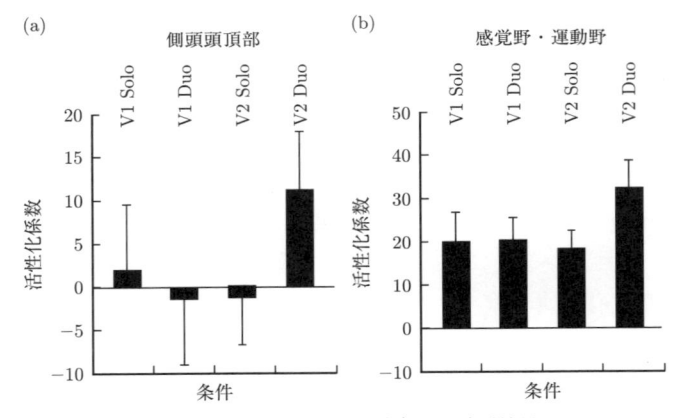

図 5.14　バイオリン二重奏での計測結果

バイオリニストが演奏中の，脳の (a) 側頭頭頂部，(b) 感覚野・運動野の活性化を 4
つの条件で示しています．V1，V2 はそれぞれ第一，第二バイオリン，Solo は独奏，
Duo は二重奏を意味し，縦軸は HbO の計測値から求めた活性化係数（黒四角が平均値
で縦の線分が標準偏差）．二重奏のときに第二バイオリン奏者の両領域が強く活性化しま
した．活性化係数は，NIRS データを特殊な統計解析を行うと導かれる係数で，大きい
ほど脳の関連部位が強く活性化されることを表します．（文献 [5-24] の図を改変）

わせているか，壁に向かっているかにかかわらず，2 人で協調して歌う，ま
たはハミングするときは，1 人で行うときよりも左下前頭部皮質（左下前頭

回，ブローカ野）において顕著に脳活動の同調性が増加しました．一方，右下前頭部皮質ではハミングするときにのみ脳活動の同調性が増加しました．歌うこととハミングすることの違いによるものと考えられました．

このような計測は被験者が狭い空間に閉じ込められ，動きを制限されるMRI や PET では不可能なことです．ましてや，MRI 装置が発する騒音の下での音楽演奏はとうてい無理です．

NIRS を用いたハイパースキャニングの研究は近年，盛んになっており，4 人の間のコミュニケーションでの脳（前頭極）活動の同調性も調べられています [5-26]．また，2 人が「目と目を合わせること」が「相手の写真を見ること」よりも両者の間で脳が同調して反応すること，同調して反応する脳の領域は側頭葉と頭頂葉の広い範囲にわたることが観察されています [5-27]．近年，ウェブ会議やオンライン授業などが行われていますが，実際に顔を突き合わせた会議や授業の重要性が示唆されます．

さらに，ウェアラブルかつワイヤレスの NIRS デバイスの進歩と相まって，教育，幼児の発達，母と子の関係など，社会的なコミュニケーションを伴う多くの場合に活用され，今後ますます応用範囲が広がっていくでしょう [5-14]．

5.5 NIRS による脳機能計測の臨床応用

脳活動に対する NIRS の応用はすでに医療分野で実用化され，3 つの診断手法が国の薬事認定を受けて健康保険が適用されるまでになっています．それらは①脳外科手術に先立って行う言語優位半球の同定，②てんかん焦点の同定，③うつ症状の鑑別診断です．以下では，①の言語優位半球の同定に加え，手術後の患者に生じるせん妄状態に関する NIRS 研究，そして発達障害の一種で「注意欠如・多動症」と呼ばれる ADHD に関する NIRS 研究を紹介します．

5.5.1 言語優位半球の同定

大脳皮質を損傷する可能性のある脳外科手術を行う際には，手術後に高次脳機能に障害ができるだけ発生しないようにすることが重要です．言葉

に関する機能を担っている言語野が障害を受けると手術後に患者の生活の質が落ちることが考えられるからです．そのため，言語野の位置の同定が求められます．言語の機能は多くの場合，脳の左半球にありますが，どちらの半球が優位であるかを確実に判定する必要があります．この判定には fMRI や MEG が用いられていますが，両者とも装置が大型で複雑な操作が必要です．NIRS は小型の装置で操作も簡便なことから，この用途に用いられるようになりました．

　NIRS による言語優位半球の同定 [5-28] では，光トポグラフィのプローブ（照射点・検出点ペア（チャンネル）が 12 個で大きさが 6 cm × 6 cm）を被験者の右と左の側頭部にある言語野（運動性言語野，ブローカ野；解剖学的には下前頭回）付近に装着します．被験者は，指定された語で始まる名詞を制限時間内に思いつくままにできるだけ多く紙に書くという言語流暢性課題を行います．課題が終わった後には基準状態として名詞を思うことをやめ，代わりに指定された風景画を紙に写す作業をします．課題を行っている間も基準状態の間も手を動かして紙に書くという同じ動作を行って，両者の差が名詞を思い出すことだけになるようにしています．

　その結果の一例が図 5.15（口絵）で，被験者は右利きの健常な女性です．グラフは左右の言語野での HbT の時間変化を示しており，言語流暢性課題の開始から増加し，17 秒後の課題終了時から急速に基準状態に復帰しています．このグラフから左言語野の方が優位であることがわかります．課題開始 12 秒後の光トポグラフィ画像を脳の MRI 画像に重ねて表示したのが 2 つの画像で，これでも明らかに左半球が優位であることがわかります．ストレス反応を判定する方法と同様に左右差指標を調べても，左半球が優位であることが示されました．

　興味深いことは，右利きの人の言語優位半球はほぼ左で，左利きの人はほぼ右となっていますが，子供のときは左利きだったが大人になって右利きとなった人は言語優位半球が右にある傾向が強いとのことです．子供のときに獲得した言語優位半球は大人になっても変わらないことを示唆しています．

5.5.2　せん妄状態にある患者の脳活動

　脳に関わる NIRS の臨床応用の他の例としては，せん妄時の脳活動を調

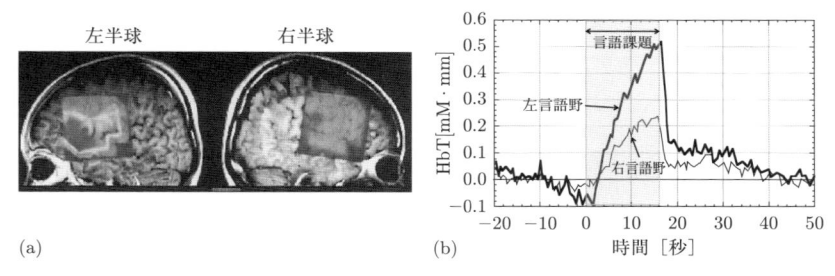

左半球　　　　右半球

(a)　　　　　　　　　　　　　　　(b)

図 5.15　言語優位半球の同定のための言語流暢性課題における光トポグラフィ
の結果
(a)HbT と MRI の重ね合わせ画像．(b)HbT の時間変化のグラフ．右半球よりも左半
球の言語野の活性化が強くなります．（文献 [5-28] の図を改変）（カラー図は口絵参照）

べる研究が挙げられます．せん妄は手術後に集中治療室などで管理されて
いる患者によく発生するとされ，意識混濁に加えて奇妙な思考や幻覚・錯
覚が見られる状態ですが，その発生機構や原因がよくわかっていません．そ
のためせん妄状態かどうかを判定することが容易ではありません．従来は
SPECT や fMRI などの脳機能イメージングを用いてせん妄状態にある患者
の脳活動を調べていましたが，装置が大型のためベッドサイドで使用できる
ものではなく，調べることも容易ではありませんでした．しかし，光トポグ
ラフィを用いればせん妄状態にある患者の脳活動をベッドサイドで調べる
ことができます．重い肝臓疾患でせん妄状態と考えられる患者の脳の活動状
態を光トポグラフィで調べた研究があります [5-29]．その結果，持続注意課
題[4]を与えられた患者の左の背外側前頭前野で HbO が健常者よりも増加す
るという結果となりました．左の背外側前頭前野は注意の持続を制御してい
る領域であり，NIRS によるその領域での HbO の計測がせん妄の有無の判
定に有効ということがわかりました．

5.5.3　ADHD 患者への NIRS の適用

ADHD（attention deficit/hyperactivity disorder：注意欠如・多動症）は
発達障害の一種です．注意を持続できない，順序立てた行動が苦手，落ち着

---

4)　持続注意課題：被験者が一定の期間にわたって注意を維持し続ける能力を評価するた
めの心理学的な課題の一種で，被験者は一連の刺激や情報に対して持続的に注意を払い
続けなければなりません．

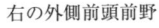

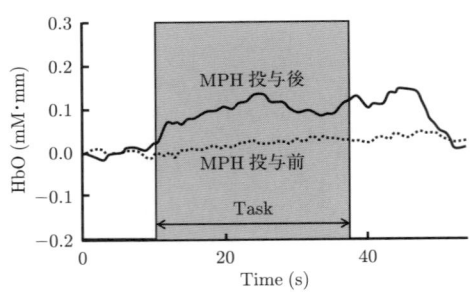

図 5.16　ADHD 児童への薬剤投与の効果
薬剤 MPH を投与する前（点線）と後（実線）でのタスクによる右の外側前頭前野の活動の違いを NIRS で計測しました．実線と点線は 12 名の被験者の平均の HbO 変化を示しており，被験者によるバラツキがありますが，このグラフでは省略しています．（文献 [5-30] の図を改変）

きがない，行動を抑制できないなどの特徴があり，日常生活に困難が生じる状態です．学童期の子供の 3〜7% に見られるといわれています．この治療には，薬物療法が有効であることがわかっていますが，効果がない場合もあり，効果の有無を容易に調べる方法が求められています．

　NIRS をその方法とする研究が日本人のグループで行われました [5-30]．ADHD と診断された児童に有効な薬物として知られているメチルフェニデート（MPH: methylphenidate）を投与する前と後で，ある課題を行ったときの脳，特に右半球の外側前頭前野の活性化を NIRS で計測しました．課題は Go/No-Go タスク[5]と呼ばれるものです．

　その結果が図 5.16 に示されています．右外側前頭前野のある位置での HbO の変化を 12 名の被験者で平均したグラフです．投与前（点線）にはタスクによる HbO の変化，つまり活性化は見られませんでした．しかし，投与後は反応抑制に関与すると考えられている右外側前頭前野で HbO の大

---

5)　Go/No-Go タスク：認知心理学および神経心理学の研究で用いられる実験課題の 1 つです．このタスクは，注意力，反応時間，抑制などの認知機能を評価するために用いられます．被験者は特定の刺激に対して「Go」（行動を実行する）または「No-Go」（行動を抑制する）の反応を行います．文献 [5-30] で用いられたタスクは次の通りです．

　ライオン，トラ，ゾウ，キリンのどれかの絵がスクリーンに示され，被験者はキリン以外の絵のときにはボタンを押すように求められます．Go 条件ではトラまたはゾウの絵がランダムに示され，被験者はどちらの絵のときもボタンを押すことになります．No-Go 条件ではライオンまたはキリンの絵がランダムに示され，被験者はキリンのときにはボタンを押さないことになります．ボタンを押さないことはすなわち反応を抑制することになり，タスクの間の半分の時間は反応を抑制することを求められます．

幅な増加が見られ，活性化したことが観測されました．タスクの成績も投与後は上昇し，成績上昇と NIRS 計測により判明した右外側前頭前野の活性化の間には強い相関がありました．このことから ADHD の児童への MPH 投与の効果をモニタする方法として NIRS が有効であることが示されました．これまでは MPH 投与の効果を長期間の行動観察などで判断するしかなかったのですが，およそ 3 時間の外来検査でその効果を調べることができるようになったことは患者やその家族にとっても大きな朗報です．

さらに詳細な研究 [5-31] により，右半球の中前頭回と下前頭回の関与が大きいことがわかりました．

また，ADHD の患者はもう 1 つの発達障害である自閉症スペクトラム障害（ASD: autism spectrum disorder）[6] を伴うことがあります．しかし，ADHD のみの患者と ASD を伴う ADHD の患者を症状だけから判定することは難しいとされています．そこでこの判定に NIRS を用いる研究が日本人の研究グループで行われました [5-32]．

やはり ADHD 治療薬である MPH を投与した後に Go/No-Go タスクを行ってもらい，そのとき頭頂部付近の右半球で NIRS 計測を行いました．そして，右の中前頭回，右の角回および右の縁上回で HbO の変化を調べると，図 5.17 のように ADHD のみの児童では活性化が強くなる一方，ASD を伴う ADHD の児童では活性化が弱いことがわかりました．この結果から，NIRS を用いて ADHD のみの患者と ASD を伴う ADHD の患者を判定できることがわかりました．

ここに記述した応用の他にも脳機能に関連した NIRS の臨床応用が研究されています．このような研究成果が実際に臨床現場で活用されている，あるいは活用されようとしていることは，手指が赤くボーッと輝くことから発展した NIRS の有用性を物語っています．

---

6)　自閉症スペクトラム障害（自閉症圏障害）：脳の発達に関連する障害であり，人との社会的な相互作用やコミュニケーションに問題を抱えることを特徴とします．また，行動に関しては，限定された反復的なパターンが見られることもあります．この障害には，さまざまな症状があり，軽症から重症にわたるため，「自閉症スペクトラム障害：ASD」と呼ばれています．以前は，別々に考えられていた障害（自閉症，アスペルガー症候群，小児期崩壊性障害，および広汎性発達障害の未特定の形態）が含まれています．

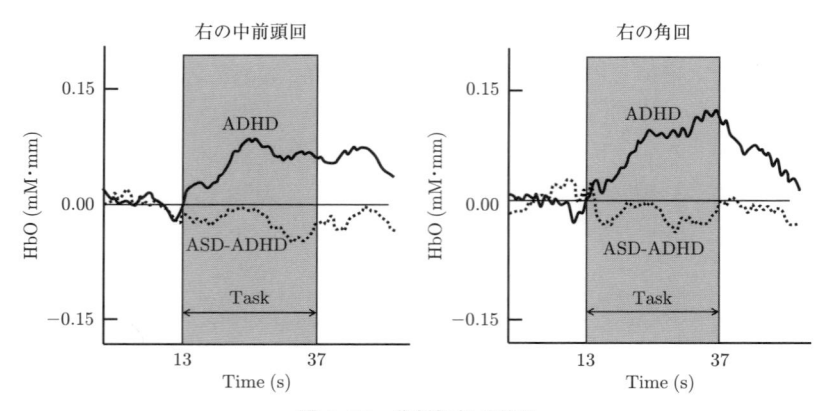

図 5.17　薬剤投与の効果

ADHD のみの児童（21 名）（実線）と ASD を伴う ADHD 児童（11 名）（点線）に
薬剤 MPH を投与した後のタスク中の HbO の変化の違いを，(a) 右の中前頭回と (b)
右の角回で示しました．実線，点線とも被験者全体での平均の変化で，被験者によるバ
ラツキは省略しています．（文献 [5-32] の図を改変）

5.6　NIRS の乳がん診断への応用

　以上で述べた脳神経科学分野のほかに NIRS の応用として注目すべき分
野の１つは，乳がん診断への応用です．例としては，化学療法で乳がん患
者に投与した薬剤の効果の迅速な判定 [5-33]，乳房内の腫瘍が良性か悪性か
を見極める診断へのデータ提供 [5-34] が挙げられます．以下では前者の薬
剤効果の迅速判定について紹介します．

　X 線 CT，MRI，超音波で得られるのは解剖学的画像ですので，腫瘍の形
や大きさに関する情報です．したがって，投与した薬剤が乳がんの治療に有
効かどうかはその薬剤を数ヵ月間投与して腫瘍が縮小したかどうかを見ない
とわかりません．ですから，その薬剤の効果がない場合でも数ヵ月間投与す
る必要があり，かえって副作用の影響が強く生じてしまうこともあります．

　カリフォルニア大学の研究グループは定常光法と強度変調法の NIRS 装
置を用いました．一定強度の白色光（波長 650〜1050 nm）と，100 MHz 前
後に強度変調された 6 波長（660〜850 nm）の近赤外光を用い，接触面積が
6 cm × 5 cm の携帯型プローブを乳房に接触させてデータを取得します．白

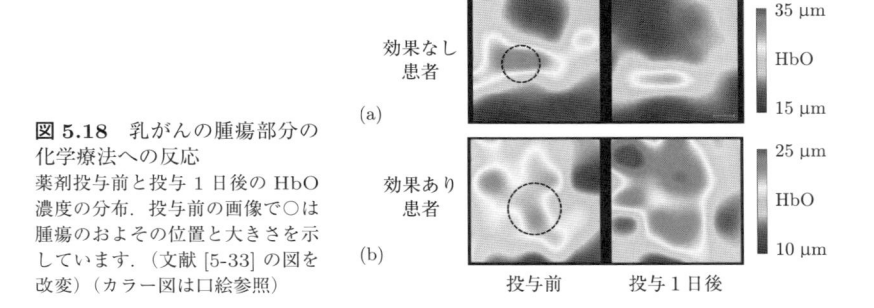

図 5.18　乳がんの腫瘍部分の化学療法への反応
薬剤投与前と投与 1 日後の HbO 濃度の分布．投与前の画像で○は腫瘍のおよその位置と大きさを示しています．（文献 [5-33] の図を改変）（カラー図は口絵参照）

色の定常光と 6 波長の強度変調光を用いることにより，HbO，HbD，HbT だけでなく，水，脂質の濃度も算出することができます [5-33]．ただし，平均光路長には適切な値を仮定しています．

　図 5.18（口絵）は化学療法で薬剤を投与する前と投与 1 日後の HbO の画像で，(a) は薬剤の効果なしの患者，(b) は効果ありの患者の場合で，投与前の画像で○の領域が腫瘍のおよその位置と大きさを表しています．効果なしの患者では腫瘍領域（直径およそ 17 mm）での HbO の平均値は投与前よりも投与 1 日後で約 20％ 減少し，治療に有効とされる高い HbO の領域も約 50％ 減少しています．効果ありの患者では腫瘍領域（直径およそ 30 mm）での HbO の平均値は投与前に比べると投与 1 日後に 5.6％ 増加し，高い HbO の領域も約 4.5％ 増加しています．複数の患者に対する統計解析結果でも薬剤の効果がある患者とない患者では投与後 1 日目で明瞭な違いが観測されています．

　このように薬剤投与後 1 日で薬剤の効果を確認できれば，長期間にわたる試験的な薬剤投与に伴う副作用の危険を回避することができ，また有効な薬剤の探索を効率的に行うことができます．今後，このような薬剤投与の効果の簡便かつ効率的な確認法が普及することが期待されます．

5.7　NIRS による筋肉活動計測

　NIRS を筋肉活動計測およびイメージングに応用した北海道大学のグループの研究を以下に紹介します [5-35]．図 5.19(a) に示す定常光による空間分

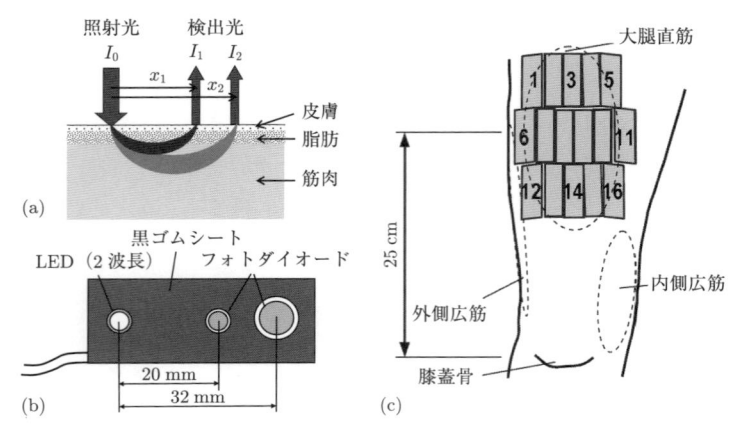

図 5.19　筋肉活動の計測

(a) 空間分解計測法の原理，(b) 光プローブの例，(c) 右脚の大腿直筋上への 16 個の光プローブ装着状況です．（文献 [5-35] の図を改変）

解分光法と呼ばれる手法を用いました[7]．

　彼らが用いた光プローブは図 5.19(b) のように，2 波長（770 nm と 830 nm）の近赤外光を出す LED と，その LED から 20 mm と 32 mm 離れた位置に設けられた検出器（フォトダイオード）からなり，黒いゴムシートに取り付けられています．この光プローブを図 5.19(c) のように被験者の右脚の大腿直筋[8]上の皮膚に 16 個並べました．被験者は大腿直筋で出すことができる最大の筋力（最大随意筋力 MVC：maximum voluntary contraction）の 20%，40%，70% で 30 秒間，膝を伸ばす運動を行いました．

　図 5.20(a)（口絵）は，大腿の上部に取り付けられたプローブ（No. 3）で観測された酸素飽和度 SO の変化で，安静状態で 70% だった SO が 20

---

7)　空間分解分光法：原理は図 5.19(a) に示すように照射点から異なる 2 つの距離 x_1，x_2 で拡散反射光強度 I_1，I_2 を測定します．生体組織内の光伝播理論に基づいて計算される I_1，I_2 と x_1，x_2 の関係より吸収係数を求めることができます．2 波長以上で吸収係数を求めれば，HbO, HbD, HbT が得られ，酸素飽和度 SO = HbO/HbT が計算されます．

8)　大腿直筋：膝関節を伸展させる（膝から下を伸ばす）筋肉は大腿にある大腿四頭筋で，大腿直筋，外側広筋，内側広筋，中間広筋の 4 つの筋肉からなります．正面の大きな筋肉が大腿直筋で，ボールを前に蹴るなどの膝を伸ばす動作や股関節の屈曲を担います．

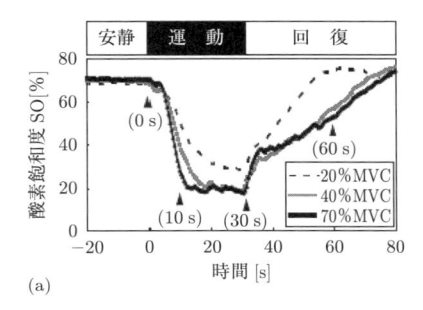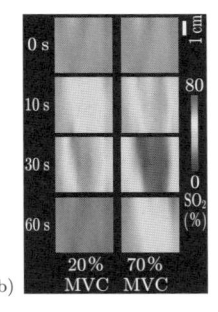

図 5.20 大腿直筋の運動時の SO 変化

(a) は身体の中心側にあるプローブ (No.3) で計測された結果，(b) は 16 個のプローブのデータを内挿した 2 次元マッピング画像です．（文献 [5-35] の図を改変）（カラー図は口絵参照）

%MVC の運動では徐々に減少し，運動開始後 30 秒で約 30% まで減少した後，運動終了直後から元に戻り始め，運動終了 30 秒後には元の値を超えて約 75% に達し，その後，元の 70% に戻りました．40%MVC と 70%MVC の運動では開始 10 秒後に SO が約 20% まで低下し，その値が運動終了時まで維持されました．運動終了後は徐々に回復し，約 50 秒で元に戻りました．

　図 5.20(b)（口絵）は 16 個のプローブのデータから 2 次元画像を作成したもので，運動開始 60 秒後までの SO の時間変化が見事に画像化されているのがわかります．文献 [5-35] からは動画を見ることもできます．

　筋肉内にはミオグロビンと呼ばれる酸素と結合できるタンパク質が豊富に存在します．ミオグロビンは血液中に存在するヘモグロビンと分子構造がよく似ているためその光吸収スペクトルは第 2 章図 2.3 のヘモグロビンのスペクトルと非常によく似ています．そのため，近赤外分光法ではヘモグロビンとミオグロビンを区別することはできません．しかし，ミオグロビンが酸素と結合する力はヘモグロビンのそれよりも強い（酸素を放出しにくい）ため，図 5.20 での運動強度ではミオグロビンの酸素飽和度が低下せず一定と考えてヘモグロビンの酸素飽和度が算出されました．

　このような筋肉についての NIRS は，運動中の酸素供給・消費を評価するスポーツ科学で利用されており，また，末梢血管に障害のある下肢の病態

生理学に有用な情報を提供すると考えられます.

5.8　高度な測定法，時間分解法による NIRS

　NIRS は以上のように医療，福祉，認知神経科学，スポーツ科学など多くの分野での利用や応用が実現され，さらに他の分野での利用も拡大すると期待されます．これまでに紹介した事例はすべて定常光を用いた NIRS 装置で行われた計測結果です．しかし，前に述べたように定常光を用いて得られるデータは生体内で光が通った経路の平均光路長 L を含んだ値です．平均光路長 L は定常光を用いては計測できませんが，ピコ秒レベルの極短パルス光を光源とし，ピコ秒レベルの時間分解能を持つ光検出器を用いた時間分解法により付記 5.1 の図 5.23 のような飛行時間分布を測定すれば L が求められます．時間分解法を用いて平均光路長 L を計測し，HbO × L の計測値から HbO を計算して光トポグラフィ画像とした例が図 5.21（口絵）です．頭部の左運動野に光プローブを複数設置し，右手指のタッピングを行った結果，左運動野に脳活動が認められる画像が得られました．実はこのときの被験者は筆者で，北海道大学で計測が行われました．

　時間分解法の利点は L の計測だけではありません．定常光法は拡張ビア・ランバート則に基づいている一方，時間分解法は光伝播をより正確に記述する光拡散方程式に基づいているため，定常光法の多くの弱点をカバーすることができます．表 5.2 は定常光法と時間分解法の特徴を比較しており，時間分解法が多くの点で定常光法よりも優れていることがわかります．この特徴についての詳細は付記 5.3 に記載しましたのでご参照ください．

　図 5.21 の計測は 1990 年代後半に行われましたが，当時の時間分解法の装置は大型で光ファイバを用いており非常に高価で，決して使いやすいものではありませんでした．しかし，その後の光学機器，半導体，集積回路などの大幅な進歩により装置のサイズは 4 桁も小さくなっており，価格も「非常に高価」ではなくなっています．最新型では，光ファイバを使わず，時間分解法を採用しながら頭部全体をカバーするヘルメット型のウェアラブルかつワイヤレスの NIRS 装置となっています（付記 5.4）．定常光法の装置との性能比較実験も行われ，定常光法に比べ，より精度が向上することなどが

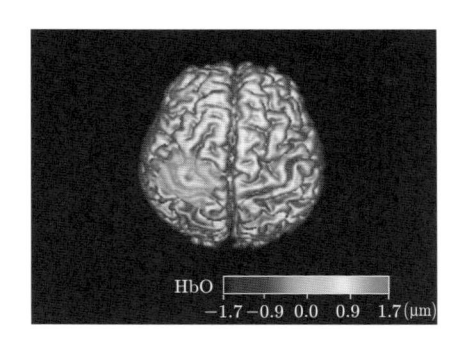

図 5.21 時間分解法による NIRS の例
光路長 L を計測し，HbO の絶対値分布を画像化しました．右手指のタッピングによる左運動野の活動が明瞭に画像化されています．（カラー図は口絵参照）

HbO
−1.7 −0.9 0.0 0.9 1.7 (μm)

表 5.2 定常光法と時間分解法の特徴の比較（SD：照射・検出間距離）

		定常光法	時間分解法
測定原理		拡張ビア・ランバート則	光拡散方程式
測定量	HbO,HbD,HbT	変化量	絶対値
	酸素飽和度 SO	可（複数 SD で）	可
	吸収特性（μ_a）	変化量	絶対値
	散乱特性（μ_s）	不可	絶対値
	光路長 L	不可	絶対値
深さ選択性		なし	あり
深い領域（脳）への感度		低い	高い
皮膚血流の影響		大きい（小も可能：複数 SD やデータ処理で）	小さい
プローブ接触変化の影響		大きい	小さい
測定の再現性		低い	高い

報告されています [5-36]．ヘルメット型の装置については次章の光 CT（拡散光トモグラフィ）で詳しく紹介します．

　時間分解法は定常光法よりも優れた性能を持っていますが，データ解析においては時間分解法 NIRS でも，定常光法 NIRS と同様に頭部の組織は光学的に一様と仮定するのが一般的です．実際には図 5.22 に示すように，頭部は頭皮，頭蓋骨，脳脊髄液層，灰白質，白質という光学特性が異なる 5 層構造とするのが妥当と考えられています．脳活動をより精密に計測するのであれば，図 5.22 に示すように平均光路長 L ではなく，脳の部分の光路

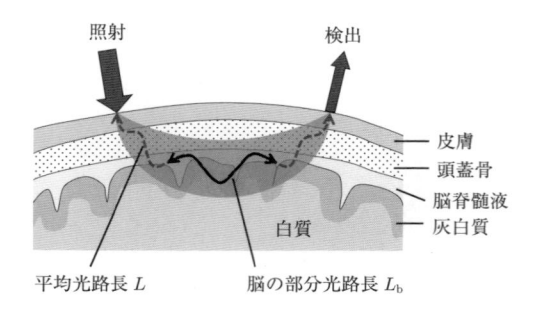

図 5.22　5 層構造の頭部
平均光路長 L と脳の部分光路長 L_b.

長 L_b を知る必要があり，L_b は L よりもずっと短いはずです．したがって，時間分解法を用いた図 5.21 の場合でも脳内の HbO の値は図示された値よりも大きいはずです．しかし，現在の技術では L_b を計測する方法はありません．それでも，皮膚，頭蓋骨，脳からなる頭部の構造をあえて一様と仮定し，定常光法や時間分解法を用いて脳活動を推定する技術はこれまで述べたように多くの場合に応用されています．

　時間分解法を用いた脳活動に関する研究には，アルコール酔いの影響を調べた研究 [5-37]，向精神薬，麻酔薬として使用されるケタミンを投与した際の脳活動を調べた研究 [5-38] などがありますが，以下では，森林浴の効果に関する研究 [5-39] を紹介します．

5.8.1　森林浴が疲労を回復させる？

　時間分解法を用いた NIRS デバイスを前頭部に装着し，疲労を感じる課題（3 バック課題[9]）を行うと，右前頭部で計測された HbO の値と左前頭部での HbO の値との差 ΔHbO が被験者の感じた疲労感と強い相関を持つことがまずわかりました [5-39]．次に，被験者に植物がない部屋と植物が備えられた部屋（バイオトロン温室[10]）に滞在してもらいました．植物が備

---

9)　3 バック課題：被験者には一連の文字（または数字）が順番に呈示され，現在呈示されている文字が 3 回前の文字と同じときにはボタンを押します．たとえば文字が次のように呈示されたときには下線付きの文字でボタンを押さなければなりません．
　　B L F C F S C D Q B L Q K L H B A T B R A D H R
　　ワーキングメモリを評価・計測するための認知課題の一種で，"3 バック" の代わりに "2 バック" が使われることも多いです．
10)　バイオトロン温室：一般的にはバイオトロンとは生物用人工気候装置を指します．

えられた部屋への滞在は森林浴を模擬しています．それらの部屋でも
ΔHbO を計測し，また，それぞれの部屋に入る前と出た後で3バック課題
を行ってそのときの疲労感を答えてもらいました．

　すると，植物がない部屋に滞在した場合には滞在前に比べ，滞在後での
疲労感は強くなり，ΔHbO はやや増加しました．一方，植物のある部屋に
滞在した場合は，滞在前に比べて疲労感は弱くなり ΔHbO は大きく低下し
ました．森林浴によって3バック課題による疲労感は弱くなり，そのとき，
左の前頭部の脳活動はほとんど変化しなかった一方で，右の前頭部の脳活動
が大きく低下しました．植物の種類による効果の違いはほとんどありません
でした．

　ストレスと前頭部の左右差の関係を定常光法 NIRS により調べた研究
（図5.7）では，ストレスが強くなると左右差指標が大きくなりました．森
林浴中の3バック課題を用いたこの研究でも図5.7 と同様に左右差指標を求
めたところ，疲労感が強くなっても定常光法 NIRS で計測した左右差指標
には変化が現れなかったと報告されています．時間分解法 NIRS 計測によ
って，3バック課題により疲労感が強くなると右前頭部の脳が活発に活動す
ることを捉えることができたようです．これらの研究では NIRS 計測は前
額部のみで行っているため他の領域での脳活動の変化を捉えることはでき
ませんが，森林浴で右前額部の脳活動が低下するのに伴い，視覚野や嗅覚
野の活動が活発になっているかもしれません．今後，全頭部での時間分解法
NIRS 計測が期待されます．

5.9　NIRS の課題とこれから

　これまで定常光法 NIRS，および時間分解法 NIRS の研究成果を紹介して
きました．しかし，時間分解法を用いる場合でも脳内の光路長と脳以外の組
織の光路長を分離して計測すること，また，皮膚血流の影響を除外すること
は課題となっています．皮膚血流は，心理的な興奮などにより変化するだけ
でなく，頭を上下させるだけでも容易に変化します．

　この研究では太陽光を用い，環境を制御できる温室に自然の森林の中にいるように感じ
られる空間を作っています．

　皮膚血流の影響を除外する手法は，特に定常光法 NIRS に対していくつか開発されています [5-22]．皮膚血流と脳血流の変化の仕方が異なることや，皮膚血流の変化が生じる範囲は脳血流の変化が生じる範囲よりも大きいことを利用して，皮膚血流の影響を除外する計算手法が開発されています．また，照射点と検出点の間の距離を 3 cm よりも短い距離，たとえば 1 cm にすれば検出される光は脳まで到達しないで皮膚や頭蓋骨を通ってきた光と考えられるので，測定された光強度の変化は皮膚血流の変化のみを反映していると考えて皮膚血流の影響を除外する方法なども開発されています．

　しかし，皮膚血流の影響を完全に除外するための標準化された手法はなく，現時点では皮膚血流の変化ができるだけ生じないような実験条件のもとで計測を行うとともに，適切と考えられる手法で皮膚血流の影響を低減することが必要と考えられています．皮膚血流の影響の除去，プローブの接触不良による不良データの除去，ノイズの除去などが自動的に行われる広く認められたソフトウェアの開発が望まれます．

　定常光法と時間分解法の NIRS を比較した表 5.2 では，定常光法は脳の深い領域への感度が低く，時間分解法は感度が高いとなっており，時間分解法を用いれば皮膚血流の影響を小さくして脳血流の変化を捉えやすいと考えられています．しかし，時間分解法を用いても脳内と脳外の情報を完全に分離することは困難です．深さ方向の情報を復元し，皮膚血流の影響を除外し，脳内の血液に関する情報だけを画像化する，より高度な技術が求められます．それを実現するのが次章で述べる光 CT です（学術的には拡散光トモグラフィ，または近赤外光トモグラフィと呼ばれます）．

　機能的近赤外分光法は今では NIRS または fNIRS という略称で呼ばれることが多くなりつつあります．fMRI に比べると脳深部の情報は得られない，空間分解能が劣る，皮膚血流の影響があるなどの弱点もありますが，脳活動を簡便にリアルタイムでモニタリングできることから，さまざまな分野で利用され始めています [5-40]．本章でもいくつか紹介しましたが，例を挙げると

① 運動障害でリハビリ中の患者の脳活動をモニタリングし，その状況を患者自身が見てリハビリの効果を実感してさらにリハビリに励むようになる，いわゆるニューロフィードバック，

② MRI の適用が困難な新生児や乳幼児の脳機能の発達状態を調べる，

③ 脳の前頭葉にある前頭前野の機能が低下した認知症患者に，心地よい音楽や香りなどの快適な刺激を与えたときに前頭前野の活動が活発になる様子を調べる（認知症の音楽療法，ゲーム療法，絵画療法，化粧療法，香り療法など），

④ 快適または不快な刺激を与えられたときに前頭葉の左右で刺激に対する反応が異なることからストレスへの耐性を調べる，

⑤ 早期認知症かどうかを，適切なテスト課題を行っているとき，あるいは適切な刺激を与えたときの前頭部の反応で判定する，

⑥ 意思の伝達が困難になった筋萎縮性側索硬化症患者の意思伝達ツールとする，

⑦ スポーツを行っている際の活動している筋肉の酸素代謝などを調べる，

⑧ 手術で全身麻酔をかけた患者の脳内血液循環や酸素代謝をモニタする，

⑨ ブレイン・マシン・インタフェイス，ブレイン・コンピュータ・インタフェイスとして利用する，

などです．

　これらの応用に対して用いられる NIRS 装置も，前頭部に容易に装着可能なプローブが 1 個や 2 個の小型でウェアラブルのものから，多数のプローブで頭部全体をカバーできるものまで各種の装置が市販されるようになりました．日常生活に NIRS を用いた脳科学が入り込んでいくだろうとの期待もあります [5-41]．1990 年代後半における開発当初の NIRS への過度な期待や評価が落ち着いてきて，NIRS の長所と短所を理解したうえでの実用的な応用が着実に広がっていくと考えています．

付記 5.1：平均光路長（L）と平均浸透深さ（Z）

　図 5.1 に示すようにさまざまな光路をたどる光の平均的な光路長（L）は計測することが可能です．計測するには時間分解法を用います．照射光として極短パルス光を用いると，検出光の強度の時間変化（飛行時間分布）は図 5.23 のような曲線となります．横軸の時間は，照射点から検出点にたどり着くまでに経過した時間（飛行時間）（t）ですので，それぞれの飛行時間

(t) に光の速度 (c) を掛ければそれぞれの光がたどった光路長 (ct) となります．検出されたすべての光の平均飛行時間 (t_m) に光の速度 (c) を掛ければ平均の飛行距離，つまり，平均光路長 $(L = ct_m)$ となります．図 5.1 では，平均光路長は滑らかな曲線（太い破線）で描かれていますが，実際にはこの曲線の長さよりもずっと長くなります．たとえば，照射点と検出点の間の距離を d とすると，平均光路長 L は d のおよそ 5 倍から 10 倍になります．L と d の比はおおむね組織の散乱の強さ（散乱係数 μ_s）の平方根に比例し，吸収の強さ（吸収係数 μ_a）の平方根に反比例します．散乱係数や吸収係数はヒトの組織や部位によって異なっており，光を強く散乱する骨が厚い部位では L と d の比は大きくなります．光学特性（散乱と吸収）が一様な組織では $L = (d/2)\sqrt{3\mu_s\mu_a}$ で表され，典型的な生体組織では近赤外光に対して $\mu_a = 0.02\,\mathrm{mm}^{-1}$，$\mu_s = 1.0\,\mathrm{mm}^{-1}$ ですので，$L = 6.1d$ となり，$d = 3\,\mathrm{cm}$ とすると $L = 18.3\,\mathrm{cm}$ となります．散乱が 2 倍になれば $L = 8.7d$ となります．

　平均浸透深さ (Z) はおよそ，$Z = (1/2)\sqrt{d/\mu_e}$，$\mu_e = \sqrt{3\mu_s\mu_a}$ で表され，$\mu_a = 0.02\,\mathrm{mm}^{-1}$，$\mu_s = 1.0\,\mathrm{mm}^{-1}$ では $d = 1\,\mathrm{cm}, 2\,\mathrm{cm}, 3\,\mathrm{cm}, 4\,\mathrm{cm}$ でそれぞれ $Z = 3.2\,\mathrm{mm}, 4.5\,\mathrm{mm}, 5.5\,\mathrm{mm}, 6.4\,\mathrm{mm}$ となります．

参考文献
[5-A1] F. Martelli, et al., SPIE Press (2010).
[5-A2] M. S. Patterson, et al., Appl. Opt., Vol. 34, p. 22 (1995).

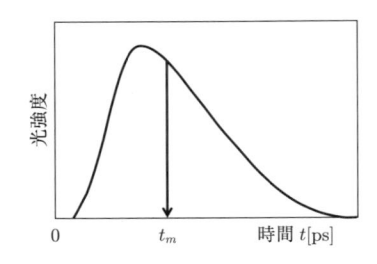

図 5.23　飛行時間分布と平均飛行時間 (t_m)
平均光路長は $L = c \times t_m$（c は光速）で求められます．

付記 5.2：光トポグラフィ（光マッピング）の画像化法

　2 次元の画像化法は次の通りです．図 5.1 に示すように，1 ペアの照射・検出プローブでは照射点と検出点を結ぶバナナ形の伝播経路中の平均的な HbO，HbD，HbT の濃度変化がデータとして得られますが，このデータを照射点と検出点の中点（データ点と呼びます）のデータとして与えます．

　図 5.24(a) のように多数の照射プローブと検出プローブを頭部表面に一定の間隔で互い違いに配置します．ここでは照射プローブ 5 本（白色丸の S1，S2，S3，S4，S5）と検出プローブ 4 本（黒色丸の D1，D2，D3，D4）が 3 cm 間隔で交互に配置されています．このような配置では，照射プローブと検出プローブの組み合わせは 12 ペアあり，それぞれのペアの中点に 12 個のデータ点（灰色四角の 01，02，…，12）が指定されます．たとえば照射点 S3 の左右には検出点 D2 と D3 があり，S3 と D2 のペアではデータ点 06 が，S3 と D3 のペアではデータ点 07 が指定されます．その様子をヒト頭部の断面で示したのが図 5.24(b) です．

　各データ点に，対応する照射・検出プローブで得られる計測結果の数値，たとえば HbO を与えます．その様子が図 5.25(a) に示されています．もし，脳の活動領域（斑点丸 ◎）がデータ点 07 の近傍にあれば，脳活動によって HbO が増加しますのでデータ点 07 の HbO は大きな値を取り，その近

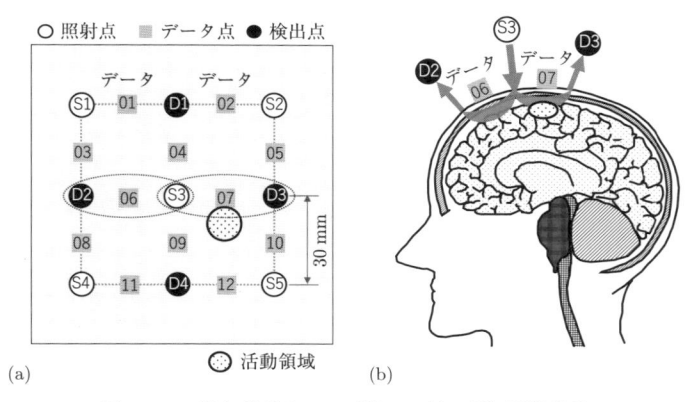

図 5.24　光トポグラフィ（光マッピング）画像化法

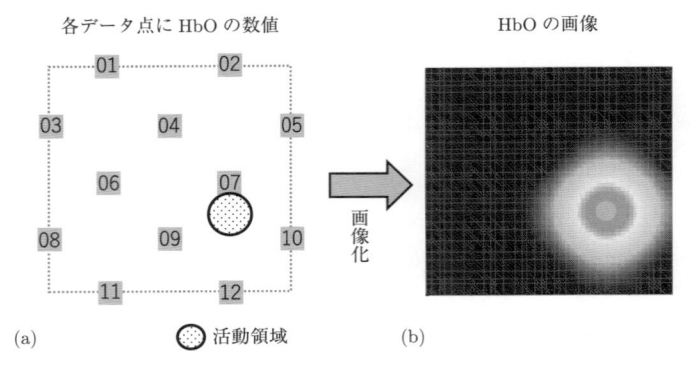

図 **5.25**　光トポグラフィの画像化法

(a) の 12 個のデータ点の数値（HbO）から画像を描き出します．活動領域（斑点丸 ◌）がデータ点 07 の近傍にあると (b) のような画像が得られ，活動領域を推定することができます．

傍にあるデータ点（04，05，09，10，12 など）の HbO も他のデータ点よりも大きくなります．そこで，この 2 次元平面の 12 点における HbO の数値を滑らかにつなぐことによって図 5.25(b) のような画像が得られます．これが光トポグラフィ（光マッピング）の画像化法です．

　この方法は，計測データから拡張ビア・ランバート則で求めた数値をそのままデータ点に置くだけで，次章で述べる光 CT などのように逆問題を解く必要がなく，極めて簡便な画像化法です．

付記 5.3：時間分解法の特徴と定常光法との比較

　時間分解法では図 5.23 のような飛行時間分布が計測されます．遅い時間に検出された光は長い距離を伝播してきた光なので，深い位置を通過した確率が高いことになります．したがって，飛行時間分布をある時間幅をもった時間窓で区切ると，図 5.26 のように早い時間帯①②に検出された光の浸透深さは浅く，遅い時間帯④⑤に検出された光の浸透深さは深くなることがわかります．したがって，遅い時間窓のデータは脳のような深部の情報を，早い時間窓のデータは頭皮のような浅部の情報を与えることになります．頭皮中の血液量（血流量）は脳活動に伴って変化することも多く，NIRS の

信号には頭皮中の血液量の変化も含まれ
ているため，その信号から脳における血
液量の変化を抽出する必要があります．定
常光法では，照射・検出間距離を 1 cm 程
度に短くした検出器を追加し，そこで得
られた信号は頭皮のみを伝播してきたと
解釈し，それから得られる血液量の変化
を照射・検出間距離が 3 cm で得られた血
液量の変化から差し引いて脳内の血液量
変化を求める方法があります．そのほか
にも，頭皮中の血液量の変動と脳活動に
よる脳内血液量の変動のパターンが違う
ことを利用して脳内血液量の変化を抽出
する方法などが開発されています．一方，
時間分解法で時間窓を適切に選択すれば，
頭皮中の血液量変化の影響を少なくして
脳内の血液量変化を計測することが可

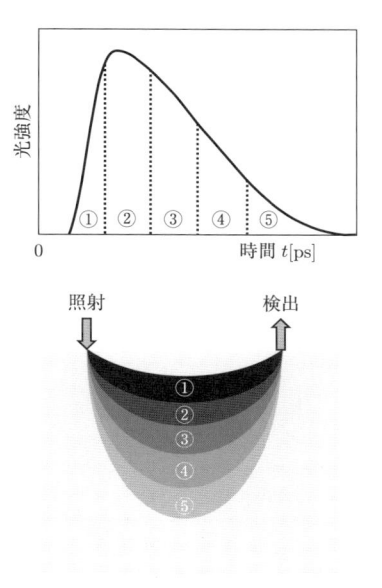

図 5.26 飛行時間分布の時間窓と伝播深さのイラスト

能です（表 5.2 の通り，深さ選択性があり，深い領域への感度が高い）.

　一様な生体組織内の極短パルス光の光伝播に関する解析解が，計測された
飛行時間分布に一致するように吸収係数と散乱係数を調整（フィッティン
グ）すれば，その結果が生体組織の吸収係数と散乱係数（絶対値）となりま
す．定常光法では吸収係数の相対的な変化を得ることは可能ですが絶対値を
得ることはできず，散乱係数を計測することはできません．2 波長の吸収係
数から HbO，HbD および HbT，SO が計算されます.

　定常光法では光プローブと頭皮との接触状態が変化すると頭部への入射光
量および検出器への入射光量が変化するため，NIRS 信号への外乱となって
無効なデータとなります．一方，時間分解法において得られる飛行時間分布
は生体内を伝播した信号ですので，光プローブと頭皮との接触状態が変化す
れば飛行時間分布の高さは変わりますが形は相似になり，最大値で無次元化
すれば形は変わりません．したがって飛行時間分布から得られる吸収係数・
散乱係数は変化しません．光プローブを取り外してもう一度取り付けたとき

に頭皮との接触状態を前回と同じにすることは難しいため，定常光法では測定の再現性が低くなりますが，時間分解法では再現性が良好です（表 5.2 の通り，測定の再現性が高い）.

付記 5.4：定常光法と時間分解法の装置の比較

　定常光法と時間分解法の装置の比較が表 5.3 です．時間分解法では従来型と最新型も比較しています．この表を見ると最新型の時間分解法の装置が革新的に進化していることがわかります．

表 5.3　定常光法と時間分解法（従来型と最新型）装置の比較

	定常光法	時間分解法：従来型	時間分解法：最新型
装置価格	低〜高（Ch 数依存）	高〜特高	中〜高
装置サイズ	小〜大（Ch 数依存）	中〜大	小
Ch 数	1〜1000	1〜30	2000 以上
ウェアラブル	可（少 Ch 数）	可（少 Ch 数）	可
測定速度	速（最大 1000 Hz）	遅（1〜10 Hz）	速（2000 Ch で 7 Hz）

　（注）Ch：チャンネル（照射点と検出点のペア）

━━ コラム 5.1　静脈による生体認証技術 ━━

　多くの分野でセキュリティが求められ，個人の認証が極めて重要なテーマとなっており，個人を認証するのに本人の生体情報を用いるのが生体認証（バイオメトリクス）技術です．

　生体認証には顔，指紋，虹彩，声紋など，個人でユニークな各種のパターンが使われますが，指や手のひらの静脈パターンも個人でユニークでそれを利用した生体認証技術が開発され，実用化されています．指の静脈認証は日立製作所が世界に先駆けて開発した技術であり，光トポグラフィを応用した技術です．

　本書の「はじめに」では，指を透過した近赤外光の画像に見える縞模様は皮膚の表面に近いやや太い静脈であることを説明しました．これを利用したのが静脈による生体認証技術です．

　静脈認証では，図 5.27 のように主に指の静脈または手のひらの静脈が使われています．指の場合には透過した近赤外光を容易に検出できることか

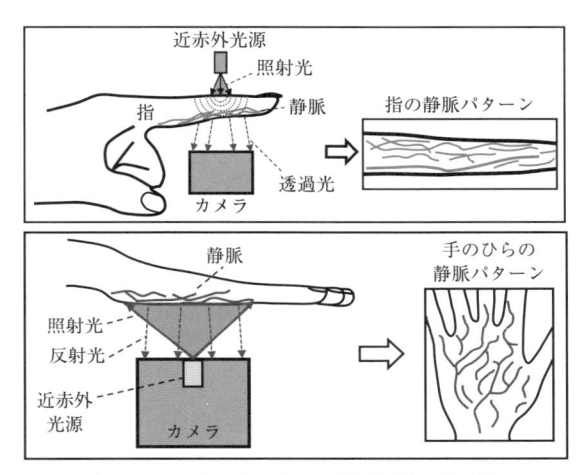

図 5.27　指や手のひらの静脈認証の模式図

ら透過光の画像から指内部（内部といっても透過側の表層部）の静脈パターンを，手のひらの場合には反射した近赤外光から手のひら（照射側の表層部）の静脈パターンを画像化します．透過あるいは反射した近赤外光の生の画像を画像処理して静脈パターンを明瞭にして登録しておき，認証時のパターンを登録パターンと比較して本人確認などを行います．

　指紋と違い，生体内部の個人に特有な静脈パターンを用いるため，偽造やなりすましなどが難しく，また，皮膚表面の乾燥や濡れなどに影響されにくいとされています．生体認証での高い識別精度の実現には，使用する生体情報が複雑な構造を持ち，安定して，環境の影響を受けにくいことと，利便性や安全性が求められますが，静脈パターンはこれらの条件や要求をほぼ満たしています．高度なセキュリティが求められる多くの場面で用いられており，さらに応用が広がると考えられています．

コラム 5.2　弱い近赤外光で治療効果？
Photobiomodulation (PBM)

　身体の広い面積に対し，NIRS で用いる近赤外光の 10 分間程度の照射を繰り返すことにより，炎症が軽減される，痛みが緩和される，脳障害が改善されるなどが報告されています．これらは生体光調節療法（photobiomodulation: PBM），あるいは低強度光治療（low-level light therapy: LLLT）と呼ばれています．その治療効果のメカニズムにはまだ不明な点がありますが，非常に多くの研究が報告されています．以下に数例だけ簡単に紹介します．

●褥瘡（床ずれ）の治癒が促進される [5-C1]

　67 人の難治性褥瘡患者（褥瘡面積の平均は約 32 cm^2）を，褥瘡患部にレーザ光を照射する 3 群（波長 658 nm，808 nm，940 nm）と偽照射の計 4 群に分け，患部にレーザ光照射を 1 日 1 回，週 5 日，4 週間行いました．照射エネルギーは 1 回当たり 4 J/cm^2 とし，照射開始日，14 日目，および 28 日目に血液と褥瘡部の組織の一部を採取して，増殖因子と炎症性物質を調べました．その結果，658 nm 群では開始後 2 週間で増殖因子と炎症性物質の顕著な改善が見られ，患部の炎症反応が消失して治癒プロセスに進行しました．他の群ではそのような効果は見られませんでした．

●脳機能が改善される

　脳の実行機能（複雑な目標達成行動を計画，実行，調整する認知能力）を PBM が改善するかどうかが，30 名の健康な学生で調べられました [5-C2]．PBM 実施群と偽実施群に分け，照射光の波長 1064 nm，照射強度 0.25 W/cm^2，照射面積 13.6 cm^2，前頭部の右側頭部の上下 2 ヵ所で 1 ヵ所当たり 1 分間照射を 4 回（照射エネルギー 60 J/cm^2）行いました．実行機能を調べる課題は Wisconsin Card Sorting Test（提示された 1 枚のカードが 4 種類の参照カードのどれと同グループに属するかを回答，また，参照カードのグループ分けは随時変更され，その変更を認知して回答）です．実験の結果，課題の正答率は統計的な有意差で PBM 実施群が偽実施群よりも高く，また，参照カードのグループ分けが変更されたときの対応も PBM 実施群の方が速くなりました．これらの結果から，前頭側頭部への頭皮・頭蓋骨を通しての PBM が脳の実行機能を改善することが示唆されました．ただし，照射法，他の脳機能，脳機能障害者など，各種の条件や対象者に対する研究，PBM 効果のメカニズム解明が必要とされていま

す.

　外傷性脳障害で植物状態となった患者の頭部に波長 850 nm の光を照射し，その効果を SPECT（第 1 章付記 1.1(7)）により脳血流量の変化で調べた研究もあります [5-C3]．患者の左右前頭部にパワー密度 11.4 mW/cm^2 で，毎日 2 回（6 時間間隔）30 分ずつ，73 日間照射した結果，障害のある右側前頭角ではなく左前頭前野で血流量が 20% 増加しました.

　PBM の脳機能への効果のメカニズムは，細胞内のチトクローム c オキシダーゼ（cytochrome c oxidase: CCO）という酵素が近赤外光を吸収することに基づくと考えられています [5-C4]．生体活動は，細胞内のミトコンドリアで生成されるアデノシン三リン酸（ATP）が水と反応してアデノシン二リン酸（ADP）になるときに発生するエネルギーで行われます．極めて単純化すると，ミトコンドリア内の CCO が近赤外光を吸収して活性化され，複雑な生化学反応を経由して ATP の生成が促進されることにより生体活動が活発化するというのが，PBM のメカニズムと考えられていますが，まだ未解明の部分も多く，これからの研究が俟たれます.

参考文献
[5-C1] J. Taradaj, et al., Int. J. Med. Sci., Vol. 15, p. 1105 (2018).
[5-C2] N. J. Blanco, et al., J. Neuropsychol., Vol. 11, p. 14 (2017).
[5-C3] H. Nawashiro, et al., Photomed. Laser Surg., Vol. 30, p. 231 (2012).
[5-C4] C. L. Saucedo, et al., Brain Stim., Vol. 14, p. 440 (2021).

第6章

NIRSの極限技術 "光CT"

いわゆる光CT，学術的には拡散光トモグラフィ (DOT: diffuse optical tomography) または近赤外光トモグラフィ (NIROT: near-infrared optical tomography) と呼ばれる技術は，X線CTのX線の代わりに近赤外光を使って断層画像を描き出します（以下，簡略化とわかりやすさのため "光CT" と呼びます）．X線CTは身体の構造を描き出す一方，光CTは，NIRSと同様に血液の状態，一種の生理学的状態に関する断層画像を描き出します．しかし，光CTで断層画像を描き出すのはX線CTに比べると容易ではありません．それはX線が生体組織により散乱されずに（わずかに散乱されて）真っ直ぐ進むのと対照的に，近赤外光は生体組織により強く散乱されるからです．光CTは光散乱に対して真正面から取り組む技術です．以下では，まず，X線CTの原理を簡単に説明し，その後，光CTの考え方を紹介します．ただ，それらを記述する「6.1　光CTとX線CTの違い」から「6.3　光CTの装置と画像化」までは，技術的にやや込み入った話です．これらの節をまとめてざっくりといえば，生体内で散乱によって広がった光のデータから生体内部の情報を画像化するには高度な数学や光伝播に関する物理を用いる必要があるということです．これを念頭に入れていただければ技術の説明を読み飛ばして，「6.4　光CT画像の実例」に進んでいただいても構いません．

6.1　光CTとX線CTの違い

光CTとX線CTの違いを理解するためには，X線CTの原理を知る必要があります．以下ではまずX線CTの原理を簡単に説明した後，光CTとの違いを説明します．

6.1.1　X 線 CT の原理

　図 6.1 は X 線 CT の原理を示すイラストです．身体のある断面（断層面）の片側には X 線を出す X 線源があり，反対側には X 線検出器があります．X 線は身体を直進し，直進経路中の生体組織によって吸収され強度が弱くなった透過 X 線が X 線検出器によって検出されます．図 6.1(a) では X 線源と X 線検出器が一緒に一方向（x 方向）に平行移動します（スキャン 1）．次に図 6.1(b) のように角度 (θ) を変えて X 線源と X 線検出器が一緒に平行移動し（スキャン 2），違う角度からの平行スキャンを繰り返します．図 6.1(b) では角度 θ は 45 度ずつの変更で，計 4 スキャンです．なお，X 線の向きが反対の場合，たとえば $\theta = 180$ 度と $\theta = 0$ 度は同じデータを与えるので計 4 スキャンで全断面をカバーします．1 スキャン当たりの検出データ数を m 個（図 6.1 では 7 個），変更する角度の数を n 個（図 6.1 では 4 個）とすると，合計 $m \times n$ 個のデータが得られます．各データは，各 x 方向と角度 θ での X 線の吸収による減衰を表しますが，その減衰の大きさは，X 線の進む直線（y 方向）上での吸収係数の x-y 平面内の分布 $\mu_a(x, \theta)$ をその直線上で足し合わせた（積分した）値となります．具体的には，照射 X 線強度を I_0，検出 X 線強度を I とすると，減衰の大きさは位置 x と角度 θ で変わる吸光度 $A(x, \theta)$ で表されます（図 6.1(c) の式）．これは第 2 章の図

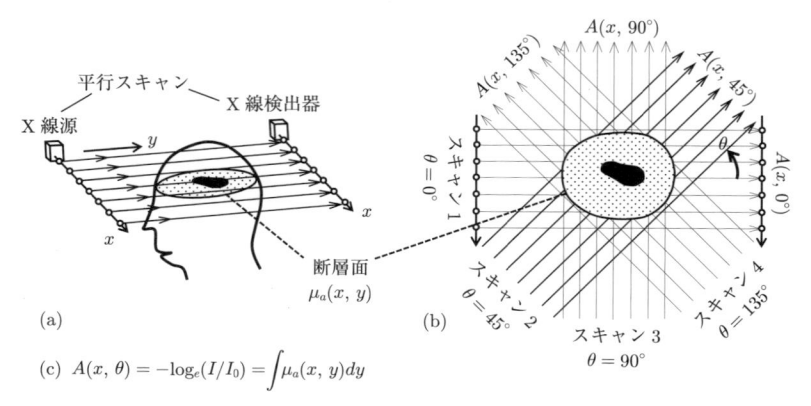

(c) $A(x, \theta) = -\log_e(I/I_0) = \int \mu_a(x, y) dy$

図 6.1　X 線 CT の原理
断層面の中の X 線の吸収分布が画像化され，骨や筋肉など，組織ごとに吸収の強さが異なるので区別することができ，解剖学的情報が得られます [6-1].

2.5 で説明したビア・ランバート則を吸収係数に分布がある場合に適用して得られます.

さて，このようにして得られた $m \times n$ 個の吸光度データから吸収係数の断面内分布 $\mu_a(x, \theta)$ を求めれば X 線 CT の 2 次元断層画像が得られます. 骨や筋肉など，組織ごとに X 線の吸収の強さが異なるので区別することができ，解剖学的情報が得られます. 吸光度データ $A(x, \theta)$ から吸収係数分布 $\mu_a(x, \theta)$ を求める計算手法には，逆投影法，逐次近似法，ラドン逆変換，などいくつかの方法がありますが，手計算では無理で，コンピュータを用いて行われます. そのため X 線 CT は原語では X-ray computed tomography（X 線コンピュータ断層撮影法）と名づけられました. この開発により，英国の G. N. ハウンズフィールドと米国の A. M. コーマックは 1979 年にノーベル医学・生理学賞を受賞しました. 初期の装置から発展して現在では 3 次元の断層像を高速かつ高分解能で得ることができます.

MRI（核磁気共鳴イメージング）によっても身体の構造に関する 3 次元断層画像を得ることができますが，原理は X 線 CT とはかなり違います. MRI については第 1 章の付記 1.1 (2) に原理を簡単に記述しました.

6.1.2　X 線 CT と光 CT の違い

X 線の代わりに近赤外光を使って生体内の断層画像を描き出そうという光 CT の研究開発は 1990 年ごろから開始されました. 光 CT は X 線 CT よりも技術的には難しい課題です. それはひとえに生体組織が近赤外光を強く散乱するからで，X 線 CT と光 CT の違いを図 6.2 に模式的に表しました.

X 線 CT の場合には検出された X 線の信号は通ってきた直線経路の情報（吸収係数）しか含んでいません. 一方，光 CT の場合には検出された近赤外光の信号は第 2 章図 2.10 で図示されるような 3 次元の紡錘形，あるいはバナナ形の経路中の情報（吸収係数と散乱係数）を含んでいます. そのため，X 線 CT で有効であったラドン逆変換などの計算手法が適用できません. それではどのようにして画像を得るのでしょうか. 画像は数学的には逆問題と呼ばれる手法を使って得られます. ラドン逆変換などの X 線 CT で用いられる手法も一種の逆問題ですが数学的には比較的容易に画像を得る

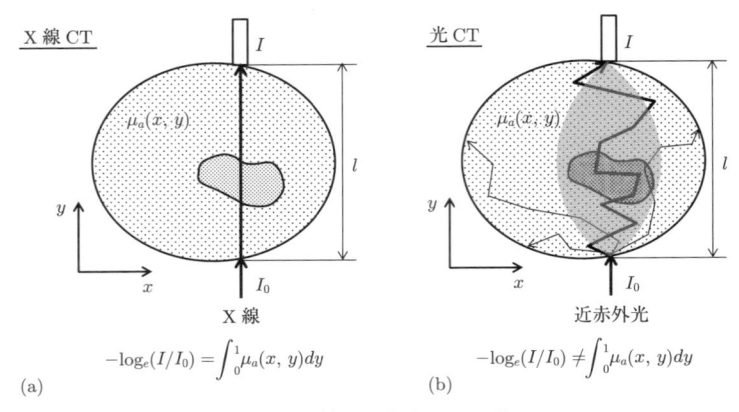

$$-\log_e(I/I_0) = \int_0^1 \mu_a(x, y)dy \qquad -\log_e(I/I_0) \neq \int_0^1 \mu_a(x, y)dy$$

(a) （b）

図 6.2　X 線 CT と光 CT の違い

(a) X 線 CT では測定データは直線上の情報しか含みませんが，(b) 光 CT では測定デー
タは 3 次元の紡錘形やバナナ形光伝播経路の情報を含んでいます．

ことができる手法です．光 CT の場合にはより複雑な逆問題の手法を採用
する必要があります．では逆問題とはどのような数学的な手法なのでしょう
か．

6.2　悪条件の逆問題を解く光 CT

　光 CT は逆問題を解いて画像化しますが，逆問題にも難易度があり，光
CT は難度の高い逆問題を解く必要があります．学術的にはこの難しさは
「悪条件」と呼ばれます．X 線 CT の画像化は「良条件」の逆問題です．以
下では逆問題と悪条件について説明します．

6.2.1　順問題と逆問題

　「逆問題」に対して「順問題」があります．簡潔にいえば，順問題は原因
から結果を導く問題で，逆問題は結果から原因を推定する問題です．

　このように表現すると逆問題というのは何やら難しい概念のように感じ
ますが，広い意味で我々の生活の中では逆問題に相当することを日常的に行
っています．たとえば，体調不良で熱っぽいと感じると体温計で体温を測り
ます．体温が 37℃ を超えると熱が出たと判断し，発熱の原因はなんだろう

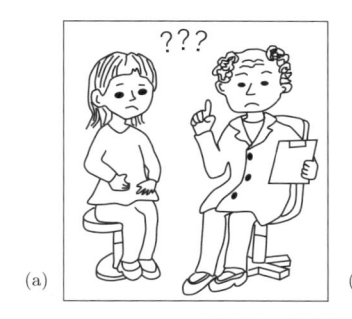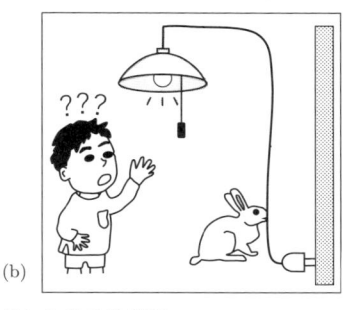

図 6.3　日常生活における逆問題
(a) 医者が患者の症状から病名を推測します．(b) 電灯が点かない原因を探ります．

かと考えます．測定した体温や感じられる身体の痛みや不快感・各種の症状
は，言い換えれば身体自身が感じた，あるいは観察・測定した結果です．身
体に現れた各種の症状から病名を推測することはいわゆる逆問題です．お医
者さんたちが毎日患者さんを診察していますが，絶え間なく逆問題を解いて
いるといっても過言ではありません（図 6.3(a)）．

　もっと簡単な例はたくさん見つけられます．部屋の電灯の明かりを昨日ま
では点けることができたのに今日は点けることができない場合，なぜ点かな
いのかその原因を探します（図 6.3(b)）．電灯のランプそのものが駄目にな
ったのか，スイッチが故障したのか，電線が断線したのか，コンセントが外
れているのか，など，いろいろな原因を考えて突き止めます．これも電灯が
点かないことが結果で，その原因を突き止めるのが逆問題です．本書の副題
にある「光で身体を診る」こと自体が逆問題です．

　広義での逆問題は結果から原因を突き止める問題ですが，今では数学・物
理学・工学分野などで逆問題という学術分野が確立され，そこではもう少し
狭い意味で使われ，測定された物理量から特性値（物性値）分布や条件を求
めることを指します．一般的に，ある物理現象を数学的に記述するには，ま
ず物理モデルを組み立て，その物理モデルを数式で表します．たとえば，生
体組織中の光の伝播を表す数式です．その数式は，物理現象を表す物理量と
その物理量に関する媒体の特性値から構成されます．

　この数式を，与えられた特性値や条件の下で解くのが順問題です．たとえ
ば生体組織中の光伝播現象の場合には，物理量は光エネルギー強度，特性値

は組織中の吸収係数や散乱係数，条件は時刻ゼロと組織境界での光エネルギー強度の値です．生体組織中の特性値の分布を与え，時刻ゼロで極短パルス光をある点に照射するという条件を与えれば，生体組織中を伝播する光のエネルギー強度分布を時間を追って知ることができます．その例が，第 2 章図 2.11 で示したヒト頭部内の極短パルス光の伝播です．つまり順問題では，特性値分布と条件が既知で物理量が未知となっており，物理モデルの数式を解いて未知の物理量を求めます．求められた物理量から実際に測定されるデータ（物理量）を計算・推定することができます．

　一方，逆問題では，測定された物理量が既知で，組織中の特性値分布や条件が未知となっており，測定された物理量から特性値分布や条件を求めます．もっと一般化して，あるいは広い意味でいえば，観測結果から原因を推定する問題が逆問題です．光 CT の場合は，生体組織の表面で測定された光エネルギー強度から，組織内部の光学特性値（吸収係数と散乱係数）分布を求めることであり，逆問題の典型的な例です．

　先に説明した X 線 CT は学術的な観点では初めて実用化に成功した逆問題といっても過言ではありません．X 線の測定結果から身体の内部の構造情報を解き明かすという技術は当時としては画期的でした．X 線 CT の成功に刺激され，磁気共鳴イメージング (MRI) や陽電子放出断層撮影法 (PET) など，逆問題の技術が次々と開発されました．他にも超音波を使って材料内部の欠陥を調べる非破壊検査や，地表から電流を流入させることによる地下の構造調査や資源探査も逆問題です．

　逆問題にも易しい問題と難しい問題があります．X 線 CT は比較的易しい逆問題で，良条件（良設定：well-posed）の逆問題と呼ばれますが，光 CT は悪条件（非適切設定：ill-posed）の逆問題と呼ばれ，難しい逆問題です．光 CT が難しい逆問題であることを次に説明します．

6.2.2　悪条件の逆問題

　逆問題においては，一般的に測定データが入力で，媒体内部の特性値分布などの未知数が出力となります．測定データの数を M 個，媒体内部を N 個の要素に分割して各要素の特性値を求めることにすると，入力データの数は M 個で出力データの数は N 個となります．入力データの数 M 個と出力

データの数 N 個が等しい $(M = N)$ 場合には N 個の出力データは適切に求めることができ，良条件の逆問題で，数学的には，未知数の数と方程式の数が等しい連立方程式を解く場合に相当します．ただし，個々の方程式はすべてお互いに異なっている（「互いに独立である」[1]）必要があります．入力データの数 M 個が出力データの数 N 個よりも多い $(M > N)$ 場合には，M 個の入力データのうち適切に N 個を選べば入力データと出力データの数が等しくなりますから未知数の解を求めることができます．M 個の入力データから N 個を選ぶには複数の選び方があり，その選び方の数だけ異なる解が得られますが，異なる解の平均を取る，あるいは最小二乗法などの手法で適切な N 個の解（出力データ）を得ることができます．$M > N$ の場合は優決定 (over-determined) 問題と呼ばれます．

ところが，出力データの数 N 個が入力データの数 M 個よりも多い $(M < N)$ 場合には N 個の出力データ（未知数の解）を適切に求めることが難しく，劣決定 (under-determined) 問題と呼ばれ悪条件の逆問題となります．数学的には互いに独立な方程式の数よりも未知数の数が多い連立方程式を解くことに相当し，原理的には解が 1 つには決まらない，あるいは無限に多くの解があることになります[2]．M 個の入力データを満足する N 個 $(M < N)$ の出力データの組み合わせは無限に存在することになり，1 組だけに決めることが困難となります．

---

1) 互いに独立な方程式：互いに独立でない方程式の例は次のような場合です．異なる 2 つの方程式の一方が他方の単純な定数倍になっている場合．たとえば $x + 2y = 5$ と $2x + 4y = 10$ は異なる 2 つの方程式に見えますが，後者は前者を単に 2 倍しただけなので，両者は実質的に同じ方程式であり，x と y を決めることができません．このような場合に 2 つの方程式は互いに独立でないといいます．$x + 2y = 5$ と $2x + y = 10$ であれば 2 つの式は互いに独立で $x = 5, y = 0$ と求まります．

2) 未知数の数 N が入力データの数 M よりも多い場合 $(M < N)$：未知数が x と y の 2 個で，測定結果である入力データが 1 個しかない場合を考え，x と y の関係が，たとえば $x + y = 5$ とします．この方程式を満足する x と y の組み合わせは $(x, y) = (1, 4), (2, 3), (3, 1), (4, 1), (1.5, 3.5), \ldots$ と無限にあります．

　x と y の組み合わせを 1 組だけに決めるためには測定データ以外の条件などを付加的に与える必要があります．たとえば $x + y = 5$ の場合には何らかの条件で $y = 1$ とわかれば $x = 4$ と決めることができます．もし $0 < y < 1$ という条件が与えられれば $4 < x < 5$ となり，1 つの値には決められませんが，$x = 4.5 \pm 0.5$ のように誤差範囲を示して最も確率の高い値を示すことができます．

　少ないデータから多くのデータを引き出そうというわけですから難しいことは容易に理解できるでしょう．測定データ以外に特別な条件などを付加的に与えれば，x と y の組み合わせを 1 組だけに決めることや，誤差範囲を示して最も確率の高い解を示すことができます[2]．

　通常，光 CT では測定対象の生体組織の表面に設置した複数の検出器での測定データから組織内の光学特性値の 2 次元または 3 次元の分布を求めます．表面に設置可能な検出器の数 (M) よりも，要素で分割した組織内の光学特性値の数 (N) の方がずっと多いことは容易にわかります．つまり，光 CT の画像化は悪条件の逆問題となります．

6.3　光 CT の装置と画像化

　光 CT の画像を得るのは光トポグラフィに比べて複雑な技術です．以下では光 CT 装置でのプローブ配置，画像再構成法，および画像再構成の際の順問題で必要な光伝播モデルについて説明します．

6.3.1　光 CT のプローブ配置

　X 線 CT や光 CT は，測定された M 個の入力データから媒体内部の吸収係数分布として N 個の出力データを求めるという逆問題です．X 線 CT の場合には図 6.1，図 6.2(a) に示したように，画像を再構成するのは 2 次元断面（x-y 平面）の中であり，その断面を複数（N 個）の小さな要素に分割し，各要素の吸収係数 μ_a を未知数（N 個）とします．先に述べたように 1 スキャン当たりの検出データ数を m 個，回転角度の数を n 個とすると入力データ数は $M = m \times n$ 個となり，M が N に等しいか大きければ良条件の逆問題となって N 個の未知数 μ_a を適切に求めることができます．スキャンする際のステップサイズを小さくして 1 スキャン当たりの検出データ数を大きくしたり，回転角度のステップを小さくして回転角度の数を増やすことで，M を N と等しくする，あるいは M を N より大きくすることは難しくはありません．したがって，N 個の未知数，いわゆる出力データを適切に求めることが容易です．出力データを求める計算法であるラドン逆変換なども複雑ではありません．

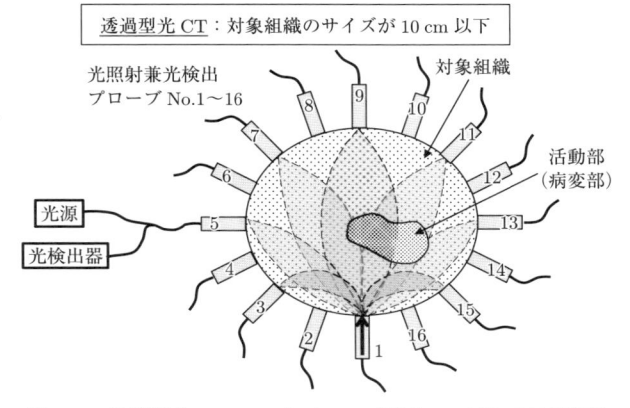

図 6.4 透過型光 CT での光プローブ配置の一例と光伝播経路
測定データは 3 次元の紡錘形やバナナ形の光伝播経路の情報を含んでいます.

一方, 光 CT では図 6.2(b) で示したように検出された光の経路は直線ではなく, 3 次元の紡錘形やバナナ形となります. 光 CT での光プローブの配置の一例を図 6.4 に示しました. ここでは対象組織の 2 次元断面の周囲に光照射と光検出を兼ねた 16 個 (No.1〜16) の光プローブが等間隔で配置されています. 16 個の光プローブのうち 1 個 (No.1) だけが光を照射し, 他の 15 個 (No.2〜16) は光を検出します. 照射プローブを No.1, No.2, No.3, …と順番に変えることにより $M = 16 \times 15 = 240$ 個の測定データが得られます.

図 6.4 は 2 次元平面で描かれていますが, 光は 3 次元空間を伝播します. そのため 2 次元断面だけを考慮する X 線 CT の逆問題計算法は光 CT では適用できません. 光 CT では 3 次元の体積を考慮しなければならず, 画像の質を上げようとして要素を小さくするとその数は非常に大きくなります.

たとえば, ヒトの前腕 (直径がおよそ 80 mm) を対象として 2 次元断面の画像を 1 辺が 5.0 mm の画素で描き出そうとすれば全要素数は $N = 201\,(40^2\pi/5^2 = 201)$ 個となります. X 線 CT では平行移動ステップを 5.0 mm $(m = 80/5 = 16)$, 回転角度ステップを 13 度 $(n = 180/13 \approx 13)$ とすれば, 検出データ数は $M = m \times n = 208$ 個で, $M > N$ となって良条件の逆問題として容易に画像が得られます. X 線 CT では, X 線が直進す

るため平行移動ステップや回転角度ステップを小さくし，測定データ数を増やすことは難しくありません.

　同じ問題を光 CT で考えてみます．図 6.4 のように 16 個のプローブを配置すれば $M = 240$ 個のデータが得られ，全要素数 $N = 201$ 個ですので $M > N$ となり良条件の逆問題として画像を得ることができそうに思えます．しかし，紡錘形やバナナ形の伝播経路が 3 次元であることから画像も 3 次元で考える必要があります．図 6.4 の 2 次元断面に対し，紙面と垂直な方向に直径程度の厚さを考えます．直径が 80 mm のヒト前腕では，1 辺が 5.0 mm の立方体要素で分割すると全要素数は $N = 3217 (\pi \times 40^2 \times (40 + 40))/5^3 = 3217)$ 個で $M < N$ の悪条件となります．測定断面を上下それぞれに 3 断面ずつ増やすと測定データ数は $M = 7 \times 240 = 1680$ 個に増えますが，要素数の増加には追いつけません.

　また，光 CT では別の問題もあります．もしデータ数を増やそうとして図 6.4 の 16 個のプローブの間に新たにプローブを設けて 32 個に増やしたとします．すると 1 断面で $M = 32 \times 31 = 992$ 個の測定データが得られるように思えます．しかし，992 個のデータがすべて有効か（互いに独立かどうか）が疑問になるからです．たとえば図 6.4 でプローブ No.1 から光を照射してプローブ No.11 で検出する場合を考えます．もし活動領域の吸収が周囲の健常組織よりも強ければ，活動領域がない場合よりも No.11 の検出光強度は下がります．No.11 の隣のプローブでも，活動領域がないときよりもあるときの検出光強度は下がります．No.11 とその隣のプローブで検出される光強度には原理的には明確な差があるはずです．ところが，No.1 から No.11 への紡錘形と No.1 から No.11 の隣のプローブへの紡錘形は少しは違いますが大きくは違わず，またそれぞれの紡錘形の中で活動領域が占める割合も大きくは違いません．その結果，No.11 とその隣のプローブの検出光強度はわずかには違うものの，検出器の測定誤差の範囲内でしか違わないということが起こります．つまり，検出光強度の差は検出器のノイズの中に埋もれてしまう可能性が高くなり，結果的に No.11 とその隣のプローブの測定結果は測定誤差内で同じとなり，追加したプローブの測定データは有効（互いに独立）ではなくなってしまうのです.

　したがってプローブ数を 32 個に増やせば未知数 $N = 201$ よりも測定デ

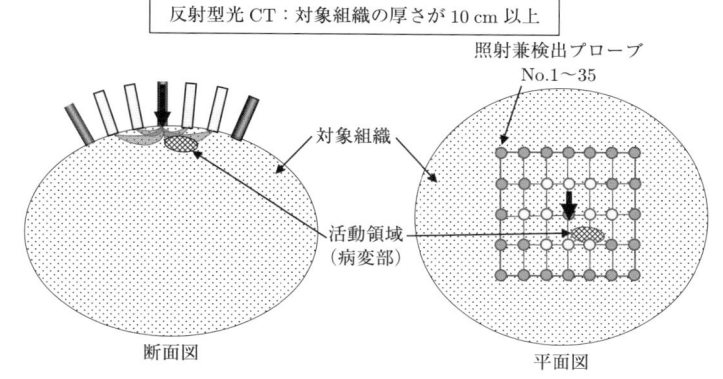

図 6.5 反射型光 CT での光プローブ配置の一例と光伝播経路
対象組織が大きいため,照射点(矢印)からおよそ 50 mm 以内の検出プローブ(白色
プローブ)で測定します.プローブ間隔は横が 15 mm,縦が 25 mm で 7 × 5 = 35 個
のプローブ配列です.

ータ数 $M = 992$ がずっと多くなるように思えますが,実際には有効な測定
データの数はそれほど増えません.プローブ間隔がある程度小さくなるとそ
れ以上プローブを密に配置しても有効なデータ数は増えなくなってしまうこ
とも光 CT が X 線 CT とは違う特徴で,本質的に光が生体組織によって強
く散乱されることから生じることです.

図 6.4 は透過型測定法ですが,近赤外光は生体透過性が高いといっても,
厚さが 10 cm を超える生体組織を透過した光は現在の光学技術では検出で
きません.そのため,厚さが 10 cm を超える組織に対しては図 6.5 のよう
に反射型の測定法にならざるをえません.この場合の光プローブの配置は光
トポグラフィの場合に似ています.光トポグラフィでは第 5 章付記 5.2 の図
5.24 のようにおよそ 3 cm 離れた照射点と検出点の隣同士のペアで測定され
たデータのみを用いますが,反射型光 CT では隣同士だけでなく多くのペ
アで測定データを収集します.図 6.5 では照射兼検出プローブが横 15 mm,
縦 25 mm の間隔で 7 × 5 = 35 個配列され,矢印のプローブから照射すれ
ば照射点から 50 mm 以内にある白色で示した 10 個のプローブで検出でき,
測定データの数は全部で 420 個まで増やすことができます.さらにデータ
数を増やすためプローブを高密度に配置して,照射・検出点間距離をより短

くすることもできますが，上に述べたデータの有効性の観点からはおよそ 10 mm が限度と考えられます．

6.3.2　光 CT の画像再構成

　図 6.4 や図 6.5 のような光プローブ配置で測定されたデータから光 CT の画像を再構成するプロセスは一般的には図 6.6 のようになり，光強度の測定結果から逆問題を解いて，その解として吸収係数分布の光 CT 画像が得られます．複数の波長での吸収係数分布から HbO などの画像が求められるのはパルスオキシメータや NIRS と同じです．

　逆問題解析の内容は，図 6.6 の破線内のようなプロセスで，まず，求めたい吸収係数 (μ_a) 分布を適当に仮定します．次に，仮定した吸収係数分布を用いて，光伝播を記述する方程式を解くと（順問題を解くと），測定結果を予測した計算結果が得られます．この計算結果を実際の測定結果と比較し，一致すれば仮定した吸収係数分布が正しかったと考えて逆問題の解とし，これが再構成された吸収係数の光 CT 画像となります．計算結果と測定結果

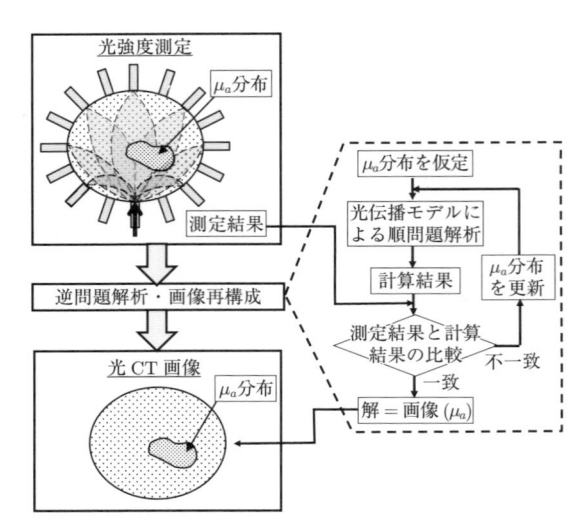

図 6.6　光 CT の画像再構成プロセス
光強度の測定と逆問題解析から成ります．逆問題解析は一般的には光伝播モデルを用い，吸収係数 (μ_a) 分布を仮定して測定される光強度の計算を行い，計算結果が測定結果に一致するまで吸収係数分布を更新して繰り返し計算を行います．

が一致しなければ，両結果の差と方程式の性質を考慮して吸収係数分布を修正（更新）し，再び方程式を解いて計算結果を求め測定結果と比較する，ということを両結果が一致するまで繰り返します．このようなプロセスは一般的に「モデルに基づいた繰り返し画像再構成」と呼ばれます．光 CT の場合，モデルとは生体内の光伝播を記述する数式のことを指します．この数式をコンピュータで解くわけですが，数値計算に時間がかかったり記憶容量が大きくなったりするため逆問題解析に実用上の課題が生じることがあります．そのため，繰り返す必要がなくなるように近似的な手法を用いる場合もありますが，詳細は省略します．

6.3.3 光伝播モデル

光 CT の逆問題に不可欠な物理現象を表す光伝播モデルについて説明します．第 2 章の「付記 2.1　生体組織内の光伝播解析」でも説明しましたが，ここではもう少し詳しく説明します．

第 2 章図 2.11 の場合には光伝播モデルとしてモンテカルロ法を用いました．モンテカルロ法は乱数を発生させて物理現象をシミュレーションし，非常に多数のシミュレーションの結果として統計的に物理現象を表すため確率論的手法と呼ばれます．確率論的手法に対して決定論的手法があり，これは現象を表す数式を解く手法です．生体組織中の光伝播に関しては，最も本質的な数式は光輸送方程式（またはふく射輸送方程式）で，光子や中性子などのエネルギーを持つ粒子が散乱媒体中を伝播する際のエネルギー保存を表します．数学的には偏微分積分方程式と呼ばれ，微分方程式に積分項が含まれる複雑な方程式で，この複雑さはすべて光の散乱現象に起因しています．そのため，コンピュータを使用してもこの方程式を解くことは容易ではありません．

この方程式は生体組織のような強い散乱体での光伝播現象だけでなく，雲などにより光の散乱が生じる大気中の光伝播，星が密集している星雲や銀河中の光や電波の伝播，中性子が各種の原子核により散乱される原子炉中の中性子の挙動などにも適用され，生体医用光学，気象学，宇宙物理学，原子炉工学など数多くの分野で利用されています．原子炉中の中性子の挙動解析は核爆弾などの軍事利用にもつながるため，光輸送方程式を解く技術の開発は

早くから行われました.

　光輸送方程式はコンピュータを用いても解くのが容易ではないため,繰り返し計算を行う逆問題解析には適切ではなく,それを簡単化してより解きやすい形にしたのが光拡散方程式です.光拡散方程式は数学的には偏微分方程式であり,積分項がありません.この方程式は,熱伝導や物質の拡散現象を表す方程式と同じ形をしており,コンピュータで解くのはそれほど難しくはなく,解くためのソフトウェアが市販されています.光拡散方程式は光が生体組織の中を真っ直ぐには進まず,散乱を多数回受けながら広がって進み,一種の拡散現象であることを表しています.光 CT の逆問題では光伝播モデルとして光拡散方程式が用いられることがほとんどです.しかし,拡散方程式は光輸送方程式の近似であり,脳脊髄液や気管など,散乱を含まない領域では適用できず,また,照射点近傍などでは精度が良くありません.そのような状況でも光伝播を正確にシミュレーションするには光輸送方程式を解くか,またはモンテカルロ法シミュレーションを行う必要があります.

　モンテカルロ法は簡易にソフトウェアを作成できるのですが,非常に多くのシミュレーション回数が求められ,計算時間が長くなります.そのため吸収係数を更新しながら行う繰り返し計算には不向きな計算手法で,光 CT の逆問題解析において光伝播モデルとして用いられることはほとんどありません.しかし,近年の計算機技術の発展によりモンテカルロ法でも計算時間を大幅に短くすることが可能となっており,繰り返し計算でもモンテカルロ法が使われるようになる日も遠くはないでしょう.

　また,光輸送方程式を数値計算で解く技術も進歩しています.宇宙物理学においては,銀河の誕生過程を模擬するために,ガス星雲内の光伝播シミュレーションが行われ,シミュレーション結果と赤外線観測から得られたデータの比較により星々の分布を描き出しています.この光伝播シミュレーションでは光輸送方程式が用いられ,その解法の研究は 20 年以上の実績があり,スーパーコンピュータを用いて計算時間を劇的に短くすることができています [6-2].逆問題解析による画像再構成においても,少ない測定数から高精度の画像再構成が可能な圧縮センシング [6-3] の応用が考えられます.さらには多くのデータベースを必要としますが,機械学習や深層学習を用いて画像再構成することも研究されています [6-4].なお,光 CT の理論の詳

細については文献 [2-5] をご参照ください.

6.4 光 CT 画像の実例

ここからは実際に光 CT をヒトに適用した研究のいくつかの例を示します. なお, 光 CT 装置では, 第 2 章 2.5 節および付記 2.2 で述べた 3 つの測定法が装置の用途や目的によって使い分けられています.

6.4.1 ヒト前腕での光 CT

ヒトの前腕の周囲に光プローブを取り付け, ハンドグリップを握る動作をすると前腕の中にある筋肉が活動します. その結果, 筋肉内で酸素が消費され, 前腕内において血液の酸素化状態が変化します. この変化の断層画像を光 CT 画像として描き出すことができます [6-5, 6-6]. 図 6.7(a) は光プローブを前腕に取り付けてハンドグリップを握っている状況の写真です. ここでは時間分解法の測定装置を用い, 照射兼検出プローブが 12 本, 前腕の周囲に取り付けられています. 照射された極短パルス光のパルス時間幅は約 100 ps で, 光検出器の時間分解能は約 150 ps です.

この測定装置は 1990 年代後半に日本の国家プロジェクトの一環として国内メーカーにより製作され, 当時としては世界最先端の装置でした [6-7]. 照射された光の波長は 800 nm 前後の 3 波長で, 各波長での吸収係数の断層画像から HbO と HbD の変化の画像を得ることができます. また, 吸収係

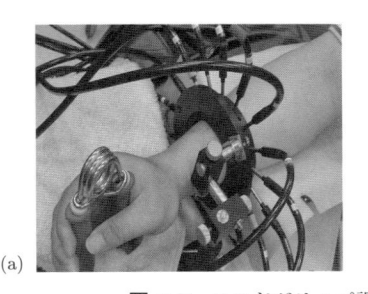 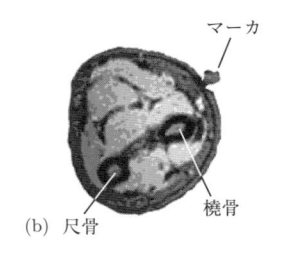

図 6.7 ハンドグリップ課題の光 CT 計測
(a) 前腕に光プローブを 12 本取り付けてハンドグリップを握っている様子. (b) 前腕の MRI 断層画像. 尺骨と橈骨が明瞭に見えます. マーカは MRI 撮像の際の目印.

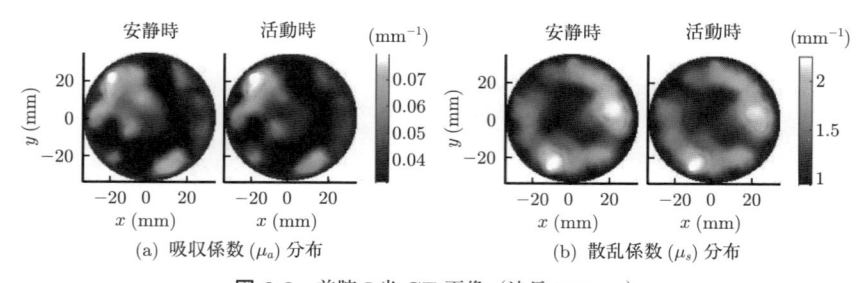

(a) 吸収係数 (μ_a) 分布　　　　　(b) 散乱係数 (μ_s) 分布

図 6.8　前腕の光 CT 画像（波長 799 nm）
(a) 吸収係数 (μ_a) 分布．(b) 散乱係数 (μ_s) 分布．尺骨と橈骨が明瞭に見えます．カラ
ーバーの単位は mm^{-1}．（文献 [6-5] の図を改変）（カラー図は口絵参照）

数だけでなく散乱係数の断層画像も得ることができます．前腕断面は 2 次
元の直径 60 mm の円に近似され，2126 個の三角形要素に分割されて逆問題
解析が行われました．図 6.7(b) は光プローブを取り付けた前腕の MRI 断層
画像で，尺骨と橈骨の位置が明瞭となっています．

　図 6.8（口絵）は波長 799 nm で得られた (a) 吸収係数 (μ_a) と (b) 散乱係
数 (μ_s) の光 CT 画像で，左が安静時，右がハンドグリップの活動時です．

　散乱係数の画像は，構造（解剖）情報を表し，骨は軟組織よりも散乱係数
が大きいため，図 6.7(b) の MRI 画像の尺骨と橈骨に対応する部分の散乱係
数が大きくなって，骨の位置を示しています．ただ，MRI 画像のように精
密な解剖図を得ることはできず，光 CT は解剖学的情報を得るのには適し
ていません．散乱係数の画像は安静時と活動時でほとんど同じです．また，
図には示していませんが，他の 2 波長でも画像はほとんど同じです．

　一方，吸収係数の画像では安静時と活動時にわずかですが違いが見られま
す．3 つの波長における安静時と活動時の吸収係数の画像から，筋肉内の酸
素化状態が安静時から活動時にどう変化したかを計算することができ，そ
の結果が図 6.9（口絵）で (a) は HbD 濃度の変化 ΔHbD，(b) は HbO 濃度
の変化 ΔHbO，(c) は HbT 濃度の変化 ΔHbT の画像です．注目すべき点
は，ΔHbO と ΔHbD の単位が μM（マイクロモーラ）という濃度の単位と
なっていることです（M（モーラ）は 1 L 当たりの物質のモル数）．第 5 章
の NIRS では，濃度 × 長さ（たとえば mM × cm）のように濃度と光路長
の積が単位となっており，両者を分離して測定することはできませんでし

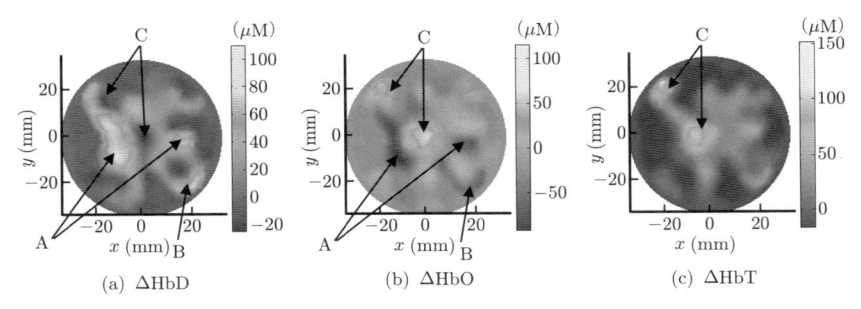

図 6.9 前腕の光 CT 画像
(a) ΔHbD, (b) ΔHbO, (c) ΔHbT (= ΔHbD + ΔHbO). 領域 A は活動した筋肉, 領域 B は太い静脈, 領域 C は太い動脈と考えられます. カラーバーの単位は μM. (文献 [6-5] の図を改変)(カラー図は口絵参照)

た.

　画像中で A の領域は HbD が増えて HbO が減っていることから活動した筋肉, B の領域も HbD が増えて HbO が減っていますが, 吸収係数の画像も考慮すると太い静脈と考えられます. C の領域は HbO と HbT が共に増えていることから活動で増加した動脈血に対応する動脈と推測されました.

　このように, 時間分解法を用いると情報量が豊富なため, 吸収だけでなく散乱特性の画像も再構成でき, また, 吸収特性から求めた生理学的情報も定量的な画像として描き出すことができます.

6.4.2　乳児頭部での光 CT

　出生時に障害を受けて低酸素と虚血に陥り人工呼吸器につながれた生後4 日の新生児の脳内における血行動態を光 CT で調べた英国の研究 [6-8] を紹介します. 図 6.10 の写真に示すように頭部に特別あつらえのヘルメットを装着し, そのヘルメットに 29 本の光プローブ(照射・検出兼用)を取り付けます. 光 CT の装置は時間分解法を用いており, 波長が 780 nm と815 nm です. 人工呼吸器で送り込む空気中の二酸化炭素 (CO_2) の標準分圧 $4.5\,\mathrm{kPa}$[3)] を, 一時的に $8.0\,\mathrm{kPa}$ まで上げて脳内の血行動態が期待された

---

3)　CO_2 の標準分圧:大気圧は 1 気圧で, 学術的にはパスカル (Pa) という単位で表され, 101325 Pa = 1013 hPa(ヘクトパスカル. ヘクト (h) は 100 を意味する)となります. 1013 hPa = 101.3 kPa(キロパスカル. キロ (k) は 1000 を意味する)で, 通

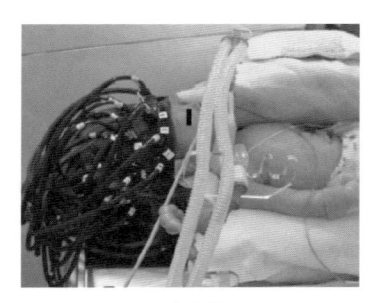

図 6.10　人工呼吸器につながれた新生児の頭部に半球状のヘルメットを装着し，光プローブを取り付けた様子（文献 [6-8] より引用）

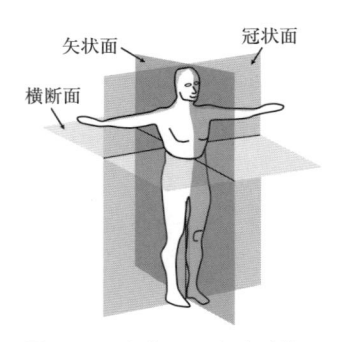

図 6.11　身体の 3 次元画像の表し方

反応を示すかどうかを光 CT 画像で調べることが目的です．吸気中の CO_2 分圧（濃度）が上がると血液中の HbO の濃度が上がり，HbD の濃度が下がるのが通常期待される反応です．

　CO_2 分圧を変化させる前後において測定を行い，得られた測定データから頭部内の吸収および散乱特性に関する 3 次元光 CT 画像を再構成します．それらの画像から CO_2 分圧を変化させる前と後における脳内の HbO と HbD の濃度変化，ΔHbO と ΔHbD の 3 次元画像を得ることができます．3 次元画像は図 6.11 に示すように横断面（水平面），冠状面（縦の正面）および矢状面（縦の側面）で表すのが一般的です．

　図 6.12（口絵）が再構成された ΔHbO と ΔHbD の光 CT 画像です．ΔHbO の画像では矢状面，冠状面，横断面のそれぞれの面で他の 2 面のおよその位置が破線で示されています．被験者の新生児は障害があるため健常な新生児とは生理学的反応が異なる可能性がありますが，図 6.12 を見る限り，吸気中の CO_2 分圧が上がると HbO は上昇し，HbD は減少するという

常大気中には体積割合で窒素が 78.08％，酸素が 20.95％，アルゴンが 0.93％，CO_2 が 0.03％ 含まれます．これらの気体の分圧（部分圧力）は（大気圧）×（体積割合）で，それぞれ 79.10 kPa，21.22 kPa，0.94 kPa，0.03 kPa となります．この新生児の場合には症状を考慮して人工呼吸器から送り出される空気中の酸素分圧は 13.4 kPa，CO_2 分圧は 4.5 kPa が標準分圧として設定されました．なお，1 気圧は水銀柱で 760 mmHg です（第 3 章付記 3.1 参照）．

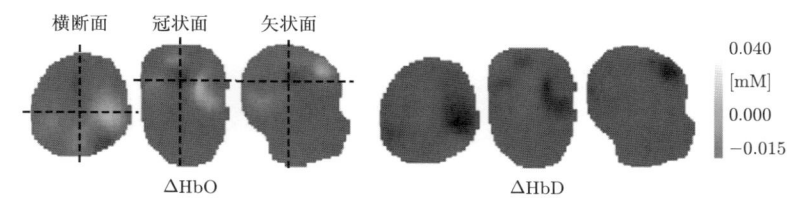

横断面　　冠状面　　矢状面

0.040
[mM]
0.000
−0.015

ΔHbO　　　　　　　　ΔHbD

図 6.12　新生児の吸気中 CO_2 分圧の変化に伴う頭部における HbO と HbD の濃度変化に関する光 CT 画像
単位は mM（ミリモーラ）．（文献 [6-8] の図を改変）（カラー図は口絵参照）

健常者と同じ反応を示したことがわかります．

　このような結果の妥当性や有効性は必ずしも検証されてはいませんが，妥当性を検証する技術が他にはないという事実があります．そのためこの技術はただちに臨床応用が可能というわけではないものの，今後，光 CT と MRI，X 線 CT，超音波技術などが組み合わされて有効な診断技術として発展していくと考えられます．

6.4.3　脳神経活動分野での光 CT

　第 5 章で紹介した光トポグラフィは，頭部表面で測定される光強度が脳神経活動に伴って変化する様子をそのまま 2 次元的に画像化する手法であり，頭部内のどの深さでの血行動態の変化に起因しているかなどの情報がありません．脳内だけでなく皮膚内の血流変化に起因した光強度の変動が画像に影響することがわかっているため，光トポグラフィでは皮膚血流の変化が生じないように測定条件を設定する，あるいは，皮膚血流の変化に起因する光強度の変動と脳活動に起因する光強度の変動を分離する，などの手法により皮膚血流の影響を除去する努力が行われています．光 CT を用いれば深さ情報が組み込まれた 3 次元画像を得ることができるので，光トポグラフィにおける深さ方向の情報に関する課題を解決することができます．

　ヒト前腕や新生児頭部では透過型の光 CT が可能ですが，ヒトの成人や幼児の頭部における神経活動に関する計測は反射型となります．以下ではビデオゲーム中の前頭部での脳活動を反射型光 CT で調べた日本の研究と，後頭部で反射型光 CT 測定を行って視覚野の脳活動を見事に動画として映像化した米国の研究，およびウェアラブル光 CT 装置で乳児の計測を行っ

た英国の研究を紹介します.

(1) 時間分解法の光 CT による前頭前野の脳活動の画像化

　テレビゲーム（ビデオゲーム）を行っているときの前頭前野の活動を時間分解法の光 CT で調べました [6-9, 6-10]. 図 6.13 のように前頭部に光プローブを取り付け，自動車運転のテレビゲームを行いました.

　テレビゲーム時と安静時の前頭前野の脳活動の差を示す光 CT 画像が図 6.14（口絵）で，前頭前野ではゲーム時に HbO が減少，HbD が増加，HbT が減少しています. 脳活動が活性化すると脳血流が増加し，第 5 章図 5.3 のように活動部位の HbO と HbT は増加し，HbD は減少するのが一般的な反応ですが，この結果では逆になっています. このような結果になる場合も報告されており [6-11], 脳活動が不活性化して脳血流が減少したと解釈されます.

　fMRI を用いた同様のテレビゲームの運転課題遂行時の脳活動の測定結果では前頭前野後部の活動が低下したとの報告 [6-12] があり，同じ結果となっています. fMRI を用いた研究では全脳の画像が得られており，前頭前野や前頭頭頂部では脳活動が不活性化した一方，小脳や後頭部では活性化したと報告されています. 後に述べる頭部全体をカバーするウェアラブルで時間分解法の光 CT 装置を用いれば，脳活動をより広範囲に調べることができると考えられます.

(2) 高密度配置の光 CT による視覚野の脳活動の映像

　眼で見た情報を処理する視覚野は後頭部にありますが，視覚刺激を与えたときの視覚野の脳活動が光 CT で動画として見事に映像化されました [6-13]. この研究で用いた光 CT 装置は定常光を用いていますが，データ数

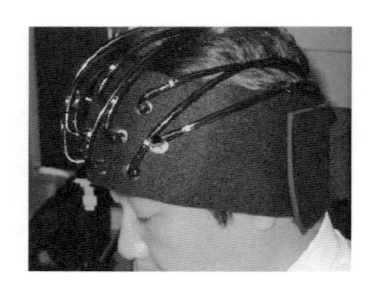

図 6.13　前頭部に光プローブを取り付けた様子（文献 [6-10] より引用）

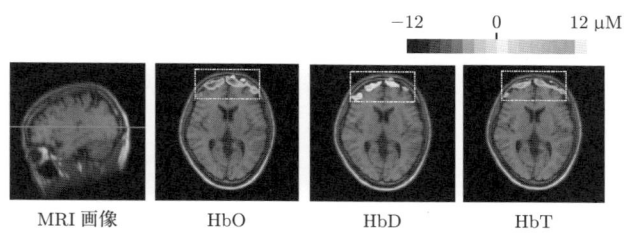

図 6.14 自動車運転テレビゲーム時と安静時の前頭前野の脳活動の差を表す光
CT 画像
MRI 画像の赤線の横断面で被験者の MRI 画像に光 CT 画像を重ね合わせました. テ
レビゲームにより濃度が増加したのは暖色で, 濃度が減少したのは寒色で表されていま
す. (文献 [6-10] の図を改変) (カラー図は口絵参照)

を増やすために図 6.15(a) のように横が 132 mm, 縦が 66 mm の長方形の
領域内に照射位置 (白丸) を 24 点, 検出位置 (黒丸) を 28 点交互に設け
ています. このように照射点と検出点を短い距離で多数配置する手法は高
密度配置と呼ばれます. 照射点には光源からの光ファイバが, 検出点には検
出器への光ファイバが接続され, 全体は 1 枚のプラスチックシートに固定
されて, 図 6.15(b) のように被験者の視覚野と考えられる後頭部に取り付け
られました. 照射光の波長は 800 nm 前後の 2 波長です. 照射点と検出点の
間の距離は, 13 mm から 48 mm の間の 4 種で, 検出された光は図 6.15(c)
のようにおよそ 1 μW から 1 pW とおよそ 6 桁の広い範囲の強度で測定さ
れました. 50 mm 以上離れた距離では光強度がほぼノイズと同程度となり,
有効な測定データとはなりませんでした. この結果, 各波長に対して 348
個の測定データが 1 画像分として得られますが, 高速測定により毎秒 12 画
像分のデータを得ることができます.

　被験者には視覚刺激として 1 秒間に 10 回反転する市松模様 (図 6.15(d))
を 10 秒間見てもらい, 30 秒の安静を加えて 40 秒を 1 サイクルとして複数
サイクル繰り返しました. 得られた測定データから光 CT 画像が再構成さ
れますが, 図 6.6 とは少し異なり, いくつかの仮定を行って繰り返し計算を
必要としない画像再構成アルゴリズムが採用されています.

　視覚刺激による視覚野の活動として, HbO の経時変化 ΔHbO (単位 μM)
の光 CT 画像を示したのが図 6.15(d) です. 光トポグラフィでは得られなか
った深さ方向の情報や血液の酸素化状態が定量的に断層画像として表されて

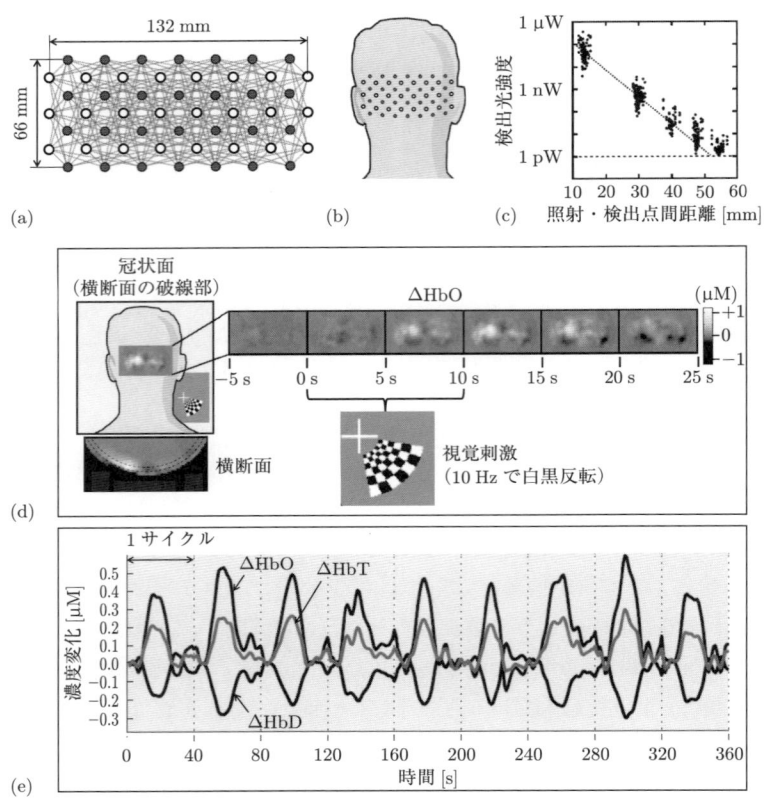

図 6.15 照射点と検出点を高密度に配置した定常光を用いた光 CT 装置による視覚野活動の画像化（文献 [6-13] の図を改変）

います．横断面画像中で破線の 2 曲線に挟まれた視覚野（皮膚表面から深さ 10 ± 2 mm）の冠状面における HbO の経時変化が画像化されています．10 秒間の刺激により HbO が増加し始め，刺激が終了した 1 秒後におよそ 0.5μM のピークに達し，その後徐々に元に戻っています．文献 [6-13] ではこの動画を複数サイクルにわたって見ることができます．

最も活動が活発であった領域（体積 $1 \mathrm{cm}^3$）における ΔHbO，ΔHbD，ΔHbT の経時変化を 9 サイクルにわたって示したのが図 6.15(e) のグラフです．刺激に対応して ΔHbO は増加，ΔHbD は減少，ΔHbT はわずかに増加していますが，繰り返しの再現性が非常に高いことがわかります．この

ような神経活動に伴う脳内血液動態は，fMRI や PET で確認されたことと一致しますので，近赤外光を用いた光 CT の妥当性・有効性が検証されました．

この高密度配置の光 CT はさらに発展し，96 個の照射点と 92 個の検出点を持つ装置が開発され，この装置は複雑な言語タスクや安静時の脳内ネットワークの画像化によって性能が実証されました [6-14]．さらに，脳深部刺激療法で脳に細い電線を埋め込まれたため fMRI が使用できないパーキンソン病患者の脳機能も画像化されました [6-14]．

fMRI も PET も大型の装置で被験者は横になって装置の中に入らなくてはなりませんが，光 CT では大型の装置は不要で，ベッドサイドでも測定が可能なほど簡便です．また，fMRI は原理的に ΔHbD を画像化しますが ΔHbO は画像化できません．PET では放射線被曝の問題があります．光 CT では皮膚から深さ 10 mm 程度までしか画像化できないことが課題ですが，それぞれのイメージング法の長所を活かした方法や手法が国内外で研究開発されており [6-15]，さらに研究開発が進むでしょう．

一方，この測定で用いられた光 CT 装置では後頭部のみをカバーしていますが，用いる光ファイバの数が多いため，後で説明する図 6.19(c) のように被験者は光ファイバのお化けをかぶっているような状態になります．これでは被験者は動きを拘束されますので光を用いるメリットが活かされません．

(3) 高密度配置ウェアラブル光 CT による乳児の脳活動の画像

高密度配置でウェアラブルの光 CT 装置が開発され，乳児の頭部に適用された例を紹介します [6-16]．

光プローブは図 6.16(a)（口絵）のように六角形のモジュールから構成され，1 個のモジュールは重さが 6 g，対角線の長さが 29 mm で 3 個の LED 光源（2 波長：735 nm，850 nm）と 4 個の光センサが組み込まれています．複数のモジュールを被験者に合わせて作製したキャップに取り付けて頭部全体をカバーすることができます．モジュール内およびモジュール間で計測が行われ，照射・検出点間距離は 10〜45 mm です．LED から頭皮への光，および頭皮から光センサへの光は，短いライトガイドで導かれます．生後 4 ヵ月から 7 ヵ月の乳児（健常な 20 人）を対象として，左右の側頭部にモジ

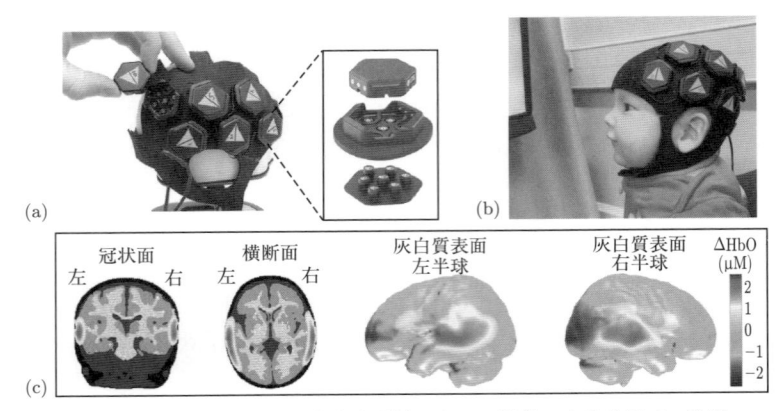

図 6.16　ウェアラブルで高密度配置の光 CT 装置による乳児での計測
(a) 六角形のモジュール. (b) 乳児の計測風景. (c) 光 CT の再構成画像. ((a), (c)：
文献 [6-16] の図を改変. (b)：文献 [6-17] の図を引用) (カラー図は口絵参照)

ュールをそれぞれ 6 個ずつ取り付けたキャップをかぶせます (図 6.16(b)).
左右でそれぞれ 210 個の照射・検出ペアでデータが得られます.

　乳児はそれぞれの親の膝の上で静かにし，スクリーンに映し出される映像
を見ます．映像は俳優が「いない，いない，ばあっ！」のような遊びをする
場合 (刺激) と，乗り物の静止画像 (基準) です．刺激は無音，人の声，環
境音の 3 つの条件で与えられました．乳児に光 CT 用のキャップをかぶせ
るなどの測定前の準備は 15 分以内，測定は 7 分程度で完了しました.

　頭部を 4 層構造として再構成された光 CT の画像が図 6.16(c) です．人の
声が付いた刺激の場合で，刺激開始後 10〜15 秒の期間に対して，刺激時と
基準時の HbO の差 (ΔHbO) が被験者全体の平均値として MRI 画像に重ね
合わされてカラー表示されています．左から順に冠状面と横断面の断層画
像，左半球と右半球の灰白質表面の画像で，カラーバーに示す濃度の絶対値
が表示されています．両半球で，言語処理を行うウェルニッケ野と一次聴覚
野を含む上側頭回 (第 5 章図 5.10(a) 参照) が活性化しています．環境音付
き刺激の場合も同様な脳の活性化が観察されましたが，無音での刺激の場合
には活性化の程度が弱くなりました.

　高密度配置ではなく，fNIRS 計測で用いられる照射・検出間距離が 20〜
25 mm (成人では 30 mm) の低密度配置の場合の再構成画像との比較も行

われました．低密度配置の画像では，活性化した領域が灰白質ではなく頭皮・頭蓋骨の部分に現れ，HbO の変化も 3 分の 1 程度に小さくなり，高密度配置の有効性が確認されました．

このようなウェアラブル光 CT 装置は，感覚・運動の発達，言語の獲得，社会的・情緒的な発達，認知機能の発達など，乳幼児の発達神経科学に今後大いに貢献するものと期待されています．この光 CT 装置は成人にも適用され [6-18]，図 6.15 と同様な結果が得られており，高密度配置のウェアラブル光 CT 装置の有用性が実証されました．

ここで用いられた装置はウェアラブルですがワイヤレスではなく，時間分解法ではなく定常光を用いています．近年，ウェアラブル・ワイヤレスで時間分解法の画期的な光 CT 装置が開発されました．これについては，光 CT 装置の発展の歴史に関する次節で改めて述べます．

6.4.4 乳がん診断での光 CT

光 CT を乳がんの診断に応用しようという研究開発は欧米を中心に 1990 年代初頭から盛んに行われてきました．NIRS が乳がんの化学療法への有効性確認に効果を発揮していることは前に述べた通りです．NIRS よりも多くの情報を与える光 CT を乳がんのいろいろな診断に適用しようというのは自然な発想ですが，1990 年代初頭から行われている研究開発がまだ臨床応用の段階にも到達していないのにはいくつかの課題があるからです．なかでも，がん組織の光学特性が正常組織に比べてどのように異なるのかという基準が定量的にまだ確定していない点と，再構成された光 CT 画像の定量性が課題です．それでも着実に研究開発が進められて発展してきました．以下では米国で行われている乳がん診断用光 CT の研究の一例を紹介します [6-19, 6-20]．

用いられた装置は，強度変調法と定常光法を組み合わせた方式で，強度変調法（変調周波数 100 MHz）では波長 660～852 nm で 6 波長，定常光法では波長 850～1064 nm で 6 波長の計 12 波長を用いています．多くの波長を用いることにより，HbO と HbD だけでなく水，脂質，コラーゲンと散乱特性も測定することが可能です．水，脂質，コラーゲンはがん組織において特有な濃度分布を持つと考えられるため必須の測定対象です．図 6.17 が測

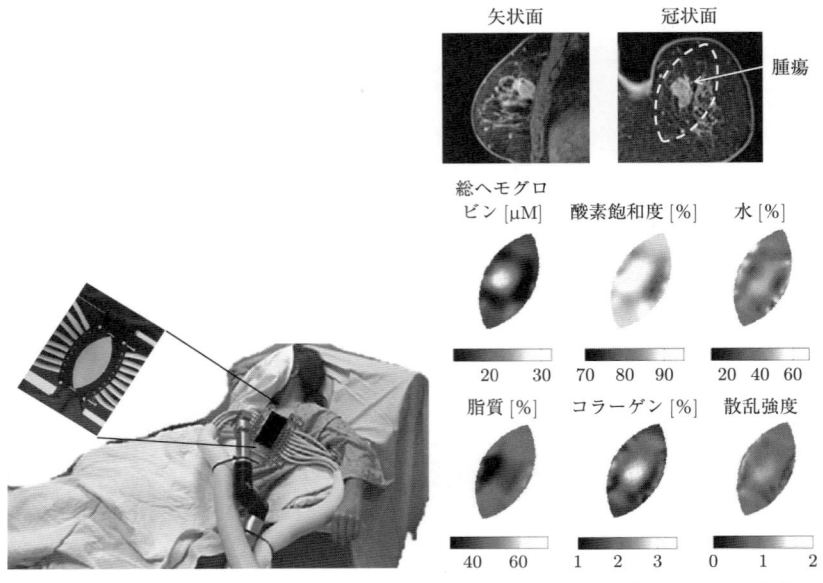

矢状面　　　　　冠状面

腫瘍

総ヘモグロ
ビン [μM]　酸素飽和度 [%]　水 [%]

20　30　70　80　90　20　40　60

脂質 [%]　コラーゲン [%]　散乱強度

40　　60　　1　2　3　　0　1　2

図 6.17　乳 房 の 光 CT 測 定 の 様 子（文献 [6-19, 6-20] より引用）

図 6.18　左乳房に乳がんがある患者の MRI 画像および光 CT 画像
光 CT 画像は冠状面 MRI 画像の白破線で囲んだ領域をカバーしています．（文献 [6-20] の図を改変）

定の様子です．対向する 2 つの円弧から成るホルダの各円弧に光プローブが 8 本ずつ配置され，乳房を挟みます．ホルダは乳房の大きさに応じて変形しますので X 線マンモグラフィのように乳房を強く圧迫することはありません．

　半導体レーザからの光は 16 本の光ファイバの 1 つに送られ，残りの 15 本のプローブが検出プローブとなります．照射点が順番に切り替えられるので，1 波長につき $16 \times 15 = 240$ 回，全 12 波長では 2880 回の測定が行われます．1 回 1 波長の測定で強度変調法では振幅の減衰（$A_{\text{out}}/A_{\text{in}}$）と位相差 θ の 2 データ，定常光法では強度変化（$I_{\text{out}}/I_{\text{in}}$）の 1 データが得られますので，全測定データ数は 4320 個となります．測定時間は 1 画像当たり約 15 分です．

　左の乳房に腫瘍がある患者の MRI 画像と再構成された光 CT 画像は図

6.18 のようになりました．光 CT 画像が示す領域は，冠状面の MRI 画像中に白破線で囲った領域で，腫瘍が含まれています．6 つの光 CT 画像は，それぞれ総ヘモグロビン濃度 (HbT)，酸素飽和度 (SO)，水と脂質とコラーゲンの体積分率，および散乱強度の分布を示しています．

　腫瘍組織は周囲の健常組織に比べて HbT（血液量），SO，水とコラーゲンの体積分率および散乱強度が大きく，脂質の体積分率が小さくなっていることがわかります．このような腫瘍組織の特徴はこれまで知られている乳がん組織の病理学的特徴と定性的に一致しています．

　このような乳がんに関する光 CT 画像のデータを多数収集することにより，近赤外分光法を用いた乳がん診断や，各種の治療法の有効性を検討することが可能になると考えられます．

6.5　光 CT 装置の発展の歴史とこれから

　研究開発当初の光 CT 装置は大型で多数の光ファイバを必要とし，使いにくく被験者に優しくはありませんでした．近年，各種技術の大幅な進展により，装置サイズは 6 桁以上も小さくなり，被験者にも優しいウェアラブル・ワイヤレスでヘルメット型の時間分解法の光 CT 装置が開発されています．図 6.19 に装置の変遷を写真で示しました．

　ヒト前腕筋活動の光 CT（図 6.7, 6.8, 6.9）で用いられた 1990 年代後半の時間分解法の光 CT 装置は図 6.19(a) のように大型ラックを 2 台必要とし，取り扱いが容易でない数十本の光ファイバを用いており，1 画像のデータ取得には数分を要しました．自動車運転のテレビゲーム時に前頭部の脳活動を計測した光 CT（図 6.13, 6.14）で用いられた装置は図 6.19(b) のように少し小さくなりましたが，やはり光ファイバを用いていました．図 6.15 で紹介した定常光・高密度配置の光 CT 装置で，200 本近い光ファイバを被験者に装着したときの写真が図 6.19(c) です．被験者の負担が大きく，実用的ではありません．

　モジュール型の小さな光プローブを組み合わせた高密度配置のウェアラブル光 CT 装置（図 6.16）が英国で開発されました．画像の質が大きく改善される高密度配置でも光ファイバを用いず，被験者の負担も大きく改善さ

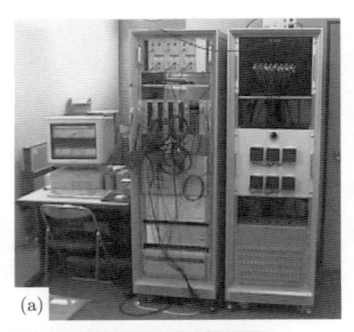
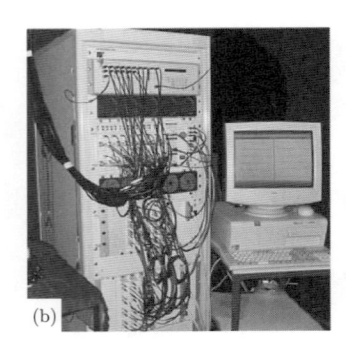
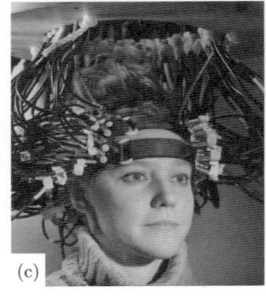
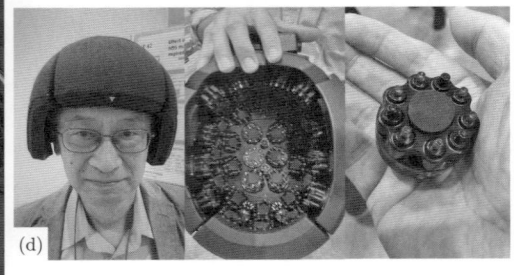

図 6.19　光 CT 装置の変遷

(a) ヒト前腕での時間分解法の光 CT で用いられた装置.　(b) 自動車運転テレビゲーム時に前頭部での時間分解法の光 CT で用いられた装置.　(c) 定常光・高密度の光 CT 装置の光ファイバを被験者に装着した様子.　(d) 時間分解法・高密度配置のウェアラブル・ワイヤレスでヘルメット型光 CT 装置"Kernel Flow2" の写真.　（左）装着した様子.　（中）多数の時間分解法 NIRS モジュールが配置されたヘルメットの内部.　（右）1 個のモジュール.　((a)：文献 [6-7].　(b)：文献 [6-10].　(c)：文献 [6-14] より引用)

　れ，乳幼児にも適用可能となりました．この装置は定常光を用い，ワイヤレスではありませんでしたが，光 CT 装置としては大きな前進でした．

　近年開発された画期的な光 CT 装置は，図 6.19(d) のような全頭をカバーするヘルメット型の装置です．米国のベンチャー企業がおよそ 100 億円をかけて開発した Kernel Flow と呼ばれる装置です [6-17, 6-21]．ヘルメットの内部に 52 個のモジュールがあり，直径が約 35 mm の各モジュールには，2 波長（690 nm と 850 nm）で極短パルス光の半導体レーザが中心部に，その周囲に 10 mm 離れて 6 個の時間分解法検出器が配置されています．多数のモジュールが短い距離で隣り合っているため高密度配置となっており，1 秒間に 7.1 回の速さで全データを取得可能です [6-21]．約 25 年前の時間分

解法の光 CT 装置に比べれば，時間分解法・高密度配置でウェアラブル・ワイヤレス・ヘルメット型となり，しかも毎秒 7 回も全データを取得可能となったのです．驚くべき進歩です．この装置は第 5 章の NIRS 計測にも使うことができ，NIRS の特徴を活かした各種の脳神経科学の研究や臨床応用でさらに多くの対象に適用することが可能となるでしょう．屋外でも使用可能なウェアラブル・ワイヤレスの光 CT 装置開発が競争となっており，今後の展開が極めて楽しみです．

近赤外光を用いて身体の断層画像を描き出そうとする光 CT は，生体内の光伝播理論と計算機科学の発展によって可能となってきました．X 線 CT，MRI，PET のように身体深部まで画像化することはできませんが，強く散乱されて拡散的に広がった光の信号から逆問題解法によって断層画像を描き出すことができるようになりました．1990 年代前半に筆者を含む研究チームが国のプロジェクトで光 CT の研究開発を開始したときには，古参の権威ある研究者からは「研究予算を獲得する不純な目的で光 CT などと不可能なことを実現するような嘘をついてプロジェクトを始めた」などと批判されたものでした．

光 CT が可能であることは実証されたものの，装置や計算法の複雑さのため数年前までは広く実用化されるにはもう一段階の飛躍が必要でした．その一段階の飛躍が最近，驚異的なハードウェアの開発によって成し遂げられました．また，画像再構成においても，より厳密な光輸送方程式を用いる手法が研究開発されており，近いうちに光 CT システムに実装されるものと期待されます．計測時の X 線や放射線被曝，騒音，身体拘束などがなく，安全な近赤外光を用いて自由な姿勢で屋外でも計測が可能な光 CT が，簡便に利用できるようになり，その特徴を活かした臨床応用が大きく広がることが確実になってきました．今後の展開が大いに期待されます．

=== コラム 6.1　生体組織を透明にする技術 ===

　生体組織は光を強く散乱するため，透明には見えません．透明に見える
ようにするには散乱が生じないようにすればよいのです．2024 年 9 月に生
体組織を透明化する画期的な技術が発表されましたので紹介します．

　動物の細胞では細胞膜で囲まれた空間に核，ミトコンドリアなどの細胞
小器官があります．細胞外液（細胞間質液）と細胞膜，細胞膜と細胞内液，
細胞内液と細胞小器官のそれぞれの屈折率の違いにより図 6.20(a) のよう
に散乱が生じます．屈折率が同じであれば散乱は生じないのですが，細胞
外液はほぼ水に近い屈折率 1.33 を持つ一方，細胞内の物質の屈折率は少
し大きく，およそ 1.4〜1.5 です．細胞外液と細胞内物質の屈折率をほぼ一
致させれば図 6.20(b) のように光はわずかに散乱されますが，ほぼ直進し，
透明化されます．これまで，さまざまな手法が研究されてきました．屈折
率が細胞内物質と同じ液体で細胞外液を置換する方法や，細胞膜などの散
乱体を除去する方法ですが，これらの手法のほとんどは切り出した生体組
織切片を対象とした顕微鏡での観察が主であり，生体組織にダメージを与
えるため生きたままの状態で透明化することは不可能でした．

　新しく開発された画期的な技術は，食品に黄色や橙色を付けるタートラ
ジンという着色料を浸み込ませるという極めて簡便な手法で生きたままの
生体組織を透明化することができます．食品着色料として認可されて広く
使われている安全な物質を用い，しかも水洗いして除去すれば可逆的に元
の不透明な組織に戻すこともできます．現時点ではいくつか制限がありま
すが，生きたままの生体組織を透明化できる画期的な技術です．

　その原理は，ある波長の光を強く吸収する物質を水に溶かすと，その水
溶液の屈折率が大きく変化し，その物質の吸収波長よりも長い波長域でも
屈折率が大きくなるという性質に基づいています．吸収と屈折率が互いに
関係し，タートラジンの場合その関係は図 6.21 のようになります．タート
ラジンは波長 430 nm に強い吸収ピークを持ち，550 nm より長い波長では
吸収しません．しかし，強い吸収の影響で，タートラジン水溶液の屈折率
は大きく変化し，観察波長域の 550〜700 nm で 1.40〜1.42 となり，細胞
内物質の屈折率に近づきます．したがって，タートラジン水溶液を生体組
織に浸み込ませれば，細胞外液と細胞内物質との屈折率がほぼ同じになる
ため，散乱が抑制されて透明化が達成されます．

　タートラジン水溶液を生きたマウスの頭蓋骨，腹部や筋肉部の皮膚に塗
布することにより，それらが透明化され，それらを除去しなくても脳表面
の血管網，腹腔内の腸の動き，筋組織の微細構造を肉眼で可視化できるこ

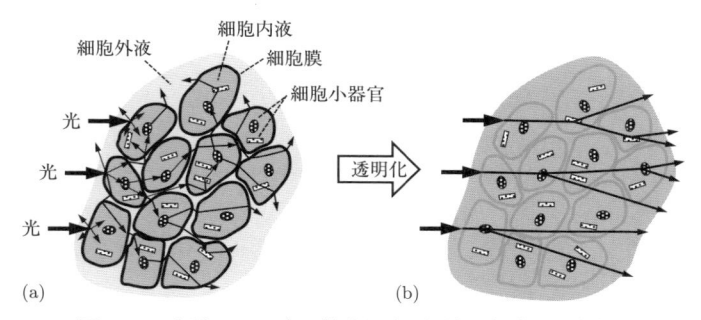

図 **6.20**　細胞による光の散乱と透明化後の光透過の模式図

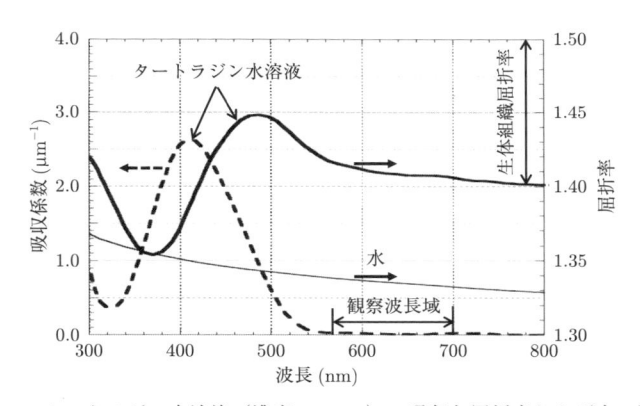

図 **6.21**　タートラジン水溶液（濃度 0.62 M）の吸収と屈折率および水の屈折率

とが示されました．将来，ヒトでもこのような透明化技術が医療に役立つことになるのではないかと思います．（注：高濃度のタートラジンのヒトへの適用は安全性が確立されておらず，注意が必要です．）

参考文献
Z. Ou, et al., Science, Vol. 385, eadm6869 (2024).

━━ コラム 6.2　光で脳活動を制御する「光遺伝学」 ━━

　脳活動は，脳内の神経細胞の興奮とその抑制が基礎現象となっています．神経細胞の興奮は，細胞内と細胞外の電位差が変化することにより生じます．細胞膜によって細胞外と隔てられた細胞内は，通常，細胞外よりも電圧が 60〜70 mV 低くなっています．細胞外から陽イオンが細胞内に流入（または陰イオンが細胞内から流出）すると細胞内の電圧が上がり，細胞が興奮状態となり，他の神経細胞に微小な電流が流れて行動や思考が現れます．逆に，細胞外から陰イオンが細胞内に流入（または陽イオンが細胞内から流出）すると細胞内の電圧が下がり，細胞の興奮は抑制されます．細胞膜には，トンネル（チャンネル）のようなタンパク質が埋め込まれており，通常，トンネルは閉じています．そのタンパク質が何らかの刺激を受けてトンネルが開き，陽イオンが細胞内に流入すれば興奮状態となります．

　眼の網膜の視細胞には光を吸収する膜タンパク質，ロドプシン[*1]，があり，これが光を吸収して活性化した後に生じるさまざまな反応の結果，人間はものを見ることができます．微生物もロドプシンを持っており，緑藻から発見されたロドプシンは，光で活性化されると陽イオンを通過させる性質を持つため，イオンチャンネル型微生物ロドプシンと呼ばれます．このチャンネルロドプシンを遺伝子工学によって特定の神経細胞の細胞膜に埋め込み，その神経細胞に光ファイバを通して光を当てるとチャンネルが開き，陽イオンが神経細胞内に流入して神経細胞が興奮状態となります．つまり，特定の神経細胞のみを光によって興奮状態とすることができ，光を止めれば興奮状態は治まり，光によって可逆的に神経細胞の興奮状態を制御することが可能となりました．この技術は 2005 年に発表され，光遺伝学と名付けられました．当初はシャーレ上で培養した神経細胞での実験でしたが，間もなくマウスでの実験に成功しました．また，当初のチャンネルロドプシンが反応する光は青色ですが，緑色や黄色，赤色に反応するものや，各種の性質のチャンネルロドプシン（必要な光強度，輸送するイオンの種類など）が開発され，また，光ファイバ以外で光を特定の神経細胞に輸送する方法なども開発され，急速に応用範囲が広がっています．

　神経細胞の操作技術としては，光遺伝学が開発される以前にも，薬剤や電極を用いた方法がありましたが，特定の神経細胞を局所的にねらうのは難しく，また，短い時間で刺激を与えることも難しかったのです．それらの既存技術に比べ，光遺伝学は空間的・時間的に高い選択性を持ち，また，

[*1]　ロドプシン：光が当たると色があせる赤色の物質で，バラ色 (rose) の光 (opto-) を吸収することからロドプシン (rhodopsin) と名付けられました．

刺激が可逆的で繰り返すことも可能です.

　さらに，光で神経細胞を刺激した結果として神経細胞が興奮している様子を光で計測するという全光生理学 (all-optical physiology) にも発展しています．光での計測は，後の第 7 章で紹介する緑色蛍光タンパク質 (GFP) を用いて行われます．これまでは対象がマウスやゼブラフィッシュなどの小動物に限られていましたが，この技術の進歩は著しく，失明患者の視力回復治療など，光遺伝学を用いた臨床応用が研究されています.

参考文献
カール・ダイセロス，『「こころ」はどうやって壊れるのか　最新「光遺伝学」と人間の脳の物語』，光文社 (2023).

第7章

蛍光・生物発光を用いるヘルスケアテック

蛍光や生物発光を用いたイメージングは顕微鏡下での細胞の観察では広く行われていますが，ヒトや小動物の身体を対象としても蛍光や生物発光を用いた診断技術が有用性を発揮しています．蛍光や生物発光が身体の中を伝わる際には，体内の組織による光の吸収と散乱が大きな影響を持っています．以下では，まず蛍光・生物発光の現象を説明し，その後にそれらを利用した各種の診断技術を紹介します．なお，顕微鏡観察については他の優れた書籍や文献を参考にしてください．

7.1 蛍光・生物発光の現象論

まず蛍光と生物発光における現象を少し説明します．

蛍光 (fluorescence) は物質に照射された光（励起光）の一部が照射光の波長よりも少し長い波長に変換されて発光する現象です．図 7.1(a) はエネルギーダイアグラムと呼ばれ，原子のエネルギーが安定した状態（最もエネルギーが低い状態：基底状態）にあるとき，励起光から光を吸収してエネルギーをもらって励起状態に移行します．その状態から光を出さずにやや低いエネルギーレベルに落ちます（無ふく射遷移）が，そこから基底状態に戻るときにエネルギーを光として放出します．この光が蛍光です．図 7.1(b) はその変化を原子中の電子の軌道の変化で表した様子です．蛍光のエネルギーは励起光のエネルギーよりも低くなり，エネルギーの低い光の波長はエネルギーの高い光の波長よりも長くなりますので，蛍光の波長 (λ_m) は励起光の波長 (λ_x) よりも必ず長くなります．また，蛍光を出す物質はその物質に特有な励起光と蛍光の波長範囲を持っています．

「蛍光」の文字からは「ホタルの光」を連想しますので，昆虫の「ホタル」が出す光と同じもののように思われますが，現象が大きく異なります．ホ

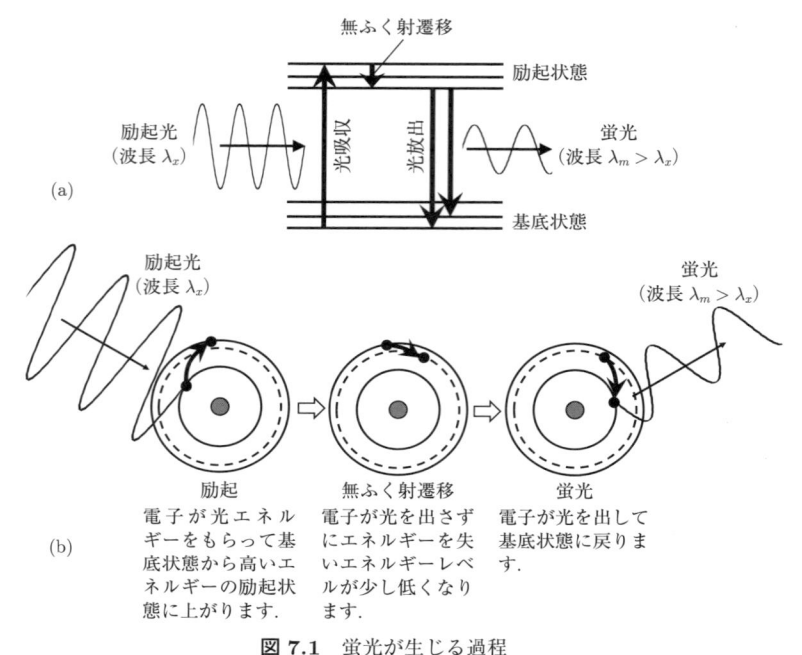

図 7.1　蛍光が生じる過程
(a) エネルギーダイアグラム. (b) 原子中の電子が励起されて蛍光を出す過程のイラスト.

タルは体内で生化学反応（酵素反応）を起こして外部からエネルギーを供給することなく自ら光を出します. しかし,「蛍光」は外部から光のエネルギーを供給する必要があります. 励起光なしでは蛍光は生じません. ホタルの光のような現象は「生物発光 (bioluminescence)」と呼ばれ, ホタルイカ, オワンクラゲ, その他の多くの生物で見られます. 下村脩氏の 2008 年ノーベル化学賞受賞理由となった緑色蛍光タンパク質 (GFP: green fluorescent protein) は生物発光の研究で発見されましたが, 字の通り「蛍光」特性を持つタンパク質であり, 青色（たとえば波長がおよそ 460 nm）の励起光により緑色（波長はおよそ 505 nm）の蛍光を発します. 緑色蛍光タンパク質はその有用性のため, 医学や生物学の重要な研究ツールとして用いられ, 臨床医学分野にも大きく貢献しています.

　緑色蛍光タンパク質の蛍光は緑色のため, 生体透過性は低く, 顕微鏡レベルや, 小動物での応用となっていますが, 近赤外光の蛍光であれば, 生体透

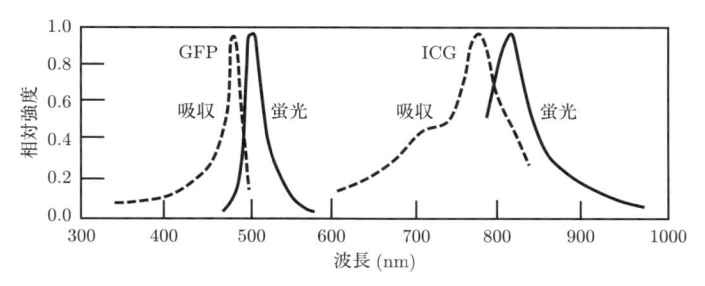

図 7.2 ICG と GFP の典型的な吸収・蛍光スペクトル模式図

過性が高いため，人体への応用が可能となります．そのような蛍光剤として
は，インドシアニングリーン (ICG: indocyanine green) があり，これは人
体に対して比較的安全な薬剤として 1959 年にその使用が承認されていま
す．図 7.2 は ICG と GFP の典型的な吸収（励起）スペクトルおよび蛍光
スペクトルを模式的に表したもので，両者のカバーする波長範囲の違いが
わかります．

　近赤外光の蛍光であれば，人体内で数 cm の深さから発生する蛍光を検出
することができます．NIRS や光 CT では，生体表面に照射した光が生体内
を伝播して再び表面に現れた光を検出しているため，脳などの目標とする内
部組織に照射光が到達するときとその組織から再び表面に出るときの 2 回，
目標以外の組織による光の散乱・吸収の影響を受けます．特に，NIRS では
目標組織よりも浅い位置にある組織からの拡散反射光の影響を強く受けま
す．一方，内部に存在する蛍光物質からの蛍光は，励起光とは異なる波長を
持つという利点を活かして，浅い組織により拡散反射された励起光の影響を
除くことができます．そのため，蛍光を用いる計測は目標以外の組織による
影響が小さく，より感度の高い計測が可能となります．

　ICG や GFP のような蛍光物質を外部から生体内に導入すれば（外因性
蛍光物質），その蛍光物質に特有な波長の励起光を照射することにより蛍光
を発生させることができます．一方で，生体組織中にもともと存在する物質
が蛍光を出す性質を持っている場合（内因性蛍光物質）もあり，その物質に
特有な波長の励起光を照射すると蛍光を発生させることができます．このよ
うな蛍光を自家蛍光と呼びます．

　以下では，まず自家蛍光を利用する内視鏡による診断法を紹介します．次に，体内に導入された蛍光物質からの蛍光観察による光線力学診断，リンパ管の可視化，がんの迅速蛍光イメージング，体表での蛍光マッピング，断層画像を描き出す蛍光 CT（学術的には蛍光トモグラフィ），誤嚥リスクの診断技術について説明します．現時点では蛍光マッピングや蛍光 CT をヒトに適用することは困難であり，主に小動物を対象とした基礎研究に用いられます．

7.2　自家蛍光を利用した内視鏡による診断

　自家蛍光を利用する技術は内視鏡を用いた診断に適用されています．内視鏡は国内ではオリンパス光学工業（現，オリンパス）が初めて開発に成功した技術で，その技術は大いに発展し，オリンパスの消化器用内視鏡は世界の市場のおよそ 7 割を占めるとされています．

　自家蛍光を発する生体内物質（内因性蛍光物質）としては，コラーゲン（皮膚の真皮層にある繊維質のタンパク質），エラスチン（皮膚に弾力を与えるタンパク質），ケラチン（毛・爪・皮膚の角質のタンパク質），トリプトファンやチロシン（必須アミノ酸），各種のビタミン，NADH（還元型ニコチンアミドアデニンジヌクレオチド）や FAD（フラビンアデニンジヌクレオチド）（共に細胞内の代謝に関わる酵素・補酵素），リン脂質（細胞膜の主要構成物質）などさまざまなものがあります．しかし，これらのほとんどは表 7.1 に示されるように，励起光の波長がおよそ 270〜450 nm（紫外光から青色光）で，蛍光の波長がおよそ 300〜550 nm（紫外光から緑色光）の範囲にあります [7-1]．なお，ポルフィリンは 600 nm より長い赤色の蛍光を出しますが，自然の状態では人体中には少量しか含まれていないため自家蛍光の観察には不適です．

　これらの波長範囲にある光は第 2 章の図 2.2 からわかるように血液により強く吸収され，照射された励起光は生体組織内で急激に減衰するため深い組織中の蛍光物質を励起できません．また，組織内部で発生した蛍光も表面に出てくるまでに急激に減衰するため，浅い組織からの自家蛍光しか観察できません．そのため生きた状態での自家蛍光を用いた観察はほぼ組織表面近傍

表 **7.1** 蛍光を持つ主な生体物質（内因性蛍光物質）の励起と蛍光のピーク波長（文献 [7-1, 7-2, 7-3] の表を参考に作成）

	蛍光物質	励起波長 (nm)	蛍光波長 (nm)
繊維性タンパク質（結合組織）	コラーゲン	325, 360, 450	400, 405, 520
	エラスチン	290, 325, 450	340, 400, 520
	ケラチン	378	452
アミノ酸	トリプトファン	280	350
	チロシン	275	300
酵素（エネルギー代謝）	FAD	450	535
	NADH	290, 340	440, 460
ビタミン	ビタミン A	327	510
	ビタミン D	390	480
脂質	リン脂質	436	540, 560
ヘム前駆物質	ポルフィリン	400〜450	630, 690

に限られます.

このことから，自家蛍光を用いた診断は主に管腔臓器（食道・胃・腸などの消化管，膀胱・尿路などの尿路系，咽頭・気管支・肺胞などの呼吸器，子宮・卵管などの女性生殖器）の粘膜やその近傍に限られますが，正常組織と病変組織での自家蛍光の違いから有用な診断が内視鏡を用いて行われています [7-3, 7-4, 7-5].

内視鏡を用いた観察では，青色光（波長 390〜440 nm）の励起光を照射すると正常組織であれば主にコラーゲンによる緑色光（波長約 500 nm）の自家蛍光が観測されますが，腫瘍部などでは自家蛍光が正常部よりも弱くなります. 腫瘍部で自家蛍光が弱くなる原因としては，粘膜が厚くなって粘膜の下の組織からの自家蛍光が表面に到達するまでに弱くなること，腫瘍組織において内因性蛍光物質が多く消費されてしまうこと，血液量増加により光吸収が増加することなどが考えられています. また，炎症によって血液量が増加したことで自家蛍光自体が弱くなることも原因の 1 つです. 血液量増加による蛍光の減衰は，血液により強く吸収される緑色光（波長約 550 nm），および生体透過性の高い赤色光（波長約 610 nm）を別々に照射してそれらの反射光強度を計測することによって除去することができます. 自家

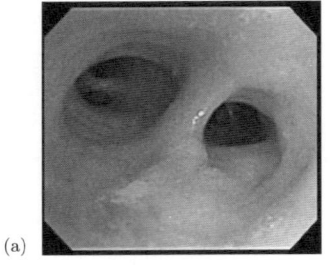
(a)
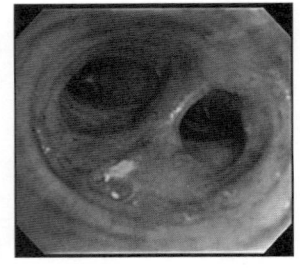
(b)

図 7.3　自家蛍光を用いた内視鏡による肺扁平上皮がんの観察画像の例
(a) 白色光による画像. がんは見られません. (b) 自家蛍光による画像. がんが明瞭に赤紫色に表示されます.（文献 [7-6]（写真提供：千葉大学呼吸器外科）より引用）（カラー図は口絵参照）

蛍光の強度はもともと弱いため，検出には高感度の CCD カメラ[1]が用いられます.

　自家蛍光画像では，正常部が緑色に，腫瘍部が赤紫色の擬似カラーに色調が調整されて明瞭に表示されます. その結果，白色光を用いた画像と自家蛍光の画像により腫瘍の位置と領域を知ることができます. 図 7.3（口絵）は肺扁平上皮がんを観察した例です [7-6]. 白色光の画像ではがんは観察されませんが，自家蛍光画像では緑色の正常組織を背景にして，がんの領域が赤紫色に表示されて明瞭に観察されています.

　自家蛍光を利用する以前には，狭帯域光イメージング法 (NBI: narrow band imaging) を用いた内視鏡が開発され，腫瘍の診断などに有効性を発揮していましたが，さらに自家蛍光画像により診断の有効性が改善されました. NBI では従来の白色光による画像に加え，青（波長約 415 nm）と緑（波長約 540 nm）の光を照射してそれらの反射光の画像を表示します. 青

---

1)　CCD カメラ：半導体素子である CCD イメージセンサを撮像素子に用いたカメラ. CCD は電荷結合素子（charge-coupled device）を意味します. 通常の半導体集積回路では，作り込まれたそれぞれの素子の間は，やはり集積回路に作り込まれた金属配線により電気的に接続されて信号がやりとりされます. これに対し，CCD では隣り合った素子の間の電荷的な結合を利用して，次々と電荷の状態を送り出すことにより信号がやりとりされ，金属配線が不要となります. 受光素子と組み合わせて撮像デバイスとすると，配線に面積を取られない分，受光面積を広くできる利点があります. デジタルカメラ，ビデオカメラ，スマートフォンのカメラ，光検出器などに広く利用されています.

と緑の光は波長範囲が $10〜20\,nm$ と狭いので狭帯域光と呼ばれ，それが技術の名称のもととなっています．青と緑の光は図 2.2 からわかるようにヘモグロビンにより非常に強く吸収されますので，粘膜表層の毛細血管や粘膜の微細な模様を強調して表示することができます．

　白色光による観察，NBI による観察，さらに自家蛍光による観察と内視鏡画像は病変部をより見やすくするように発展しましたが，さらに病変部を見つけやすくする技術として，病変部からより強い蛍光を出す光線力学診断が開発されました．

7.3　光線力学診断 (PDD) と光線力学治療 (PDT)

　光線力学診断 (PDD: photodynamic diagnosis) は，光増感剤（光感受性色素：photosensitizer）を体内に導入して病変部に蛍光物質を蓄積させ，病変部から強い蛍光を発生させて診断する方法です．光増感剤としては表 7.1 で波長が $600\,nm$ より長い蛍光を出すポルフィリン[2]系の薬剤が注目されており，いくつかの薬剤が開発されてきました．

　光線力学診断のもととなった光線力学治療 (PDT: photodynamic therapy) においては，フォトフリンやレザフィリンと呼ばれるポルフィリン系物質が合成されて光増感剤として利用されました．ポルフィリン系物質はがん組織に選択的に蓄積しやすい性質を持ちます．このような光増感剤を体内に投与するとがん組織だけでなく正常組織にも蓄積します．しかし，正常組織からはその光増感剤が排除されやすいので，排除された時期を見計らってがん組織に励起光を照射すると光増感剤が光化学反応を起こして活性酸素を生じます．活性酸素は細胞に障害を与えるためがん組織を死滅させることができます．実際にはもっと複雑な物理・生化学・生物学的過程を経ますが，

---

2)　ポルフィリン：ヘモグロビンやクロロフィルなどの重要な生物機能を果たす天然色素の基本骨格を成し，血液，肉，野菜，果物などの身の回りにある色つきのものに含まれます．右図のように窒素を1つ含んだ五員環化合物 4 個が炭素原子 4 個と交互に結合した大環状化合物の総称です．可視光を強く吸収し，有機化学合成の手法によりさまざまな色を呈するポルフィリン系の化合物が合成されています．

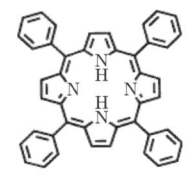

簡素化すると PDT の原理は以上のように説明されます [7-7]．すでに日本では早期肺がん，表在性食道がん，表在性早期胃がん，子宮頸部初期がんおよび異形成について，1996 年に保険で PDT ができるようになりました．また，加齢黄斑変性の保険による PDT も 2004 年に認可されています．

　PDT において，がん組織に蓄積した光増感剤に励起光を照射すると蛍光が発生することを利用した診断技術が PDD です．光増感剤としてのフォトフリンやレザフィリンは人工的に合成された薬剤のため，副作用の懸念がありますが，近年はアミノ酸の一種で副作用の問題が少ない 5-アミノレブリン酸 (ALA: 5-aminolevulinic acid) が用いられています．

　ALA は生体内に存在し，体内で代謝されるとポルフィリンの一種であるプロトポルフィリン IX (PpIX: protoporphyrin IX) が生成され，PpIX はがん組織に選択的に蓄積します．PpIX も生体内に存在する物質で，やはり 600 nm より長い波長の赤色の蛍光を発生します．ALA 自身は蛍光を出しませんが，その代謝産物である PpIX が強い蛍光を出すのです．そこで，副作用の問題が少ない ALA を一定量投与し，代謝により生成された PpIX が，がん組織に蓄積したタイミングで励起光を照射すると，PDD および PDT が可能となります．波長 400 nm（紫から青）の励起光を照射すると PpIX が多量に含まれるがん組織からは赤色の蛍光が観察されて診断が行われます．

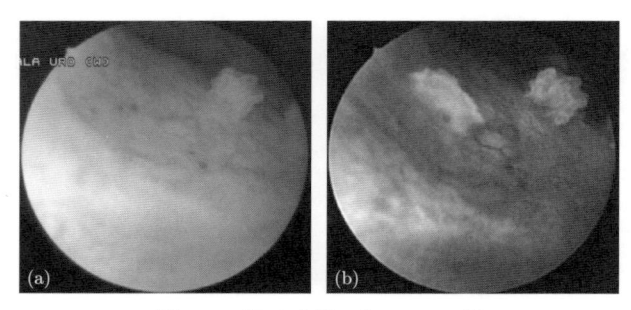

図 7.4　ALA を用いた PDD の例

(a) 膀胱がんと診断された病変部（右上）の白色光画像と (b)ALA 投与後の PDD 画像．両画像で乳頭状のがん（右上）が観察されますが，PDD 画像で観察される平板状のがん（左上）は白色光画像では見えません．（文献 [7-8] より引用）（カラー図は口絵参照）

図7.4（口絵）がその例で，(a) 膀胱がんの白色光画像と (b) PDD 画像です．PDD 画像は，1.5 g の ALA を含む 50 mL の溶液を患者に投与して，およそ 2 時間後に撮影されたもので，青い正常組織に対し赤い蛍光を出すがん病変部が 2 ヵ所（乳頭状と平板状）に観察されます．白色光画像では乳頭状の病変部は観察されますが平板状の病変部は見えないので見過ごされてしまいます．このように ALA を用いた PDD が有用であることがわかります．欧州では膀胱がんの検査に ALA を用いた PDD が 2006 年に認可されています [7-8].

7.4　リンパ管や血管の蛍光画像観察

蛍光を用いた身体のイメージングで実用化されているリンパ管や血管の画像観察を紹介します．

リンパ管は動脈と静脈に次ぐ第三の脈管（体液を通す管）と呼ばれ，リンパ（またはリンパ液）が流れる経路です．リンパはリンパ管の中をゆっくりと流れていますが，血液と違って透明な液体であるうえに，日常生活では出血のように目立つほどには漏れ出すこともないため，その存在にはあまり気が付きません．むくみ（浮腫）はリンパの流れが滞った結果だと知れば少し身近に感じられるかもしれません．血液中の血球を除いた血漿は，毛細血管から漏れ出して組織液となりますが，そのうち 8 割から 9 割は静脈に戻り，残りはリンパ管に移ります．リンパには組織中の水分やタンパク質，また，消化管で吸収された脂肪分が含まれ，リンパは全身に張り巡らされたリンパ管を通って最終的には鎖骨の下で静脈に戻ります．リンパ管の途中には米粒から小豆の大きさのリンパ節が無数に存在し，リンパをろ過（フィルタリング）するだけでなく，リンパ球を作り出します．リンパ球は侵入したがん細胞や細菌などの異物や外敵を免疫システムの一環として処理します．

ある臓器にがんが発生した場合，その臓器からのがん細胞が最初にたどり着くリンパ節をセンチネルリンパ節と呼びます．センチネルとは見張り役（歩哨）のことです．がんの診断では転移の有無を見極めることが重要ですので，センチネルリンパ節の組織の一部を採取（生検）して調べます．したがってセンチネルリンパ節の場所を特定する必要がありますが，リンパが透

明なためリンパ管やリンパ節を血管のように目視で特定することが困難です．乳がんの治療では，がん組織の切除のほかに，転移を防ぐために腋の下にあるリンパ節を切除する手術（腋窩リンパ節廓清）が行われますが，その必要がない場合もあります．そこで乳がん組織から最も近いセンチネルリンパ節を特定し，そのリンパ節の一部を採取してがんの転移の有無を調べ，転移がなければ腋窩リンパ節廓清は行わないと判断します．したがってセンチネルリンパ節の特定が重要となります [7-9].

　その方法として色素を用いてリンパに色を付けることや放射性同位体（ラジオアイソトープ）を用いる方法も行われていますが，より明瞭かつ簡便にリンパ管を特定する方法として近赤外蛍光を利用する技術が開発されました．リンパに近赤外蛍光を発する薬剤を導入し，励起光を照射すれば少し深い場所にあるリンパ管やリンパ節も蛍光で画像化することができます．

　用いられる薬剤は先に説明した ICG です．ICG は体内のリポタンパク質（脂質がタンパク質と結合した複合体で，体内で脂質を運搬する役割を果たします．脂質は水に溶けにくいため，血液中での輸送にはリポタンパク質が必要です）と結合すると強い蛍光を出すようになり，その励起のピーク波長はおよそ 790 nm，蛍光のピーク波長はおよそ 830 nm です（図 7.2）．そのため深さが数 cm からの蛍光も観察することが可能となり，深さがおよそ 1 cm のリンパ管やリンパ節を画像化することができます．

　浜松ホトニクス社はこの技術のための装置を開発しました [7-10]. 図 7.5(a) のように，近赤外光の励起用 LED を環状に並べ対象組織からの蛍光画像を撮影するハンディ型デバイスが製品化されています．通常のカラー画像も撮影できるようになっています．図 7.5(b) の写真の画像例では同時に撮影されたカラー画像と蛍光画像が示されており，乳頭部に導入した ICG がリンパ管を流れている様子が明瞭にわかります．センチネルリンパ節は体表よりやや深い位置にあるため，蛍光画像では捉えることができない場合もあり，今後の発展が期待されています．

　この蛍光イメージングの手法は乳がんに関連したセンチネルリンパ節の探索以外にも多くの領域で使われています．①形成外科領域ではリンパが滞って浮腫ができる病気に対してリンパ管と細静脈をつなぐ（吻合する）手術の際に，リンパ管と細静脈がうまくつながれてリンパの流れが確保されたか

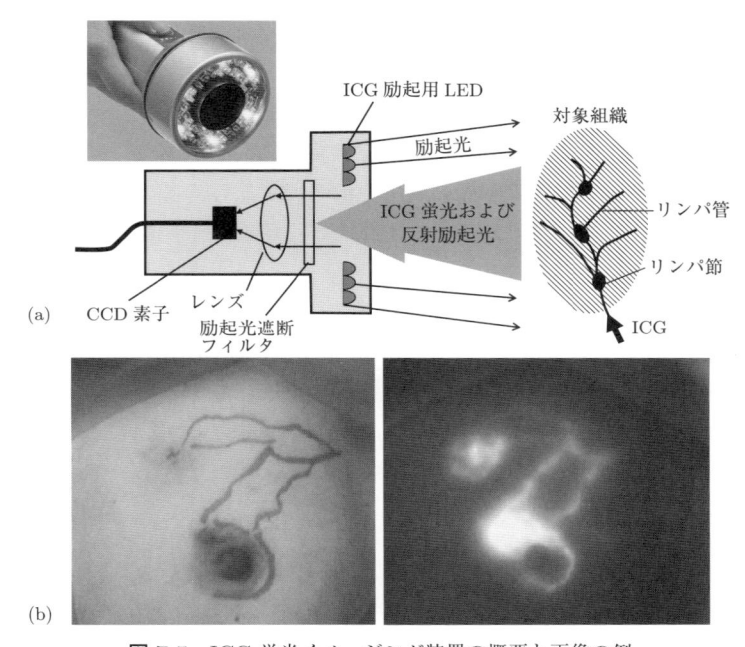

図 7.5 ICG 蛍光イメージング装置の概要と画像の例
(a) 装置の概略. (b) 乳頭部に ICG を導入した際のカラー画像（左）と蛍光画像（右）.
（文献 [7-10] より引用，図を一部改変）

どうかの判定，②眼科領域では ICG を蛍光色素とした眼底の血管網の観察，③脳神経外科領域では脳外科の手術中に 2 本の血管をつないだときにきちんと血流が再開したかどうか，あるいは逆に血流が停止したかどうかなどの判定，④心臓外科領域では心臓の冠動脈バイパスを行う手術中に血流が再開したかどうかなどの判定，⑤消化器系では肝臓に関わる太い血管（肝動脈や門脈）の血流確認や肝臓に生じた腫瘍内の血管網の観察など，⑥血管外科領域では下肢の動脈を再建する手術での血流の再開の判定など，広範囲に利用されています [7-9].

　なお，ICG は副作用が非常に少なく 1960 年代から使用が承認されている薬剤ですが，それでも稀に副作用が生じる場合があり，慎重な投与が必要です.

7.5　スプレーでがんを可視化する

　早期のがんの治療として外科的切除や内視鏡・腹腔鏡下での切除が行われ
ますが，がん組織と健常組織を目視で正確に識別することは医師でも容易で
はありません．また，切除し切れなかったがんの再発も問題です．切除手術
中にがん組織を明瞭に可視化できれば手術の効果を大きく改善することが可
能となります．手術中の組織に特殊な薬剤をスプレーすると，まもなくがん
組織だけが蛍光を発する技術を東京大学や NIH（米国国立衛生研究所）な
どが開発しました [7-11]．生体組織表面からの蛍光ですので，生体内からの
蛍光ではありませんが，興味深い技術ですので紹介します．

　ICG などの蛍光色素は励起光を照射すれば常に蛍光を発しますが，開発さ
れた薬剤は，もともとは励起光を照射されても蛍光を発せず，特定の物質と
結合すると構造が変化して強い蛍光を発するようになります．このような
特定の物質と結合して蛍光特性が大きく変化する物質は蛍光プローブ (fluo-
rescence probe) と呼ばれます．がん組織で活性化する酵素を対象とすれば，
その蛍光プローブはがん組織に触れると数分で蛍光を発するようになる一
方，正常組織に触れても蛍光は発しません．その結果，がん組織と正常組織
を明瞭に識別することができ，1 mm 以下の微小ながんも手術中に迅速にイ
メージングすることができます．ただ，がん組織は極めて多様性に富んでい
るため，単一の蛍光プローブがすべてのがん組織に対応することはできず，
がんの種類や患者によって適切な蛍光プローブの種類を選ぶ必要があります．

　肺がん，肝臓がん，乳がん，脳腫瘍など多くのがんで活性が増強する酵素
である，γ-グルタミルトランスペプチダーゼ (GGT: γ-glutamyl transpep-
tidase) で活性化される緑色の蛍光を出す蛍光プローブ gGlu-HMRG (γ-
glutamyl hydroxymethyl rhodamine green) が開発されました [7-11]．図
7.6(a) は gGlu-HMRG が GGT と反応して HMRG（ヒドロキシメチルロー
ダミングリーン）となり，強い緑色の蛍光を発する過程のイラストで，図
7.6(b) は HMRG の励起光と蛍光のスペクトルを示しており，励起光のピー
ク波長は 500 nm，蛍光のピーク波長は 525 nm にあります．図 7.7(a) は，
がん細胞の細胞膜に発現した GGT と gGlu-HMRG が反応して HMRG と

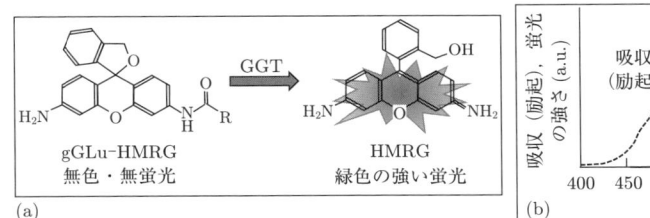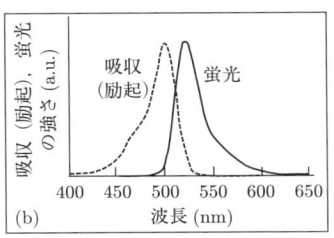

図 7.6　gGlu-HMRG の反応

(a) gGlu-HMRG は無色・無蛍光ですが，GGT と反応すると HMRG になり，緑色の強い蛍光を発します．(b) HMRG の吸収（励起）と蛍光のスペクトルで，吸収（励起）は 500 nm に，蛍光は 525 nm にピークがあります．（文献 [7-11] の図を改変）

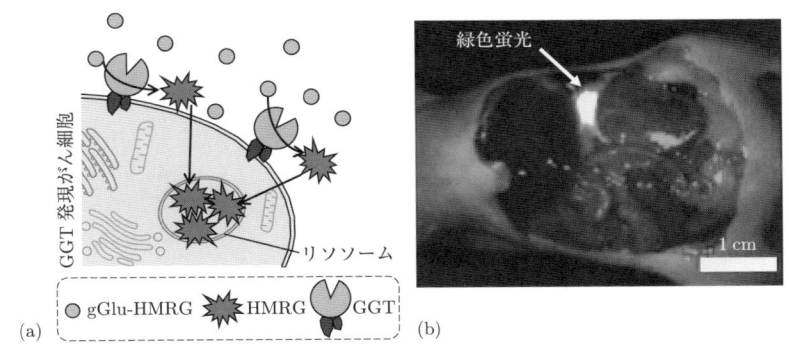

図 7.7　スプレーでがん蛍光イメージングの例

(a) gGlu-HMRG が GGT と反応して HMRG になり，高い疎水性のためすぐにがん細胞内に取り込まれ，リソソームに蓄積します．HMRG が緑色の強い蛍光を発するためがん細胞が緑色に光ります．(b) 腹膜にがん細胞（SHIN3：ヒト卵巣がん）が埋め込まれたマウス腹部からの緑色蛍光画像（白黒画像のためわかりにくいが，中央上部の縦長の白い部分）で，白色光画像に重ね合わされています．（文献 [7-11] の図を改変）

なり，HMRG は疎水性が高いためにすぐにがん細胞内に取り込まれ，リソソームに蓄積する過程のイラストです．リソソームに取り込まれた HMRG が蛍光を発する一方，正常組織は蛍光を発しないためがん組織を特定することができます．図 7.7(b) はマウスでの実験結果で，ヒト卵巣がん細胞を腹膜に埋め込み，開腹状態で gGlu-HMRG を腹部に散布し，5 分後ぐらいに得られた蛍光画像（中央上部の縦長の白い部分）を白色光画像に重ね合わせたものです．正常組織からは蛍光が発せられないためがん組織を明瞭に確認

することができます．1 mm 以下のサイズのがん組織まで確認が可能とのことです．

ヒト乳がんの切除検体でも gGlu-HMRG の有効性が確認され，36 検体での試験結果では感度 92%，特異度 94% の高成績でした[3][7-12]．

食道がん（食道扁平上皮がん）に対しては，異なる蛍光プローブが開発されました．食道がんに特有な発現酵素ジペプチジルペプチダーゼ IV (DPP-IV: dipeptidyl peptidase IV) と反応し，HMRG を母体とする数百の蛍光プローブから EP-HMRG と称するものを選び出しました．この EP-HMRG についてヒト食道がんの摘出サンプルで有効性を確認したところ，44 検体で感度 96.9%，特異度 85.7% の良い成績となりました [7-13]．

前立腺がんの場合には，前立腺特異的膜抗原 (PSMA: prostate-specific membrane antigen) が特異的に発現することが知られています．この PSMA に反応して活性化する蛍光プローブとしては上記の HMRG を母体とはせず，異なる種類の 5GluAF-2MeTG と呼ばれる蛍光プローブが開発されました [7-14]．この蛍光プローブもヒト前立腺がんの切除検体を用いて直径数 mm のがんでも検出可能であることが確認されました．

これらのスプレーにより散布してがん組織を検出する蛍光プローブは，外科手術中，あるいは内視鏡による切除術中に，それらの効率を高めるのに極めて有効ですので，臨床応用が今後確実に進展するものと考えられます．

7.6 蛍光マッピング・生物発光マッピング

特別な物質を生体内に導入し，体表面で観測される蛍光から内部の蛍光物質の濃度分布や蛍光寿命などの特性を求め，それらの特性から生理学的あるいは病理学的情報を得ることができます．蛍光だけでなく，ホタルのような生物発光を利用する方法もあります．生体が特定の生理学的・病理学的状態になったときに発光するように工夫された薬剤を投与して，体表面で観測される発光から生理学的・病理学的情報を得ることができます．このときに体

---

3) 感度，特異度：感度 (sensitivity) は「陽性のものを正しく陽性と判定する確率」で，特異度 (specificity) は「陰性のものを正しく陰性と判定する確率」です．

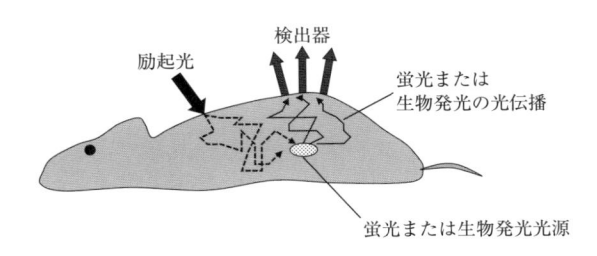

図 7.8 小動物の蛍光または生物発光マッピングの概念

表面で得られる 2 次元の画像は蛍光マッピングあるいは生物発光マッピングと呼ばれます.

　このような技術は,特に新薬開発や遺伝子発現研究などで,マウスなどの小動物を用いた実験に利用しやすいため,分子イメージング [7-15] の光を用いた手法として使われています.「分子イメージング (molecular imaging)」とは「生きた組織における細胞レベルでの生物学的プロセスの視覚的な表示・特性記述・定量化」と定義され,PET,fMRI,X 線 CT,光など,各種の手法がそれぞれ相補的に利用されます (付記 7.1 参照).

　ヒトへの応用は体内に導入する薬剤の毒性の問題があり,また体内深部からの蛍光や発光を体表面で検出することが難しいため,将来のテーマです.

　小動物を対象とした蛍光・生物発光マッピングの概念は図 7.8 の通りです.蛍光の場合には励起光源を必要としますが,生物発光の場合には励起光源は不要ですので,図 7.9(a) のように暗箱の中に小動物を乗せるステージと小動物を撮影するカメラなどというごく簡単な装置でマッピングが可能です.生物発光を生じさせるメカニズムはホタルの発光と同じで,一般にルシフェリン (基質) がルシフェラーゼ (酵素) を介して ATP (アデノシン三リン酸:adensine triphosphate) との反応で発光します.ホタルの場合,発光波長は 560〜600 nm の可視光です.そのため,生体組織により強く吸収され,深い部位からの発光は弱くなって体表面では検出しにくくなります.

　生物発光マッピングの例が図 7.9(b) です [7-16].ヌードマウスの気管より,発光バクテリアのルシフェリンとルシフェラーゼを遺伝子的に標識した肺炎菌の細胞を導入し,42 時間後の生物発光を可視光による写真に重ね合わせたマッピング画像です.その肺炎菌は体内に導入されるとルシフェリンとルシフェラーゼが共に体内で生成されて発光し,可視光のおよそ 480 nm

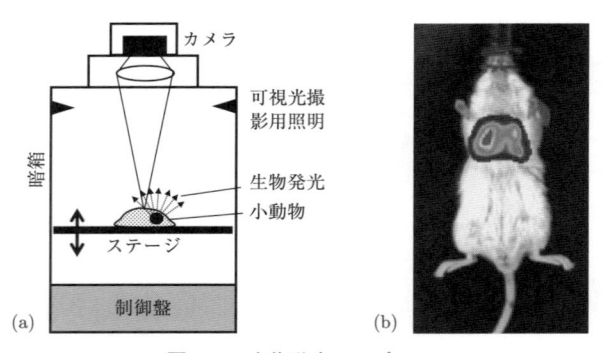

図 7.9　生物発光マッピング

(a) 生物発光マッピング装置概略．(b) 発光物質で標識した肺炎菌を投与したヌードマウスの生物発光マッピングの例．（文献 [7-16] の図を改変，引用）

に発光波長のピークがあります．図 7.9(b) では肺に蓄積した肺炎菌からの発光が画像化されています．

　発光波長が可視光の場合には，深い部位からの発光は組織に吸収されて体表面では観察が困難となることから，より深い部位からの発光も観測できるように，波長が 700 nm より長い近赤外光の生物発光を生じさせる薬剤も開発されています [7-17]．

　蛍光マッピングの装置は図 7.9(a) の装置に励起光を照射する光源を追加すればよく，やはり簡易な装置です．蛍光物質で標識した細胞やタンパク質などを小動物に投与し，励起光を照射すると蛍光が発生し，それを生体の表面で観察してマッピング画像が得られます．代表的な蛍光を発するタンパク質は，GFP と DsRed（赤色蛍光タンパク質：Discosoma sp. red fluorescent protein）であり，それぞれ 480 nm と 550 nm 付近に励起光のピークが，510 nm と 580 nm 付近に蛍光のピークが存在します．これらの波長域はまだヘモグロビンによる吸収が強い領域であり，より長い波長域で励起・蛍光が生じる物質が求められています．

　第 5 章で説明した NIRS は，深さに関する情報がなく，それを解決するには第 6 章の光 CT が必要でした．蛍光マッピングと生物発光マッピングも表面での光強度のマッピングなので深さの情報がなく，深さ情報を得るにはトモグラフィの技術を必要とします．以下では蛍光 CT（学術的には蛍光トモグラフィ）を説明します．

7.7 断層画像を描き出す蛍光 CT

　これまで説明した蛍光を用いたイメージングはすべて表面に現れた蛍光強度の 2 次元画像です．したがって蛍光が発生した内部の状況はわかりません．これは NIRS の光マッピング（光トポグラフィ）と同じで，深さに関する情報はありません．そこで光 CT と同様に蛍光 CT の研究開発が進められています．蛍光 CT により蛍光物質の 3 次元分布に関する画像を得ることができれば診断に大いに役立つものと考えられます．しかし光 CT と同様に，逆問題を解いて画像を再構成する必要があります．

　画像を再構成する過程は図 7.10 に示されるように光 CT と同様に，一方で実際に対象とする生体の表面での蛍光強度の測定結果があり，もう一方では対象とする生体の内部に蛍光体の分布を仮定し，計算によって表面での蛍光強度を推定し，その推定結果が測定結果に一致するように蛍光体の分布を更新するという逆問題のアルゴリズムにより画像が再構成されます．逆問題では，照射された励起光の生体内光伝播を解析し，照射光により励起された蛍光の生体内光伝播を解析して表面に出てくる蛍光強度を推定します．したがって励起光の生体内伝播と蛍光の生体内伝播の両方を解析する必要がありますが，基本的には光 CT の応用です．

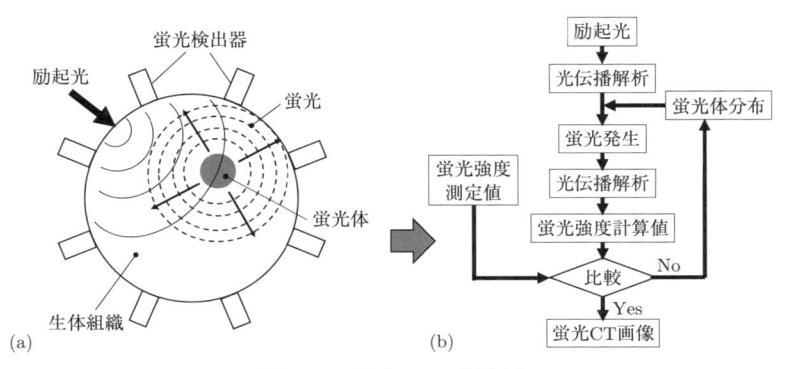

図 7.10　蛍光 CT の概念図
(a) 励起光が蛍光体に届いて蛍光が発生し，周囲に配置された複数の検出器で検出されます．励起光の照射位置を順に変えてスキャンします．(b) 画像再構成アルゴリズムの概要です．

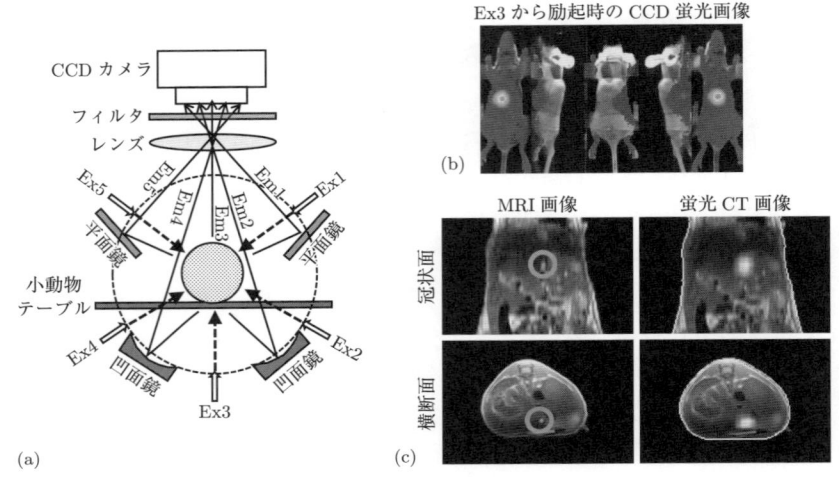

図 7.11　マウスを用いた蛍光 CT の例

(a) 透明なテーブルにマウスを設置し，腹部に直径 1 mm，長さ 3 mm の ICG カプセルを埋め込みました．Ex1〜Ex5 から順番に励起光を照射し，Em1〜Em5 の方向から CCD カメラで蛍光を測定しました．(b)Ex3 から励起光を照射したときに CCD カメラで撮られた蛍光画像．(c) マウス腹部の MRI 画像と再構成された蛍光 CT 画像．MRI 画像の赤丸の部分に ICG カプセルがあります．（文献 [7-18] の図を改変）（(b) と (c) のカラー図は口絵参照）

　図 7.11（口絵）はマウスを対象とした実験結果の例です [7-18]．マウスの腹部に直径 1.0 mm，長さが 3.0 mm の ICG カプセルを埋め込み，ICG カプセルを画像再構成することが目標です．測定装置は，図 7.11(a) のように透明なテーブル上にマウスを置き，定常光の励起光を 5 方向 (Ex1〜Ex5) から順番に照射し，マウスの体表面からの 2 次元蛍光画像を 5 方向 (Em1〜Em5) から同時に CCD カメラで撮影します．CCD カメラの前には励起光をカットするフィルタがあります．図 7.11(b) が CCD カメラで撮影された蛍光画像の例で，Ex3 から照射したときの 5 方向 (Em1〜Em5) での蛍光画像を可視光カメラの画像に重ね合わせています．CCD カメラの画素数は 25×51 で 5 方向照射・5 方向撮影なので，計 $(5 \times 5) \times (25 \times 51) = 31875$ 個の測定データが得られます．マウスの体を 2500 余りの要素に分割しており，各要素の ICG 濃度が未知数です．未知数よりも測定データ数が多いので，良条件の逆問題となります．

　図 7.11(c) はマウスの MRI 画像と，MRI 画像に重ね合わされた 3 次元の

蛍光 CT 画像を示しています．MRI 画像で ICG カプセルの位置が赤丸で示されており，蛍光 CT 画像で再構成された ICG カプセルの位置が真の位置とよく一致していることがわかります．

この蛍光 CT 装置では，対象が小動物で，透過光を体表面のあらゆる方向から測定することが可能ですので，いわゆる透過型の測定系となり，対象の大きさは直径数 cm が限度です．がんを移植したマウスにがんに集積しやすい蛍光薬剤を導入し，蛍光 CT によってがんの位置と大きさを 3 次元イメージングすることで，がん治療薬の効果を調べるなどの用途が考えられます．透過型の測定系ではヒトで蛍光 CT を実施するのは現時点では難しい状況です．

反射型の蛍光 CT がうまくいけば，少し内部にあるセンチネルリンパ節の 3 次元イメージングが可能となり，乳がん診断に大きく貢献すると考えられます．そのような研究開発が進められており，今後の発展が期待されます．

7.8　誤嚥のリスクを検出する新技術

誤嚥性肺炎で高齢者が亡くなったということをお聞きになったことがあると思います．誤嚥とは食物や唾液などが食道ではなく誤って気管に入り込んでしまうことで，雑菌を含む食物などが気管から肺に入って肺に炎症を生じるのが誤嚥性肺炎です．健常な人でもときどき食べ物が気管に入ってむせることがありますが，このような場合にはむせること，咳をすることで気管に入った異物を排出することができるので大きな問題にはなりません．肺炎につながる高齢者の誤嚥は健常者のような誤嚥ではなく，無意識のうちに食物や唾液などが気管に入ってしまう誤嚥です．喉の筋肉などが衰えて飲み込む力が弱くなると，誤嚥を起こしやすくなります．近年では日本人高齢者の死因 3 位である肺炎のうち 70% 以上を占めているといわれており，誤嚥性肺炎を防ぐことは高齢者施設などでは重要な課題となっています．

さて，なぜ誤嚥が起こるのでしょうか．それはヒトの喉の構造に根本的な原因があります．図 7.12 はヒトの鼻・口・喉の構造と嚥下のプロセスの模式図です．図 7.12(a) のようにヒトが空気を鼻から吸うと，鼻腔，咽頭，喉

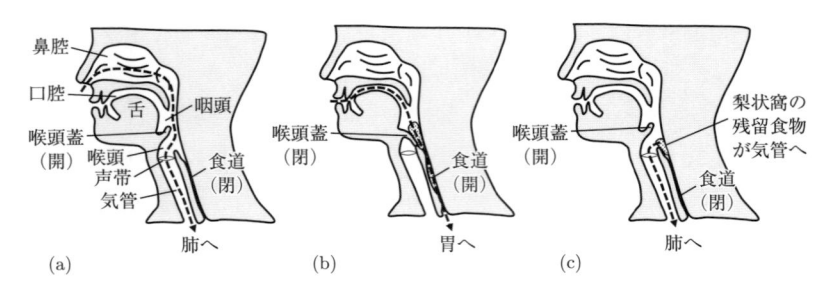

図 7.12　鼻・口・喉の構造と嚥下のプロセス
(a) 呼吸時の空気の流れ，(b) 正常な飲み込み（嚥下）時の食物の流れ，(c) 梨状窩への
残留食物が気管に流れ込む様子.

頭（気管の入り口部），気管を通って肺に行きます．一方，食べ物を口から
摂ると，飲み込む動作（嚥下）によって図 7.12(b) のように食物は口腔，咽
頭を通り食道に入って胃に行きます．つまり，食物と空気の通り道は喉で交
差するのです．そのため食道に行く食物と肺に行く空気は同時に喉を通る
ことはできません．気管は軟骨で守られていていつも開いた空洞となってお
り，呼吸による空気の流れは鼻，喉，気管を往復しています．一方，食道は
柔らかく，食物が通らないときは閉じています．食物が喉を通るときには
気管の入り口（喉頭）は蓋（喉頭蓋）で閉められ（図 7.12(b)），食道に食
物が入っていきます．喉頭蓋は呼吸時には開いていますが食物が喉を通る
ときに閉まります．食物が喉を通るときに喉頭蓋の閉まり方が悪いと食物が
気管に入り，咳き込むわけです．食物と空気が喉で交差しないような構造に
なっていれば誤嚥は生じないと思うのですが，ヒトを含む動物はそう都合よ
くは進化しなかったようです．

　さて，喉の力が弱った高齢者の誤嚥は健常者が咳き込む誤嚥とは様子が
違います．図 7.12 には描かれていませんが，咽頭部の気管と食道の分岐部
には梨状窩と呼ばれる窪みが左右に 1 ヵ所ずつあります．この梨状窩には
食道に入りきれなかった食物が残ります（残留食物）．健常者であればゴク
ンと飲み込む動作（空嚥下）をすれば梨状窩に残った食物は食道に入ります
が，喉の力が弱った高齢者は空嚥下をしても梨状窩に残ったままになり，残
留食物が徐々に無意識のうちに気管に入り込んでしまうのです．これが喉の
力が弱った高齢者の主な誤嚥のメカニズムで，梨状窩に残留食物があるかど

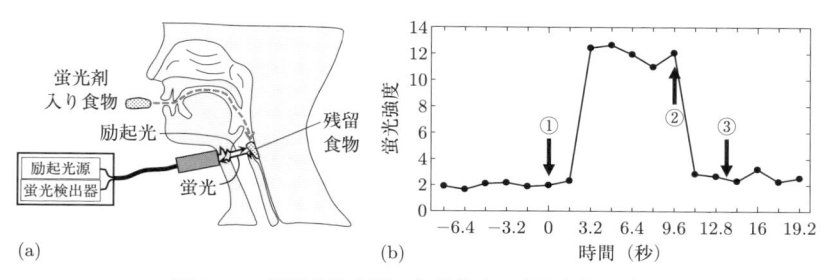

図 7.13 蛍光食物を用いた梨状窩の残留食物の検出
(a) 計測の概念図. (b) 梨状窩に残留した ICG 入り牛乳からの蛍光計測の例. 時間 0
秒 (①) で摂取し, 約 10 秒後 (②) と約 13 秒後 (③) に空嚥下をしました. (文献
[7-19] の図を改変)

うかで誤嚥のリスクの有無を知ることができます.

梨状窩の残留食物が気管に入りやすいかどうかを直接見て誤嚥のリスクを
検査する手法は2つあり, ①X線を使った嚥下造影検査と, ②鼻から内視
鏡を挿入する嚥下内視鏡検査です. しかし, どちらも医療者が実施する必要
があるため病院のみで行われており, 頻繁に行うことができる検査ではあり
ません. 日々の食事で誤嚥のリスクを確認したい自宅や高齢者施設などで簡
便に繰り返し実施できる検査方法は現時点ではありません.

梨状窩での残留食物の有無を簡便に検出する方法として, 図 7.13(a) のよ
うに蛍光剤を混入させた食物を摂取し, 体外から蛍光を検出するという技術
が提案されています [7-19]. 用いる蛍光剤は ICG で, 高性能の蛍光検出器
を用いると深さが約 3 cm の体内からの蛍光検出が可能です.

計測は, 蛍光を検出する光プローブを梨状窩に最も近い首の表面に接触さ
せて行います. 首の表面から梨状窩までの深さは人により異なりますが, 高
齢者で筋肉量が減っていると 3 cm 以下の場合が多いとされており, また,
3 cm 以上であっても, 光プローブを少し押し込むなどによって蛍光計測が
可能です.

首には軟組織の筋肉などの他に硬組織の骨や空洞の気管がありますが, 骨
は光を散乱しても吸収をしないので光伝播を妨げることはなく (手のひらを
光にかざしても骨は影にならず見えない), 空洞では光は減衰しないため計
測には有利に働きます.

図 7.13(b) は健常な高齢者を被験者とした実験結果の一例です [7-19]. 摂

取した蛍光剤入り食物は ICG を混入させた牛乳 10 mL です．摂取した時刻は 0 秒（①）で，摂取する前に観測された蛍光は首の組織からの自家蛍光です．摂取直後から蛍光強度の大幅な増加が観測され，約 10 秒後（②）に空嚥下をしたところ蛍光強度は元に戻りました．蛍光強度の大幅な増加は梨状窩に残留した ICG 入り牛乳によるものと結論づけられました．約 13 秒後（③）に再び空嚥下をしましたが，梨状窩に残留した牛乳は最初の空嚥下でほとんど飲み込まれたため，蛍光強度はほとんど自家蛍光のレベルとなりました．

　食物を飲み込む力が弱くなった高齢者にこの検査を行って，梨状窩の残留食物からの蛍光が観察され，空嚥下をしても蛍光が観察される場合には誤嚥のリスクが高いと判断することができると考えられます．飲み込む力を向上させる訓練後に再びこの検査を行って誤嚥のリスクが改善されたかどうかなどを評価することで，誤嚥性肺炎の予防に貢献できると期待されます．

7.9　蛍光・生物発光ヘルスケアテックのこれから

　自家蛍光を利用する内視鏡は実用化されて臨床に用いられており，今後利用が広がっていくと考えられます．また，蛍光物質を体内に導入する光線力学診断やリンパ管の蛍光画像観察も臨床応用が行われています．その有用性がさらに確立されれば臨床応用の範囲も広がっていくものと期待されます．ただ，ヒトの体内に導入しても副作用のない，あるいはその確率が非常に低い蛍光物質は現在では非常に限られています．

　光線力学診断に用いるポルフィリン系薬剤は主に可視域で赤色の蛍光を出しますが，体内深部からの蛍光が観察可能な近赤外域の蛍光を出す蛍光薬剤でヒトへの使用が承認されたものは，ICG のみです．ICG は 1957 年に開発され，1959 年に米国で承認されたものです．それからすでに半世紀以上経過していますが，ICG より優れたものは開発されていません．体内に導入しても極めて安全で近赤外の蛍光を強く発する新たな蛍光薬剤が開発されれば，より深部からの蛍光を観察することが可能となって，応用範囲がおおいに広がることでしょう．そのような蛍光薬剤の研究開発が精力的に進められているようですので，良い成果が得られることに期待しています．

　スプレーで蛍光プローブを散布して迅速にがん組織を見つける技術は，臨床応用が非常に期待される診断法です．がんに過剰に発現する酵素に反応して非蛍光性から蛍光性に変化することと，蛍光性に変化した分子ががん組織内にすみやかに移動することにより，がん組織と健常組織を明瞭に区別することができ，がん組織の切除術中に取り残しなく施術することが可能になると考えられています．近い将来にそういった蛍光プローブが市販されて臨床応用が開始されるでしょう．

　生物発光イメージングは，現在では小動物を対象として薬剤開発などに威力を発揮しており，発光波長が近赤外域にあって生体のより深い部位からの発光を観察できる薬剤が開発されています．ヒトに使用できる生物発光の薬剤が開発されれば，思いがけない利用法や臨床応用が見いだされるのではないかとわくわくします．

付記 7.1：分子イメージング

　分子が変化するとは，物理化学的には分子内の電子や分子振動の強さが変化する現象で，それらの変化を表す光の信号は可視光や近赤外光の範囲にあります．そのため，光イメージングは分子イメージングに最適な手法であるといえます．分子イメージングは蛍光や生物発光を利用し，現在では小動物を対象として，薬品開発に欠かせない技術となっています．ヒトに対して用いることができる認可された安全な蛍光薬品は，現時点では ICG のみですが，蛍光を用いた診断法で説明したようにリンパ液の流れを調べる実用化された技術に利用されています．これも分子イメージングの一種です．ICG 以外にヒトに適用可能な蛍光剤が開発されれば 7.5 節で述べたように，手術中に患部あるいは正常組織を明瞭に映し出すなどの方法で手術の補助に大いに役立つ技術となるでしょう．

　光イメージングは X 線 CT，MRI，PET，超音波エコーなどに比べると歴史は新しく，これからも発達・発展していく技術であると考えられます．分子イメージングに関連する学術誌が 2000 年以降に新たに発刊されて，掲載論文数も年々増加しているという事実からもそのことが窺えます．

━━━━━ コラム 7.1　内視鏡の歴史 ━━━━━

　「ヒトの身体の中を覗く」内視鏡の起源は古代ギリシャ・ローマ時代に遡ると，紀元 1 世紀のポンペイ遺跡から内視鏡の原型ともいわれる図 7.14 のようなスペクラ（speculum：ラテン語で「鏡」の意）が発掘され，肛門，腟，鼻腔などの観察に用いられたようです [7-C1]．照明用の適当な光源がなかったため太陽光の下の

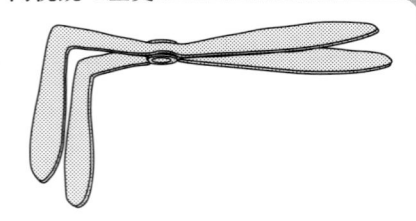

図 7.14　ポンペイ遺跡から発掘されたスペクラのイラスト（文献 [7-C1] の図を改変）

明るい部屋で用いられ，体表に近い部位のみの観察だったと考えられています．

　14〜15 世紀には照明にローソクが用いられるようになりましたが，現在のローソクに比べるとずっと暗かったようです．1807 年にドイツのボッチーニが Lichtleiter（導光器）を考案し，反射鏡でローソクの光を集光して生体内に光を導いて観察しました．その後，1853 年にフランスのデソルモが実用的な器具を製作して内視鏡という名称を与え，尿道・膀胱鏡として使いました．また，1877 年にドイツのニッツェが水冷式の白熱白金線を光源として用いた尿道・膀胱鏡を製作しました．1868 年にドイツのクスマウルは長さ 47 cm，直径 13 mm の真っ直ぐな金属管を食道鏡として剣を飲み込む大道芸人で試しましたが，一般人には不向きでした．

　20 世紀には，1932 年にドイツのシンドラーが初めて先端部に可撓性を持たせた軟性鏡を発表しました．直径 11 mm，長さ 75 cm の管の先端から 3 分の 1 の部分に多数のレンズを配置して，曲がる構造でも画像が伝送可能となっており，豆電球で照明して胃の内部が観察されました．

　1950 年に東京大学病院とオリンパス光学工業が協力して世界で初めて胃カメラを開発しました [7-C2]．図 7.15 のように軟性管の先端に撮影レンズがあり，豆ランプを点灯させてフィルムを巻き上げる構造でした．その後，改善が施されて広く普及し胃がんの早期発見に貢献しました．しかし，フィルムを現像するまでは画像を見ることはできませんでした．

　1960 年には米国で，曲がった状態でも画像が伝送可能な軟性鏡（ファイバスコープ）が商品化され，リアルタイムに胃内を見ることができるようになり，さらに 1964 年には写真が撮れるようになりました．高度な診断が可能となり，多くの改良が加えられ，対象部位は十二指腸，大腸，気管支などに広がりました．

　CCD が開発されると，1986 年にはビデオスコープが米国で発表されました．軟性鏡先端の対物レンズの直後に CCD が配置され，画像が電気信号として伝送され，TV モニタに映し出されると同時にデジタルデータとして記録されます．現在ではビデオスコープが標準の内視鏡システムとなっており，診断の精度が飛躍的に向上し，

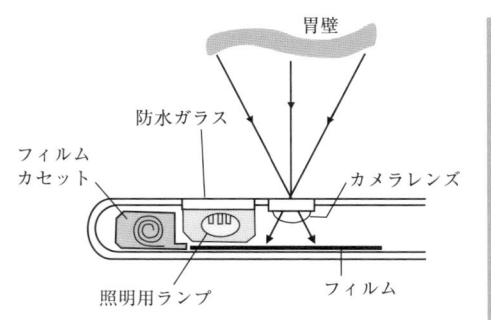

図 7.15　世界初の胃カメラの先端部の構造（文献 [7-C2] の図を改変）

本文で紹介した蛍光を利用する技術や，画像処理によって病変の識別を行いやすくするなどの技術も開発され，ハイビジョンの採用，超音波やOCT との組み合わせ，近年のデジタル技術・AI の進歩により内視鏡はさらに進化すると考えられます．

参考文献
[7-C1] 丹羽寛文，『消化管内視鏡の歴史　改訂増補第 2 版』，日本メディカルセンター (2010).
[7-C2] 鷲塚信彦，繊維と工業，Vol. 64, p. 258 (2008).

コラム 7.2　がんの新しい治療法，光免疫療法

　がんの新しい治療法として注目を浴びている光免疫療法について簡単に説明します．この治療法は米国国立衛生研究所 (NIH: National Institutes of Health) の小林久隆氏のグループが開発した治療法ですが，当初，小林氏が取り組んでいたのはがんの分子イメージングでした．正常細胞にはなく，がん細胞の表面に分布しているタンパク質（抗原）にだけ（特異的に）結合する物質（抗体）に蛍光特性を持たせ励起光を照射すれば，がん細胞だけから蛍光が生じるのでがんのイメージングが可能となります．7.6 節で説明した蛍光マッピングです．できるだけ深い部位のがんを見つけるために，近赤外蛍光を発する各種の物質を試しており，IR700 という波長 700 nm の光で励起される青色の蛍光物質を使ってみました．IR700 は，水に溶けにくいフタロシアニンという物質を水溶性にした化合物で，光や熱に強く，道路標識や新幹線の車体の青色に使われています．ほかの候補とな

る物質では蛍光が観察できたのですが，IR700 では蛍光が観察できません
でした．その原因は，がん細胞に結合した IR700 に励起光を照射するとが
ん細胞が膨張し，破裂して死んでしまうからでした．この現象は 2009 年に
発見され，解明されたメカニズムを要約すると次の通りです．

　IR700 が付いた抗体は，がん細胞の多数の抗原に特異的に結合し，励起
光を照射されると IR700 の分子形状が変化し，その際にがん細胞にくっつ
いていた抗原を引き抜きます．その結果，がん細胞の細胞膜に多数の穴が
開いて，細胞膜の内側と外側のイオン状態の差のために，その穴から周囲
の水（細胞間質液）が細胞内に流れ込みます．細胞が溜められる許容範囲
を超えて水が流入してついには細胞が物理的に破壊されるのです．

　がん細胞が選択的に破壊されるだけでは免疫療法とはいえないのですが，
次の段階で免疫システムが作動します．細胞膜が破壊されたがん細胞から
は核や細胞質がそのまま放出され，それらを周囲にいる免疫細胞が取り込
んでがん細胞のさまざまな抗原情報を収集します．その結果，がん細胞に
対する免疫システムが作動して他のがん細胞を攻撃し，がん細胞を消化・
分解します．がん免疫療法については，京都大学の本庶佑名誉教授らの方
法（免疫チェックポイント阻害剤治療法）が実用化されていますが，光免
疫療法はそれとは異なり，NIR-PIT (near-infrared photoimmuno ther-
apy) と名付けられています．また，光に反応する薬剤を用いる点で光免疫
療法は，7.3 節で紹介した光線力学治療 (PDT) と似ています．しかし，光
免疫療法で用いる IR700 はがん細胞の細胞膜と結合しなければ効果が生じ
ず毒性もありませんが，PDT では薬剤ががん細胞に結合しなくても効果が
生じるためがん細胞以外の細胞にも影響し，毒性が生じる点で異なってい
ます．当初はがん組織をイメージングすることを目的に始められた研究で
したが，新しい治療法にまで発展しました．ただ，光免疫療法は PDT の
一種ではないかとの論争があります．

　がんの治療法としては，外科治療，がん化学療法，放射線療法，がん免
疫療法が主要な治療法となっていますが，これらの治療法ではがん細胞以
外の正常細胞にも影響を及ぼします．光免疫療法はがん細胞に選択的に障
害を与えるため患者の負担が大幅に軽減されると考えられています．一般
的に治療法の研究成果が臨床応用されるまでには長い年月がかかりますが，
光免疫療法は異例の速さで 2020 年には臨床応用が認可され，従来の治療法
に加わる新しいがん治療法として期待されています．

参考文献
[7-C3] M. Mitsunaga, et al., Nat. Med., Vol. 17, p. 1685 (2011).

[7-C4] 小林久隆, 『がんを瞬時に破壊する　光免疫療法 身体にやさしい新治療が医療を変える』, 光文社新書 (2021).
[7-C5] 芹澤健介著, 小林久隆医学監修, 『がんの消滅　天才医師が挑む光免疫療法』, 新潮新書 (2023).

コラム 7.3　生物発光・蛍光ものがたり

生物発光・蛍光に関する研究の歴史やエピソード [7-C6], および生物発光のはじまり [7-C7] について以下に要約します.

● 生物発光の発見と初期の科学

生物発光に関する最も早い記述は, 2500 年前のアリストテレスにまで遡り, 熱い物体から放射される光と, 熱を伴わずに生じる光が区別されていました. 1 世紀には大プリニウスがニオガイ（食用二枚貝）の発光について記述し, ニオガイは食べている人の口の中で光ることを記録しています. 1672 年にボイルが発光キノコの発光は空気がないと消え, 空気を戻すと再び光ることを報告しました. 1887 年にデュボアは, 生物発光には反応物質と触媒が必要なことを発見し, 光を支えるものという意味のラテン語にちなみ, 反応物質（基質）を「ルシフェリン」, 触媒（酵素）を「ルシフェラーゼ」と名付け, 生物発光に関する本格的な科学が始まりました.

● 生物発光と軍事行動

海洋で最も目立つ発光生物は渦鞭毛藻で, 直径約 1 mm のヤコウチュウは青白く発光します. ヤコウチュウは夜に航行する船の航跡や, 夜の浜辺に打ち寄せる波を光らせます. 第一次世界大戦では, 英国の軍艦が水面下に光るドイツの潜水艦を撃沈しました. 第二次世界大戦では, 戦闘機が夜間に光る航跡から船の位置を突き止めました. ウミホタルは乾燥させて長期間保存しておいても, 水を加えると光り輝きます. 日本兵はジャングルを闇夜に行軍する際に, 乾燥ウミホタルをすぐ前の兵士の背中に付けて目印とし, また, 地図を読むための照明として使いました. なお, 乾燥ウミホタルは科学実験キットとして容易に入手可能です.

● 生物発光・蛍光の最新科学

下村脩は, 1955 年にウミホタルからルシフェリンを抽出して結晶化することに世界で初めて成功しました. さらに 1962 年にオワンクラゲから発光タンパク質イクオリンを発見し, カルシウムイオンにより活性化して青く発光することを見いだしました. 下村は発光タンパク質, 緑色蛍光タンパ

ク質 (GFP) も同時に発見し，この業績により 2008 年にノーベル化学賞を
受賞しました．GFP は蛍光物質であり，ルシフェリンやルシフェラーゼを
必要としません．下村脩と同時にノーベル賞を受賞したマーティン・チャ
ルフィーは，GFP が遺伝子発現マーカとして使用できることを報告し，も
う 1 人の同時受賞者ロジャー・チェンは，GFP の蛍光強度を 1 桁程度強く
しました．GFP に関する技術や遺伝子導入技術の発展により，現在では，
数多くの GFP 様タンパク質が開発され，がん研究，免疫研究，ウイルス
研究，神経生物学などさまざまな分野で必要不可欠な研究ツールとなって
います．

●生物発光のはじまり

　生物発光は，獲物をおびき寄せる，敵を驚かせる，求愛する，などに用
いられます．生物が初めて発光したのはいつでしょうか．これまで，生物
発光した最も古い生物は 2 億 6700 万年前（古生代ペルム紀）に生息して
いた貝虫（小型の海洋甲殻類）の一種とされてきました．しかし，最近の
研究 [7-C7] では，深海生物の八放サンゴのうちでよく発光するものを調べ
た結果，それらの共通の祖先種が 5 億 4000 万年前（古生代カンブリア紀）
に生物発光していたことがわかりました．研究では，大規模な遺伝子配列
のデータとわずかな八放サンゴの化石記録を分析し，これらの生物の進化
系統樹を再構築し，コンピュータモデルにより，祖先種が生物発光をして
いた可能性が高いと結論付けました．カンブリア紀（約 5 億 4000 万年前
から 4 億 8500 万年前）は，生物の進化が加速し，現存する主要な動物の
グループが現れた「カンブリア爆発」の時期にあたり，動物種が初めて眼
を獲得した時期です．深く暗い海では眼と生物発光の進化がペアで必要だ
ったのかもしれません．

　八放サンゴの生物発光はルシフェリン・ルシフェラーゼ反応を用いてい
ますが，生物発光は必ずしもこの反応ではありません．八放サンゴの場合，
この反応は代謝で発生するフリーラジカルに対する抗酸化物質を生成する
ために進化したのかもしれず，生物発光がコミュニケーションの一形態と
なった可能性も考えられるとのことです．

参考文献
[7-C6] V. Pieribone and D. F. Gruber, *Aglow in the Dark: The Revolutionary Science of Biofluorescence*, Harvard Univ. Press (2005)（滋賀陽子訳，『光る クラゲ 蛍光タンパク質開発物語』，青土社 (2010)）.
[7-C7] D. M. DeLeo, et al., Proc. R. Soc. B, Vol. 291, 20232626 (2024).

第8章

血液の流れを計測する光技術

前章までに説明した技術のうち OCT は組織の構造を，パルスオキシメータ，光トポグラフィ，光 CT は血液の酸素飽和度や血液量を計測します．しかし，血流（血液の流れ）は計測できません．本章では血液の流れを光で計測する技術を解説・紹介します．

8.1 血液の流れを計る重要さ

血液量と血流量は混同されやすいですがまったく異なる物理量です．特に脳においては，血流量は脳活動を直接的に表すと考えられており，その測定に関する研究は長い歴史を有しています．脳神経活動と脳血流量との関係は神経血管カップリングと呼ばれ，脳神経科学の分野では今でも重要な研究対象となっており [8-1]，第 5 章で説明したように NIRS による脳活動計測の重要な基礎現象です．

血液量と血流量の違いは容易に理解できると思いますが，具体的な例を挙げた説明を付記 8.1 に記載しましたので参照してください．血流量に関連する物理量として血流速がありますが，血流量は血流速に血管の断面積を掛けたものです．

脳のある領域が活性化して，NIRS で計測したところ血液量が 2 倍に増えたという結果が得られたとしても，血流量が血液量に比例して 2 倍になったとはいえないのです．実際，脳の活性化により脳内の血液量が約 20% 増加（血管の断面積が 20% 増加）すると，血流速も約 20% 増加して，血流量は 1.2 倍より大きく $1.2 \times 1.2 = 1.44$ 倍となるという試算もあります．

NIRS を用いて，血液の酸素化状態（HbO および HbD）の変化と血液量（HbT）の増減を計測することにより，多くの有用な情報が得られますが，さらに生理学的な状況を明確にするには情報が不足気味で，それを補うには

血流量あるいは血流速の情報が必要になります．そこで，血流量や血流速を近赤外光によって非侵襲に計測する 3 つの技術を以下に紹介します．それらは①レーザドップラ血流計，②レーザスペックル血流イメージング，および③拡散相関分光法です．

8.2　光のドップラ効果で血流計測

　救急車やパトカーの警報音（ピーポーピーポー）は，近づいてくるときは高く聞こえ，過ぎ去るときは低く聞こえることをよく体験しますが，これがドップラ効果で，音の周波数が音源または聞く人の移動によって見かけ上変化します．音は空気の振動による波ですが，空気中を伝わる光や電波も波で，すべての波の現象にはドップラ効果が観測されます．ドップラ効果の少し詳しい説明は付記 8.2 に記載しましたので参照してください．

　光も波ですから光源が動いているときに静止して光を観測するとドップラ効果によって光の周波数が見かけ上変化します．図 8.1 のように血管内を流れる赤血球に光を照射すれば，赤血球によって光が散乱されていろいろな方向に光が進みます．そのうち光源（光検出器）の方向に散乱された光は赤血球の動きによって周波数がわずかに変化しますので，その変化を計測すれば赤血球の速さを知ることができます．これがレーザドップラ血流計の原理です．光源にレーザを使うのは指向性の良い光が必要だからです．

　しかし，音の場合と大きく違うのは光の周波数と速さが非常に大きいことです．光の速さと血流速の違いが大きすぎるため，ドップラ効果による周波数の変化は非常に小さく，周波数の絶対値を直接測定することは不可能です．毛細血管内の血流速が 1 mm/s 程度とすると，この血流速による周波数の変化量は約 3.2 kHz であり（付記 8.2），照射した光と赤血球で反射された光を一緒に計測すると，周波数が 3.2 kHz の波，いわゆるうなりが生じ，それを計測（ヘテロダイン検出）すれば図 8.1 の説明にある簡単な式から赤血球の速さを求めることができます．なお，θ はレーザ光の方向と血流の方向の間の角度で，正面 ($\theta = 0$) 以外の場合は角度補正が必要です．

　この原理に基づく測定装置は数多く開発，商品化されており，手軽に血流速を計ることができます．しかし，少ない散乱回数で戻ってきた光でなくて

図 8.1 レーザドップラ血流計の原理

血管内を流れる赤血球により照射したレーザ光が反射され，検出された光の周波数はドップラ効果により変化します．血流速 u は，レーザ光の周波数 f_0（$= c/\lambda$，c は光速，λ は波長）がドップラ効果で f に変化したとき，検出角 θ を用いて $u = (f - f_0)\lambda/(2\cos\theta)$ で求められます．(付記 8.2)

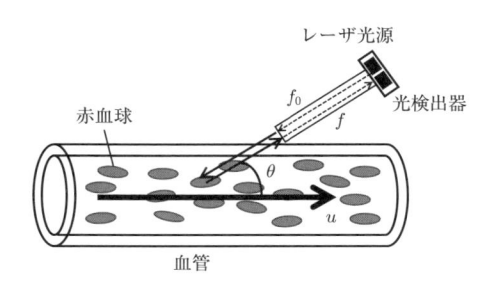

はならないため，皮膚のごく表面の血管中の血流のみが測定対象となり，深い組織の血流速を計ることはできません．また，光の照射角度と血流の方向の問題があり，さらにさまざまなノイズや乱れが信号に含まれるため，血流速の絶対値を測定することは難しく，主に血流速の時間変化を定性的に把握することに利用されます．さらに，表面の狭い範囲に照射する点照射方式のため，広い範囲の血流速分布を計ろうとすると光プローブを 2 次元的にスキャンする必要があり，時間がかかります．

　OCT は第 4 章で説明したように網膜内の構造を断層画像として描き出すことができますが，レーザドップラ血流計の原理を適用して，2 次元的に血流速分布も同時に描き出すことができるドップラ OCT も開発され，臨床応用されています．

8.3　レーザ光の斑点模様，スペックルで血流をイメージング

　2 番目の血流計測法はレーザスペックルを利用する方法です．スペックルとは斑点を意味し，図 8.2 のようにレーザ光を紙や皮膚などのややざらざらした表面（粗面）に照射し，反射してきたレーザ光を拡大してスクリーン（またはカメラ）に投影して観察すると，反射光の画像は多くの白黒の小さなまだら，斑点から構成されます．この斑点模様をスペックルと呼びます [8-2]．

　粗面に照射されて反射した光の干渉がスペックルを生じる原因です．図 8.3(a) のように粗面のある凸の位置で反射された光がスクリーンに到達するまでの光路長と，別の凸の位置で反射された光の光路長はわずかに違いま

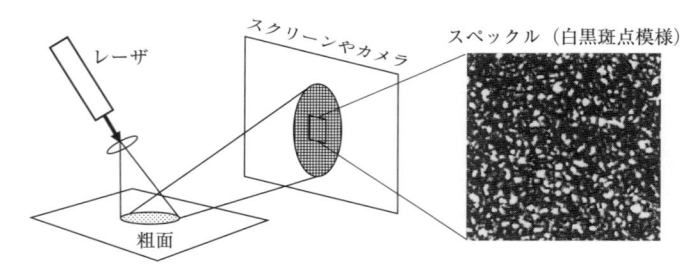

図 8.2　スペックル（白黒斑点模様）

レーザ光を粗面に照射し，その反射光を拡大すると白黒の斑点模様，いわゆるスペックルが観察されます．

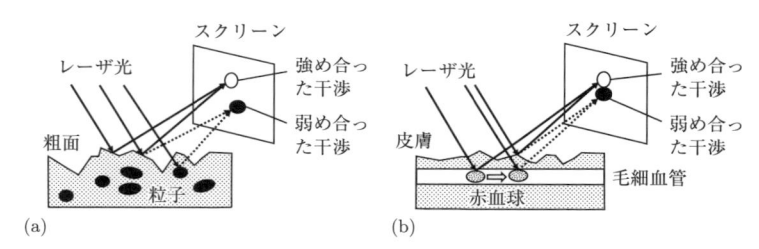

図 8.3　変動するスペックル

(a) は粗面や散乱粒子が静止している場合でスペックルは変動しません．(b) は粗面や散乱粒子が動く場合でスペックルは動きに対応して変動します．

す．そのわずかな光路長の違いが第 4 章 4.2 節で説明したように光の干渉を生じさせます．わずかな光路長の違いがちょうど光の 1 波長分であれば光は強め合って白い斑点となりますが，光路長の違いが半波長分であれば光は弱め合って黒い斑点となります．表面のざらざらはランダムですので，白い斑点と黒い斑点がランダムに配置されてスペックルを生じます．

　表面の粗さによる反射（表面散乱）だけでなく，表面より下にある粒子による散乱によってもスペックルは生じます．皮膚にレーザ光を照射すれば皮膚表面の粗さによってスペックルが生じるだけでなく，皮膚直下の毛細血管の中を流れる赤血球によってもレーザ光は散乱され，それが他の位置で散乱されたレーザ光と干渉してスペックルを生じます．表面の粗さや赤血球などの散乱粒子が静止していればスペックルは一定のパターンを保ち，変動しません．

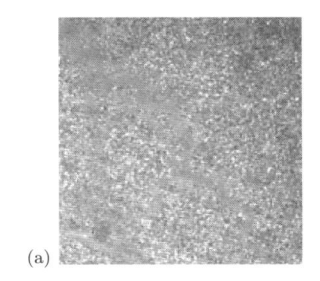
(a)

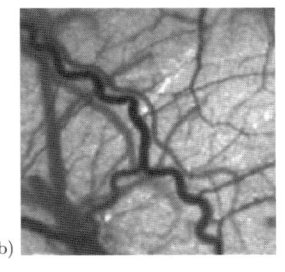
(b)

図 8.4 スペックルによる血流のイメージング
(a) は皮膚表面のスペックルパターンを撮影した生の画像で，(b) の血管網と対応させて
よく見るとややボケている部分がわかります．(b) はボケの程度を数値化したコントラ
ストの画像．血流速が大きいほどボケが強くなるため血管として描き出されます．(文献
[8-3] より引用)

　ところが，図 8.3(b) のように表面が動いたり，散乱粒子が動いたりする
とスクリーンに到達する光の光路長が時々刻々変化するためスペックルパタ
ーンが変動します．すると，スクリーンのある一定の点で（斑点の大きさ程
度の狭い範囲内で）光の強さを測定すれば，スペックルパターンの変動に伴
って光の強さも変動します．白黒の斑点で白の部分の光強度を 1，黒の光強
度を 0 とすると，散乱粒子が動いた部分では光強度のある時間内での平均
値は 0 と 1 の間の値となります．つまり，白黒の境界が明確でなくなりボ
ケることになります．逆に，ボケの程度を数値化すれば粒子の動きが速いか
遅いかがわかることになります．血流速が大きいほどボケの程度が強くなり
ます．
　図 8.4(a) はラットの脳表面（頭蓋骨を非常に薄くした状態）で得られた
スペックルの生の画像で，図 8.4(b) がある時間内でのスペックルのボケの
程度を数値化したコントラストの画像化です．コントラストの画像では血管
網が明瞭に描き出されています．生の画像もコントラストの画像に照らして
よく見ると太い血管の付近がややボケているのがわかります．
　スペックルを撮影する装置は，基本的にはレーザ光源と CCD カメラなど
があればよいのでコストが安く簡便に血流速の 2 次元画像が得られるとい
う利点があります．ただし，ヒトへの応用は皮膚表面や網膜表面など，非侵
襲かつ非接触で観察が可能な組織にほぼ限られます．
　九州工業大学のグループは，スペックルのボケを利用して 1990 年代中盤

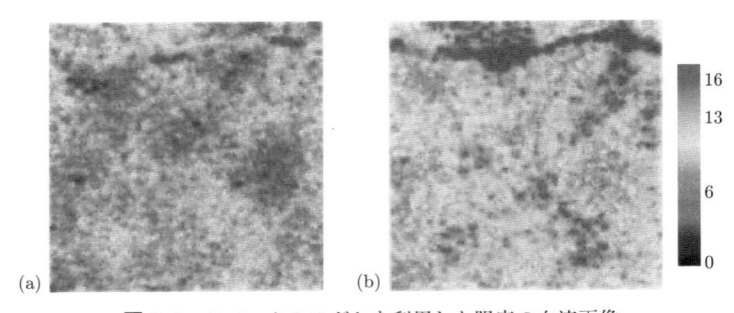

(a) 　　　　　　　　　　　　　(b)

図 8.5　スペックルのボケを利用した眼底の血流画像
(a) は心臓が弛緩して血流が下がった状態，(b) はその 0.18 秒後に心臓が収縮して血流
が上がった状態．カラーバーはボケを数値化したコントラスト値で，大きいほど血流速
が大きくなります．（文献 [8-4] の図を改変）（カラー図は口絵参照）

にヒトの眼の網膜や脈絡膜[1]の血管網の画像化や血流の測定に世界に先駆け
て成功しました．図 8.5（口絵）は健康なヒトの眼底の血流を擬似カラーで
可視化した画像です [8-4]．図 8.5(a) は心臓が弛緩して血流速が下がったと
き，図 8.5(b) はその 0.18 秒後に心臓が収縮して血流速が上がったときで，
赤いほどスペックルのボケが強く血流速も大きいことを意味しています．心
臓の弛緩・収縮に伴う血流速の変化を捉えていることがよくわかります．

　このようなレーザスペックルコントラストによる血流イメージングは，レー
ザドップラ血流計よりも簡便に 2 次元画像を得られるため，眼底の網膜
や脈絡膜の血流だけでなく，皮膚表面の血流 [8-5] など広い範囲で応用され
ています．一方，スペックルコントラスト（ボケ）と血流速の対応が定性的
であること，生体組織・臓器・身体の不要な動きがノイズとなること，深い
組織の血流が測定困難，などの課題があります．これらの課題を解決するた
めに研究が行われており，トモグラフィの技術を応用して数 mm の深さの
血流を画像化する研究も行われています [8-6]．

---

1)　脈絡膜：眼球を構成する主な 3 つの層の 1 つ．3 つの層は内側から網膜，脈絡膜，
　　強膜の順になっており，脈絡膜には血管が多く，眼球内に栄養を与える役目をしていま
　　す．また，脈絡膜は色素が多いために黒く，瞳孔以外から余分な光が眼球に入らないよ
　　う，暗幕の働きもしています．

8.4 光の相関で血流速計測

　血流速を計測するもう 1 つの技術が近年になって開発された拡散相関分光法 (DCS: diffuse correlation spectroscopy) です．この技術は，生体組織による光の多重散乱に基づく拡散光の伝播現象と，レーザ光の干渉によるスペックル現象が重なった現象を利用しています．前節で説明したスペックルはレーザ光が表面にごく近い赤血球によって少ない回数だけ散乱された光の干渉で生じ，赤血球が動くことによりそのスペックルがボケることを利用しました．DCS は，生体組織のやや深い場所にある数多くの赤血球によって多重散乱されて拡散光となりながらも干渉性を保っている光の干渉によるスペックルを利用します．

　そのため，照射するレーザ光は長い距離を伝播しても干渉性を保つことができる，つまり可干渉長が長くなければなりません．拡散光を利用する技術では NIRS のように照射・検出プローブ間距離が 3 cm 程度で，照射点から検出点までの光路長はその 5 倍以上となることが多いので，その状況でも干渉性を保つためには光源から出るときの可干渉長は 1 m 程度が望ましく，そのような近赤外光を出す半導体レーザ（レーザダイオード，LD: laser diode）が使われます．OCT では空間分解能を上げるために可干渉長の短い発光ダイオード (LED) が用いられるのとは対照的です．

　可干渉長の長い光源からの光が生体組織内を伝播して再び表面に現れたときの様子を模擬的に表したのが図 8.6 です．図 8.6(a) は時刻 $t = 0$ のときの様子で，白丸（○）の粒子で散乱されて検出される光路と，黒丸（●）の粒子で散乱されて検出される光路の長さが異なるため，検出点での 2 つの光路長の差が波長の整数倍の場合には強め合う干渉によって明るい斑点となり，光路長の差が波長の整数倍から半波長ずれると弱め合う干渉となって黒い斑点となります．したがって検出点を含む領域にはスペックルパターンが生じます．粒子が移動しなければスペックルパターンは一定で変化しませんが，粒子赤血球であれば移動するため，図 8.6(b) のようにそれぞれの伝播経路の光路長が変化するのでスペックルパターンが変動し，固定した検出点の光の強さが変化します．その時間変化の様子を示す例が図 8.7 で，この光

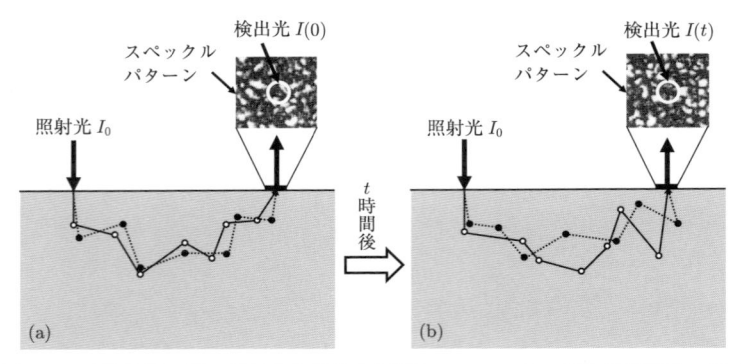

図 8.6　可干渉長の長い光が生体組織を伝播してスペックルが生じる現象の模式図
(a) 時刻 $t = 0$ での光の伝播経路とスペックルパターンで，検出光の強さは $I(0)$ です．
(b) 時刻 $t > 0$ では媒体内の散乱粒子（赤血球）が移動したため光の伝播経路が変化し，スペックルパターンが異なり，検出先の強さが $I(t)$ に変化します．

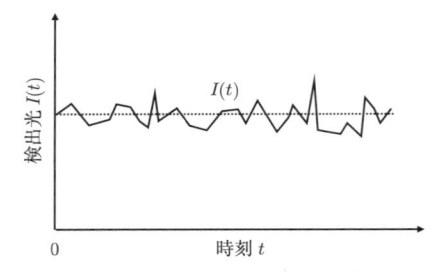

図 8.7　可干渉長の長い光が生体組織内を伝播して検出される拡散反射光強度 $I(t)$ の時間変化の様子

の強さの時間的な変化から血流量に関する情報を引き出すのが DCS です．

　ではどのようにして血流速の情報を得るのでしょうか．前節のレーザスペックル血流イメージングはスペックルのボケから定性的な血流イメージングを行いますが，DCS では検出される光の強さの自己相関関数という物理量から定量的に血流速を推定します．自己相関関数については付記 8.3 に詳しい説明を記載しましたが，端的にいえば，図 8.7 のような時系列信号があるとき，その信号と，その信号をある時間 (τ) だけずらした信号を掛けて，特定の期間 T まで足し合わせて平均した数値です．その数値が最大になるずらした時間 ($\tau_{\max}$) があれば，その時間 ($\tau_{\max}$) はその信号の周期と考えるこ

とができます.

　生体組織内の光伝播解析により,拡散反射光の自己相関関数の式が得られており [8-7],その式は血流速に関する血流指標 (BFI: blood flow index) を含んでいます.そこで,自己相関関数の計測結果にその式の値が一致するように BFI を決めてやれば血流速に関する情報を得ることができます.これが DCS による血流計測の原理です.BFI は血流速の絶対値を示すわけではありませんが,血流速および血流量に比例した数値であり,ある時刻を基準として血流速または血流量の総体的な変化を定量的に示します.

　健常成人の上腕を締め付けて動脈を閉塞したときの,前腕での HbO, HbD と SO および BFI の変化を計測した例が図 8.8 です [8-8].BFI は DCS で計測し,その他の変化量は第 5 章で説明した時間分解法の NIRS で計測しました.開始から 2 分で動脈閉塞を開始し,8 分で終了しましたが,動脈閉塞開始直後に前腕の血流指標 BFI は約 85% 下がり,それに伴って HbD は急激に増加,HbO と SO は急激に下がりました.動脈閉塞終了直後には急激に BFI(血流量)が回復し,瞬間的には閉塞前の 4 倍以上の BFI(血流量のオーバーシュート)が観測され,2 分程度で元に戻りました.HbO, HbD と SO も同じようなパターンで元に戻りました.

　レーザスペックル血流イメージングは表面近傍に血流速に関する 2 次元画像を描き出します.一方,DCS では表面から 10 mm 程度の深さまでの血流速に関する情報が得られます.ただ,1 対の照射・検出点の計測から 1 個の BFI データしか得られませんので,2 次元画像を作成するためには NIRS(光トポグラフィ)と同様に複数対の照射・検出プローブが必要です.また,NIRS では深さ方向の情報を得ることができませんが,DCS でも,対象組織を一様と仮定していますので,深さ方向の情報を得ることはできないことに注意が必要です.特に,脳内血流量を計測する場合には,頭部の皮膚や頭蓋骨などを通過する光を測定するためそれらの脳外組織の影響を考慮しなければなりません.それらの影響を補正すると,fMRI と PET で計測された脳血流量と DCS で計測された脳血流量がよく一致していることが示されています [8-9].

　DCS は新しい血流計測法で,これからどのような分野で臨床応用されていくのか,楽しみです.

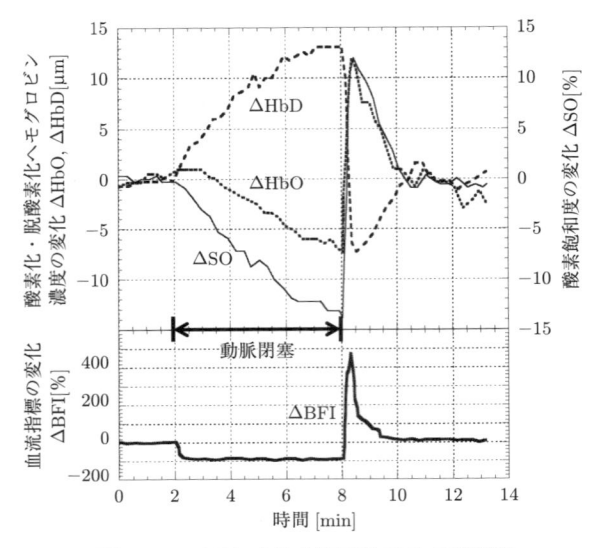

図 8.8　DCS による血流指標 BFI の計測例
健常成人の上腕を締め付けて動脈を閉塞したときの前腕での酸素化・脱酸素化ヘモ
グロビン濃度変化 (ΔHbO, ΔHbD) と酸素飽和度変化 (ΔSO) および血流指標変化
(ΔBFI) です．（文献 [8-8] の図を改変）

8.5　近赤外光を用いた血流計測のこれから

　血流速あるいは血流量の計測は代謝活動を知るうえで極めて重要な生理学
的・医学的情報を与えるため，さまざまな手法が研究されてきました．特に
脳内の血流量計測については長い歴史があり，放射性同位体を用いる核医学
イメージング（PET や SPECT）の発達により断層画像を得られるように
なってきました．光を用いる手法は，現時点では断層画像を描き出すことま
ではできませんが，生体組織表層の血流量または血流速を定量的にイメージ
ングすることが可能となっています．血液の酸素飽和度などの計測では散乱
が計測の邪魔になっていますが，血流計測では逆に光の散乱を利用している
という側面があります．本文で紹介したレーザドップラ血流計，レーザスペ
ックル血流イメージング，拡散相関分光法 (DCS) はすべて散乱を利用して
います．

　レーザドップラ血流計とレーザスペックル血流イメージングは簡便な技術という長所の反面，定性的であることが短所と考えられます．定量的な計測や画像が得られるようになれば応用範囲の広がり，また実用性が高まると期待されます．一方，拡散相関分光法 (DCS) は近年，精力的に研究開発が進められており，深さ 10 mm 程度までの血流速に関する情報を定量的に得ることができ，また，光トポグラフィのような 2 次元画像を得ることが可能であることから，今後，より簡便な装置が開発されることが望まれます．

付記 8.1：血液量と血流量の違い

　生体組織の中に存在する血管は太い動脈・静脈から細い動脈・静脈，さらに細い毛細血管までさまざまな太さの血管がありますが，図 8.9(a) のような「細動脈」⇒「毛細血管網」⇒「細静脈」の構造を，1 本の太い管が枝分かれして多くの細い管になり，それらが再び 1 本の太い管に合流するというモデルで模擬します．図 8.9(b) は細動脈内の血流量が Q で，毛細血管網内の血液量（毛細血管の体積の合計）が V の場合で，これを標準状態と考えます．毛細血管網内を流れる血液の流速（流れの速さ）が u で，毛細血管の断面積の合計を S とすると，血流量は $Q = S \times u$ となります．血流量が 2 倍の $2Q$ になった場合を考えましょう．図 8.9(c) は毛細血管の太さが大きくなった結果，断面積が $2S$ となり，血流速が u のままの場合です．図 8.9(d) は，断面積は元のままの S で，血流速が 2 倍の $2u$ になった場合です．図 8.9(c)，(d) のどちらも血流量は 2 倍の $2Q$ になっていますが，血液量（体積）は (c) では $2V$ と 2 倍になり，(d) では V のままです．また，図 8.9(e) は血液量が $2V$ となっても血流速が元の半分の $0.5u$ になれば，血流量が元の Q のままの場合を示しています．つまり，血液量と血流量とは言葉は似ていますが，まったく違う物理量です．実際，血液量の単位は体積ですから cm^3 や mL ですが，血流量の単位は mL/s や mL/min のように，単位時間（1 秒あるいは 1 分）の間に流れる血液量（体積）です．

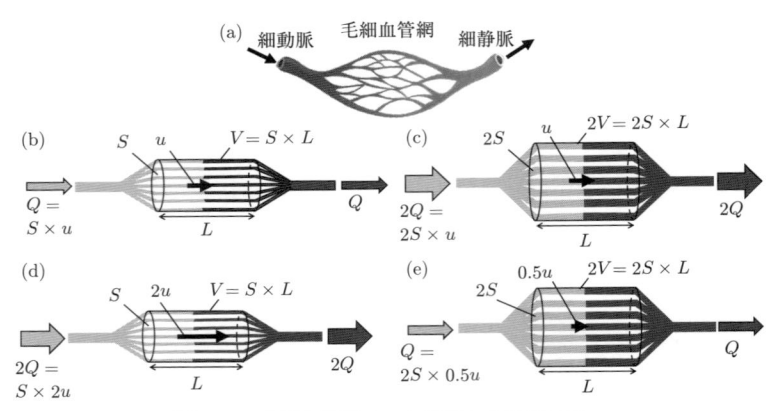

図 8.9　毛細血管網での血液量と血流量の違い

(a) 毛細血管網の模式図. (b) 血流量 Q で毛細血管内血液量 V のとき. (c) 血流量 $2Q$ で毛細血管内血液量 $2V$ のとき. (d) 血流量 $2Q$ で毛細血管内血液量 V のとき. (e) 血流量 Q で毛細血管内血液量 $2V$ のとき.

付記 8.2：ドップラ効果

　波の本来の周波数を f_0，波の伝わる速さを c，波の発生源と波の観測者の相対的な速さを u とすると，観測者が観測する波の周波数は $f = f_0(1 \pm u/c)$（"+" はお互いに近づくとき，"−" はお互いに遠ざかるとき）となります．図 8.10 で説明します．たとえば，救急車のピーの音の周波数を $f_0 = 880\,\mathrm{Hz}$（高いラ ＝ A5 の音）とすると，救急車が静止しているときには図 8.10(a) のようにピーの音はあらゆる方向に一様に周波数 f_0 で伝わります．救急車が時速 $u = 70\,\mathrm{km/h} = 19.4\,\mathrm{m/s}$ で走っており，観測者が静止している場合には，図 8.10(b) のように観測者の位置により聞こえる音の周波数（音程）が変わります．音の伝わる速さは 1 気圧 15℃ で $c = 340\,\mathrm{m/s}$ ですので，救急車が観測者に近づいているときには観測者に聞こえる周波数は $f = 880 \times (1 + 19.4/340) = 930\,\mathrm{Hz}$（高いラ ＝ A5 よりも半音高いラ ＝ A♯5 の音）となります．救急車が観測者から遠ざかるときは逆に $f = 880 \times (1 - 19.4/340) = 830\,\mathrm{Hz}$（高いラ ＝ A5 よりも半音低いラ ＝ A♭5 の音）が聞こえることになります．

　この効果は 1842 年にオーストリアの物理学者ドップラ (J. C. Doppler)

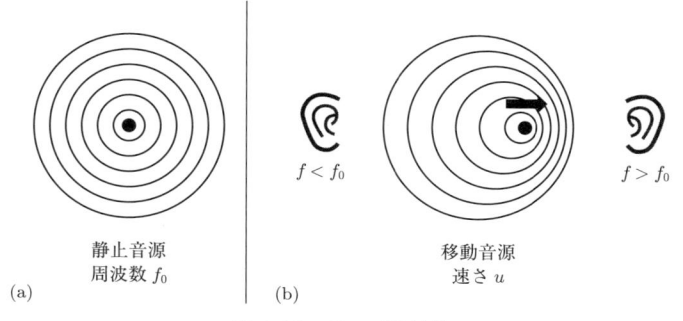

図 8.10　ドップラ効果
(a) は音源が静止している場合. 音波は周波数 f_0 であらゆる方向に一様に伝わります.
(b) は音源が速さ u で右に移動している場合. 音源が近づく位置では周波数は f_0 より
も大きく観測され, 遠ざかる位置では周波数は f_0 よりも小さく観測されます.

が最初に気が付いて研究しました. 列車に乗ったトランペット奏者がソの
音を吹き続け, それを絶対音感を持った音楽家が聞いて音程が変化すること
からドップラ効果が証明されたといわれています. ドップラ効果はあらゆる
波で観察される現象です. 動いている物体の速度（速さ）を測るのに用いら
れ, 対象物体の大きさは原子から銀河まで極めて広い範囲にわたっていま
す.

　血流速について考えます. 図 8.1 のように血液の流れの下流から角度 θ
で測定すると, レーザ光は行きと帰りでドップラ効果を 1 回ずつ, 計 2 回
受けるため $f = f_0(1 + u\cos\theta/c)^2$ となります. この式を変形すると $f -
f_0 = f_0[(1 + u\cos\theta/c)^2 - 1] \approx f_0 \times 2u\cos\theta/c = 2u\cos\theta/\lambda$ となり, $u =
(f - f_0)\lambda/(2\cos\theta)$ が求まります. ここで $f_0 = c/\lambda$ であり, $(u\cos\theta/c)^2$ は
$2u\cos\theta/c$ に比べて非常に小さいので, 無視しました. 血管中の赤血球の速
さは太い動脈でもおよそ 45 cm/s で毛細血管ではおよそ $u = 1$ mm/s です.
毛細血管中の赤血球に赤色レーザ光（波長 $\lambda = 630$ nm）を照射し, 検出角
$\theta = 0$ とすると検出される光の周波数は $f = 4.7 \times 10^{14} \times (1 + 6.7 \times 10^{-12})$ Hz
となります. 周波数の変化量は $f - f_0 = 3.1$ kHz であり, うなりとして検
出可能です.

付記 8.3：自己相関関数

　時間的に変化する 2 つの信号 $f_1(t)$ と $f_2(t)$ があるとき，$f_1(t)$ と $f_2(t)$ が似ているか似ていないかを数値的に表すのが相互相関関数です．片方の時間を τ だけ遅延させた信号，たとえば $f_2(t + \tau)$ と $f_1(t)$ とを掛けた $f_1(t) \times f_2(t + \tau)$ の $t = 0$（測定開始時刻）から $t = T$（最大測定時刻）までの平均（積分して T で割る）が遅延時間 τ のときの相互相関関数 $z(\tau)$ となります．$z(\tau)$ が最大となる τ を $\tau_{\max}$ とすると，$f_1(t)$ と $f_2(t)$ は $f_2(t + \tau_{\max})$ のときに最も似ていると判定されます．

　2 つの信号でなく，1 つの信号 $I(t)$ とそれを τ だけ遅延させた信号 $I(t + \tau)$ との相関関数が自己相関関数（自分自身の信号との相関の意味）で，$I(t) \times I(t + \tau)$ の $t = 0$ から $t = T$ までの平均で与えられます．T は観測された時間の全区間とすることが普通です．図 8.11 にイラストを示しましたが，遅延時間 τ を変化させて計算すれば検出光 $I(t)$ の自己相関関数 $g(\tau)$ が求まります．実際には遅延時間 τ はおよそ $10^{-6}\,\text{s} = 1\,\mu\text{s}$ から $10^{-2}\,\text{s} = 10\,\text{ms}$ まで変化させます．自己相関関数が最大になる時間があれば，その時間はその信号が持つ周期と考えることができます．

　生体組織内の光伝播解析により，拡散反射光の自己相関関数 $g(\tau)$ に関する方程式が導かれ，その方程式の解析解としての式が得られています [8-6]．

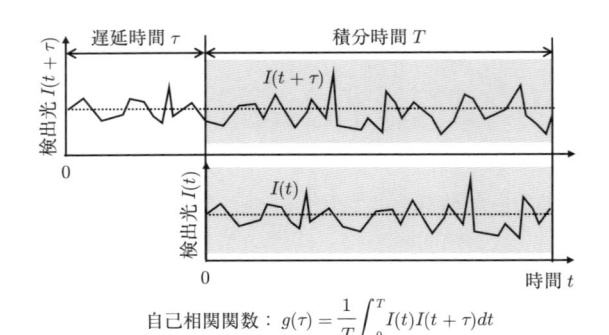

自己相関関数： $g(\tau) = \dfrac{1}{T} \displaystyle\int_0^T I(t) I(t + \tau)\,dt$

図 8.11　検出光 $I(t)$ の自己相関関数の求め方

━━ コラム 8.1　青い空，オレンジ色の夕焼け，白い雲はなぜ？ ━━

　晴れた日の昼の空は青く，夕焼け・朝焼けはオレンジ色や赤色となりますが，なぜでしょうか．これは太陽光が大気により散乱され，その散乱の強さが波長により異なるからです．光は粒子により散乱されますが，大気中の窒素分子や酸素分子は直径が約 0.1 nm (1×10^{-10} m) の微粒子です．可視光の波長は 400〜700 nm ですので，大気分子は光の波長よりもずっと小さい微粒子です．波長よりもずっと小さい粒子がまばらに散らばっているときの粒子による光の散乱はレイリー散乱と呼ばれ，高層大気がその条件を満たします．また，その散乱の強さは波長の 4 乗に反比例します．つまり波長の短い光ほど強く散乱され，波長 400 nm の青い光は波長 700 nm の赤い光より $(700/400)^4 = 9.4$ 倍，ほぼ 10 倍強く散乱されます．

　晴れた日の昼の空と夕方の空で太陽光（白色光）が地上に届く様子を表したのが図 8.12 です．昼の空では（図 8.12(a)），太陽光は地上にほぼ真上から進んできます．太陽光のうち，青い光は高層大気によってあらゆる方向に強く散乱され，それが何回も繰り返される多重散乱の結果，地上にいる私たちにはあらゆる方向から青い光が届きます．一方，赤い光は弱くしか散乱されないので太陽の方向からしか地上の私たちには届きません．その結果，太陽以外の空全体が青く見えます．なお，低層大気は密度が濃いためレイリー散乱が生じず，青い光も真っ直ぐ進みます．

　雲は微小な水滴や氷の粒（氷晶）が大気中に浮かんだものです．それらの大きさは 1〜10 μm であり，窒素分子や酸素分子より 10^4〜10^5 倍も大きく，これらの粒子による光の散乱はミー散乱と呼ばれ，可視光の異なる色（波長の短い青や波長の長い赤）でも散乱の強さはほぼ同じです．そのため，太陽光（白色光）は雲によりあらゆる波長でほぼ同程度に散乱され，散乱されても白色光のままのため，雲は白く見えます．

　1961 年に世界で初めて宇宙飛行士となったソビエト連邦のガガーリンが「地球は青かった」と言ったことは有名です．これも地上から見た空が青いのと同じ現象で，大気分子によりあらゆる方向に散乱された青い光が宇宙でも観測されるからです．宇宙から見た雲が白いのも，ミー散乱で太陽光のどの色も同じように散乱されるからです．

　一方，夕焼け（朝焼け）がオレンジ色なのは，図 8.12(b) のように太陽光が通ってくる大気の層の厚さが昼と夕方（朝方）では大きく違うからです．大気の厚さはほぼ 100 km とされていますので，昼に太陽が真上にあるときは太陽光が通ってくる大気層の厚さは 100 km です．一方，地球の半径は平均でおよそ 6370 km ですから，太陽が低い位置にあるときに太陽

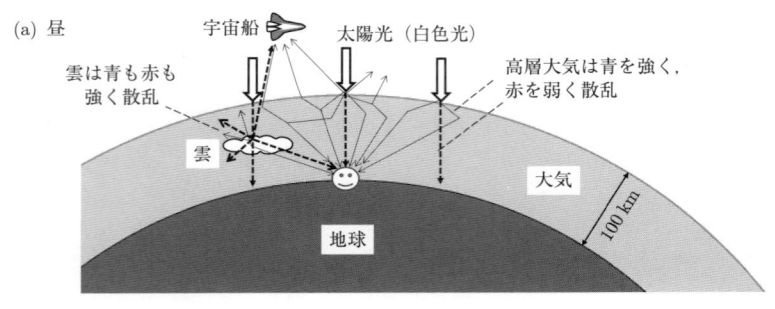

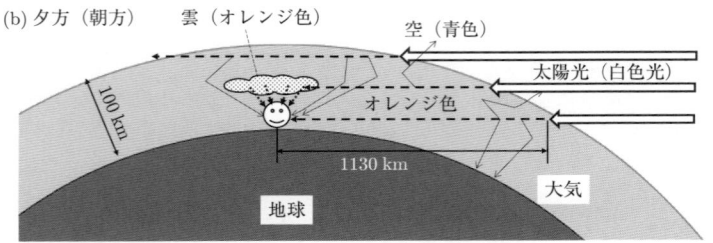

図 8.12 晴れた昼の空が青く，雲は白く，夕焼けはオレンジ色になる理由
破線は赤，細い実線は青を意味します．

光が通ってくる大気層の厚さはピタゴラスの定理から簡単に求められ，およそ 1130 km と昼の 10 倍以上になります．したがって，大気によって強く散乱される青い光は地上に届くころには非常に弱くなりますが，赤い光はあまり散乱されず，それほど弱くはなりません．つまり，地上に届くころには太陽光は白色光ではなくオレンジ色になってしまいます．そのオレンジ色の太陽光が高さ 10 km 以下の雲に当たって散乱されて地上に届くため，雲がオレンジ色に輝き，夕焼け（朝焼け）になります．また，雲がない低い位置の空もオレンジ色になります．しかし，夕焼け空でも，雲がない空の領域は，高層の大気で散乱された青い光のみが目に入りますので青色のままです．つまり，青色の背景に雲や低い空がオレンジ色に輝いているのが夕焼け（朝焼け）です．

火山噴火などによって火山灰や塵が吹き上げられたり，あるいは，西の遠い地域に大雨が降って微小な水滴などが大気中にあると散乱の様子が変わるため夕焼けの色も普段とは変わって，濃い赤色などになることがあります．一方，大気が澄んで乾燥しているときにはきれいな夕焼けは見られません．

第9章

光と超音波で血管網をイメージング

　これまでは光，特に近赤外光のみを用いた技術について説明してきましたが，本章では，近赤外光と超音波の良いとこ取りのイメージング技術を説明します．近赤外光イメージングと超音波イメージングの特徴を示したのが表9.1です．超音波は生体組織による散乱が弱いために収束させやすく，拡散せずに伝播し，吸収もそれほど強くないため深部まで到達可能です．一方，近赤外光は生体組織による散乱が強いため拡散的に伝播しますが，吸収は弱いため光としては比較的深部まで到達し，血液による吸収特性から組織の酸素化度が計測可能です．

　そこで，超音波の到達深度の深さと近赤外光の血液による吸収特性を組み合わせた技術が開発されました．この技術は光音響イメージング (PAI: photoacoustic imaging) と呼ばれ，近赤外光のパルスが光吸収体（血液）によって吸収される際に，その吸収エネルギーが超音波に変換されて，その超音波が体表面で検出され，光吸収体に関する情報を画像化します．光と超音波の長所を活かし，短所をお互いに補おうという技術が光音響イメージング

表9.1　近赤外光イメージングと超音波イメージングの特徴

	近赤外光	超音波
組織による散乱と吸収	散乱 > 吸収	散乱 < 吸収
長所	・組織によって吸収特性が異なるため組織特異性が高い ・血液の光吸収特性から酸素化状態を計測可能	・組織による散乱が弱いため収束させやすく，深部まで到達可能 ・ドップラ効果により血流の可視化が可能
短所	・組織による散乱が強いため収束させられず，超音波に比べれば到達深度が浅い	・組織による吸収特性の差が小さいため組織特異性が低い
共通点	外因性薬剤不要，非侵襲，小型，簡便	

です．超音波を用いたいわゆる超音波エコーによるイメージングについては説明を付記 9.1 に記載しましたので参考にしてください．以下では，光音響イメージングの原理と応用について述べます．

9.1　光音響イメージングの原理

　光音響イメージングは光音響現象に基づいており，図 9.1 がその概略を示しています．レーザから光パルスが照射され，物体内（生体組織内）を伝播して物体内の光吸収体を加熱します．急速に加熱された光吸収体は圧力波パルスを発生し，その圧力波パルスは物体内を超音波として伝播します．これが光音響現象です．発生する超音波の周波数は数 MHz から数百 MHz と広い範囲です．光音響現象は，電話機を発明した A. G. ベルによって 1880 年に初めて報告されました [9-1]．しかし，適切な光源がなかったため 1960 年代になるまでほとんど進展はありませんでした．1970 年代以降，さまざまな分野で応用技術が研究・開発されましたが，生体医用工学分野での研究が盛んになったのは 1990 年代になってからです．

　生体組織表面に設置された超音波センサで圧力波パルスを検出すると，光パルスを照射してから圧力波パルスが検出されるまでの時間から吸収体の位置を，圧力波パルスの振幅から吸収の強さを推定することができます．センサが一列に並んで（センサアレイ）いれば各センサに圧力波パルスが届く時間が少しずつずれるため，より正確に吸収体の位置を決めることができます．

　光吸収体が光パルスを吸収して圧力波パルスを発生するのは熱弾性現象に基づいており，音波閉じ込め時間や熱閉じ込め時間[1]よりも短い時間幅の光パルスが必要で，具体的には，光パルスの時間幅は数十 ns でなければなりません．また，吸収した光パルスのエネルギーが温度上昇を引き起こしますが，その温度上昇は非常に小さく，0.001℃（1×10^{-3} K）程度です．

　先に述べたように，光は生体組織により強く散乱されて光強度の減衰は大

---

1)　閉じ込め時間：微小な体積に発生したパルス状の（瞬間的な）音波や熱がその微小体積の境界を越えて出ていくことがない時間．時間が長くなれば音波はその伝播速度で境界の外に伝わり，また熱は熱伝導で境界の外に伝わります．

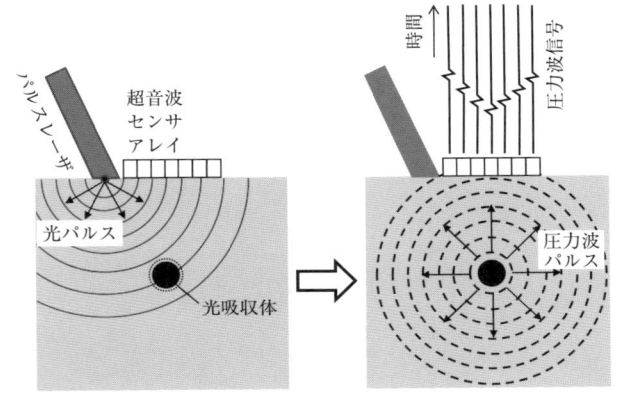

図 9.1 光音響イメージングの原理

パルスレーザからの光パルスで光吸収体が加熱されて圧力波パルスを発生し,超音波セ
ンサで圧力波パルスを検出すると吸収体の位置および吸収の強さがわかります.

きいため,透過性の高い近赤外光を用いても深さ5 cm まで伝播した後に再
び表面に戻ってきた光を検出することは最先端の技術でも容易ではありませ
ん.血液による吸収が強い可視光ではもっと減衰が大きく,緑色の光(波長
がおよそ500 nm)では戻ってきた光の検出は深さ5 mm が限界です.

　超音波は生体組織中を 10 cm 伝播しても減衰は小さく,検出可能です.
超音波を生体に照射すると,生体組織ごとに超音波に対する反応性(音響
インピーダンス)が異なることにより,異なる組織間の境界で超音波が反射
します.超音波エコー法は,組織の境界での超音波の反射を利用して組織境
界を検出して画像を描きます(付記9.1).しかし,筋肉,脂肪,血管など
の軟組織では組織が異なっても音響インピーダンスの違いは小さいため,組
織境界からの反射が弱く,超音波エコー画像でのコントラストが小さく不明
瞭になります.

　一方,光の観点からは組織に含まれる光吸収物質の違いによって,異なる
組織(たとえば血液と脂肪)の光吸収特性は大きく異なるという特徴があり
ます.したがって光吸収に関する画像が得られれば,異なる組織間のコント
ラストは大きくなります.

　光音響イメージングは,光吸収に関する大きなコントラストを持つ光イメ
ージングの長所と,超音波の生体内での減衰が弱いという超音波イメージン

グの長所をうまく組み合わせたイメージング技術です．すると，近赤外光を用いるイメージングでは深さ 5 cm 程度まで浸透した近赤外光を検出することが可能なため，光音響イメージングでも深さ 5 cm までイメージングが可能のように思えます．しかし，時間幅が数十 ns の光パルスのエネルギーを吸収して 0.001℃ 程度の温度上昇を引き起こすのには十分な吸収の強さが必要ですが，それを満足する光パルスのエネルギーでは生体組織損傷の可能性があります．そのため，生体では光音響イメージングの深さは 3 cm 程度が限界のようです．

　光音響イメージング (PAI) は基本的に光吸収体の 3 次元断層画像を描き出す技術ですが，いくつかの形態が提案されており，大別すると①光音響顕微鏡 (PAM: photoacoustic microscopy)，②光音響と超音波エコーの合成イメージング，③光音響 CT（学術的には光音響トモグラフィ，PACT: photoacoustic computed tomography）に分けられます [9-2]．以下ではこれらの技術を紹介します．

9.2　光音響顕微鏡 (PAM)

　第 4 章で説明した OCT は，少ない散乱で戻ってきた可干渉な光を対象としていますので，深さが 1 mm 以下の領域での血管網や組織の構造を数 μm から 10 μm の空間分解能で描き出すことができますが，光音響イメージングではより深い領域の血管網を描き出すことができます．空間分解能は深さにより変化しますが，深さ 1 cm では数百 μm，深さ 1 mm では数十 μm，深さ 0.1 mm では数 μm です．この技術は光音響顕微鏡と呼ばれています．私たちは顕微鏡という言葉からは切り出した組織の細胞を観察することなどを連想しますが，光音響顕微鏡は切り出した組織ではなく，生きた状態でも観察が可能ということで少し違っています．

　これまでも繰り返し述べていますが，血液の近赤外光に対する吸収は強くありません．そのため近赤外光は生体内に深く伝播できるのですが，逆に光音響現象に対しては吸収が弱いため圧力波パルスも弱くなります．血液による光音響効果をより強く発生させるためには，第 2 章の図 2.2 からわかるように血液中のヘモグロビンによる吸収が強い可視光を用いることが有利と

なります．波長 530 nm 付近の緑色の光が光音響イメージングではよく使われ，高いコントラストで血管網をイメージングすることが可能となります．その代わり，吸収が強いため深い所には光が届かず，表面から深さ数 mm までの領域でのイメージングとなります．近赤外光を用いて 3 cm より深い領域の光音響イメージングを行うことは，体外から近赤外光を強く吸収する金の微粒子などを注入することによって可能です．しかし，この技術は実験用の小動物には適用できますが，ヒトへの適用は困難です．

　光音響顕微鏡には 2 種類があり，それらは光の焦点を絞る手法 (OR-PAM: optical resolution PAM) と超音波の焦点を絞る手法 (AR-PAM: acoustic resolution PAM) です [9-3, 9-4]．OR-PAM の測定可能深さは 1 mm 以下で，空間分解能は数 μm です [9-5]．一方，AR-PAM は少し深くまで観察可能ですが，空間分解能は数十 μm です．以下では少し深くまで観察可能な AR-PAM について説明します．

　AR-PAM 型音響顕微鏡の概念図は図 9.2 の通りです．光源からの光パルスはリング状に形成されており，超音波センサの周囲から生体内部で集光するように照射されます．光パルスは生体組織の中の強い吸収体で吸収され，圧力波パルスを発生し，発生した圧力波パルスは超音波となってセンサで検出されます．光パルス照射時間と検出された超音波の到達時間のズレから超音波が発生した深さを知ることができ，深さ方向の 1 次元画像が得られます（A モードまたは A スキャン）（光速は超音波の伝播速度よりずっと大きいので光源から吸収体までの光の到達時間はゼロと考えます）．圧力波パルスは横方向の空間分解能を上げるために超音波レンズで集束されます．この装置を横方向に 2 次元走査（B モードまたは B スキャン）すれば吸収体の 3 次元断層画像が得られます．光パルスの光源はレーザとしては比較的大きな出力を必要とするため，やや複雑なレーザシステムを用いる必要があります．

　このようにして得られたヒトの手のひらの皮下血管の 3 次元画像の例が図 9.3(a)（口絵）です [9-4]．波長 584 nm の光パルスを照射し，8 mm × 8 mm の領域が深さ 3 mm まで可視化され，深さ方向と横方向の空間分解能がそれぞれ 15 μm と 45 μm の画像が得られました．可視化された最も太い血管は皮膚表面より 0.7 mm の深さにあり，直径は 350 μm です．直径が

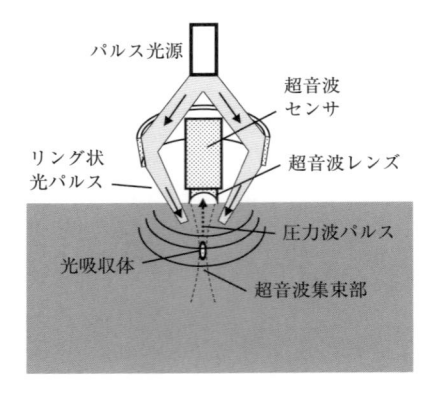

図 9.2　光音響顕微鏡 (AR-PAM) の装置概念図
リング状光パルスが超音波センサの周囲に配置，照射され，発生した圧力波パルスが超音波レンズによって集束されて超音波センサで検出されます.

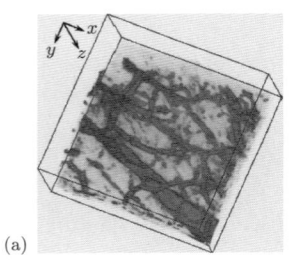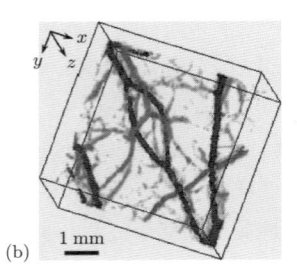

図 9.3　光音響顕微鏡 (AR-PAM) の画像
(a) ヒト皮膚の 3 次元画像. 表皮部分は除いて 8 mm × 8 mm × 3 mm の真皮中の血管網が画像化されています. 血管の最小直径は 20〜50 μm です. (b) ラット皮膚の血管が血管内酸素飽和度の違いで色付けされており，赤色は酸素飽和度が高い細動脈，青色は酸素飽和度が低い細静脈です. （文献 [9-4] より引用）（カラー図は口絵参照）

20〜50 μm の細い血管までが可視化されました. つまり，太い血管だけでなく細動脈，細静脈から毛細血管までが可視化されています. ただし，血管網がない表皮の部分，表面からおよそ 0.4 mm の深さまでは画像からは除外されています.

　また，ラット皮膚での実験では，4 つの波長 (578 nm, 584 nm, 590 nm, 597 nm) を用いて血管内血液の酸素飽和度を求め，図 9.3(b) のように細動脈か細静脈かを判定した画像も得られています [9-4]. つまり，光音響イメージングでは，構造情報だけでなく生理学的情報も得られることが示されています.

9.3 光音響と超音波エコーの合成イメージング

　超音波エコー画像により，軟組織の構造をある程度知ることができ，また，超音波ドップラ法によって比較的太い血管中の血流を画像化することが可能となっています．光音響イメージングを用いれば，より細い血管網を画像化することが可能です．しかし，光音響画像は血管網以外の組織の構造に関する情報に欠けるため，血管網の位置を明確に知ることが難しいという側面があります．そこで，全体の組織構造をより明瞭に描き出す超音波エコー法と，血管網を明瞭に描き出す光音響イメージングを組み合わせれば，お互いの長所を活かし短所を補完し合うことができます．また，既存の超音波画像システムに光音響システムを組み込むこと，あるいは，既存の超音波プローブに光音響用の光照射部を組み込むことができれば，既存の超音波システムに慣れている医療従事者にも受け入れやすいシステムとなります．

　そのようなアイディアで製作された超音波エコー・光音響システムの写真が図 9.4 です [9-6]．外観は従来の超音波エコー装置およびプローブとほとんど同じです．プローブの中央部に超音波センサが，両端に光パルス照射部

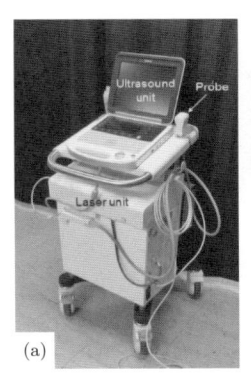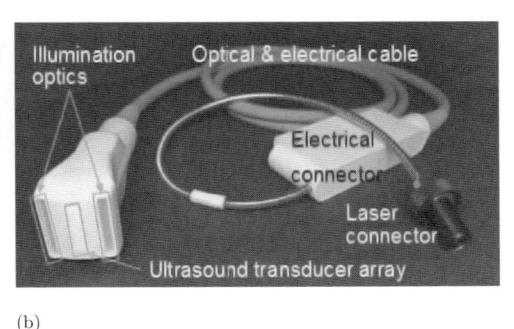

(a) 　　　　　　　　　　(b)

図 9.4 超音波エコー・光音響システム

(a) システム全体（Laser unit: レーザ装置，Ultrasound unit: 超音波装置，Probe: 光音響プローブ）．(b) 光音響プローブ（Illumination optics: 光照射部，Ultrasound transducer array: 超音波センサアレイ，Optical & electrical cable: 光・電気ケーブル，Electrical connector: 電気コネクタ，Laser connector: 光コネクタ）．（文献 [9-6] より引用）

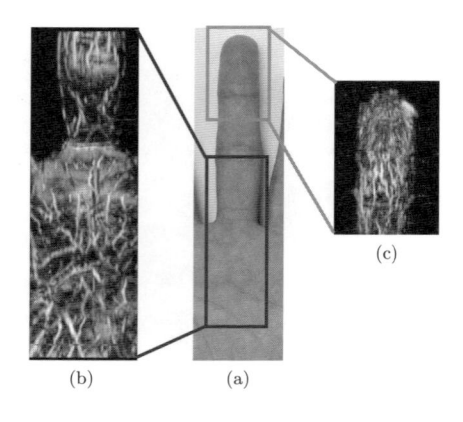

図 9.5　中指から手のひらにかけての光音響画像
(a) 対象とした中指の写真（青線および黄線で囲った部分），(b) 中指の根元部（青線）の光音響画像，(c) 中指の先端部（黄線）の光音響画像（白黒：最大値投影法）と超音波ドップラ画像（赤）．（文献 [9-6] の図を改変）（カラー図は口絵参照）

が設けられています．用いられているレーザはアレキサンドライト・レーザと呼ばれる固体レーザで，レーザ光の波長は 750 nm で，可視光ではなく吸収の弱い近赤外光を用いてできるだけ深い位置の画像が得られるように設計されています．光パルスの時間幅は 50 ns 程度，光パルスの繰り返しは 10 Hz で，レーザ光のエネルギーは安全基準を満たしています．

　この超音波エコー・光音響システムを用いて得られたヒトの中指から手のひらにかけての光音響画像が図 9.5（口絵）です．(a) は対象とした中指の写真（青線・黄線で囲った部分），(b) は中指の根元部（青線）の光音響画像，(c) は中指の先端部（黄線）の光音響画像（白黒）と超音波ドップラ画像（赤）を重ね合わせた画像です．もともと 3 次元の画像ですが，見やすくするため，紙面に垂直な方向での最大値を表示して 2 次元画像としています（最大値投影法，MIP: maximum intensity projection）．波長 750 nm で生体組織の主な吸収体はヘモグロビンとメラニンですが，メラニンが分布している表皮部分はこの図からは除かれています．したがって画像 (b)，(c) の光音響画像はヘモグロビンの分布を表しており，真皮層の血管網に対応し，縦横無尽に分布する血管網が描き出されています．また，画像 (c) の赤色は血液の流れが強い血管を示しています．これらの画像では動脈と静脈の区別はつきませんが，複数の波長を用いることにより，動脈と静脈を区別することが可能です．画像 (c) では超音波ドップラ法によって太い血管の血流が描き出されており，何らかの血流異常が見つかる可能性があります．光音響画像が細い血管網まで画像化していることがよくわかります [9-6, 9-7]．

　近赤外光を用いて手のひらや指の静脈を画像化し，生体認証を行うシステムがありますが，近赤外光の反射を用いているため散乱によって光が広がる結果，皮膚の表面に近い太い静脈しか画像化できません．しかし，光音響を用いると指の中の細い血管まで3次元で描き出すことが可能ですので，認証システムに応用されればより安全性の高いシステムになるでしょう．

9.4　半球型固定式検出器を用いた光音響 CT (PACT)

　顕微鏡レベルではなくヒトの組織の血管網を3次元イメージングする，いわゆる光音響CTが半球型検出器を用いて研究開発されています．図9.4(b) のようにハンドヘルド型プローブを皮膚表面で移動させて3次元画像を得ることができますが，多数（500個以上）のセンサを半球状に固定配置してデータを取得し，画像再構成アルゴリズムを用いて3次元画像を得る図9.6のような光音響CTシステムが開発されました．それを乳房に適用した光音響マンモグラフィにより乳がん組織の血管網を描き出すことが可能です [9-8]．

　組織内で発生した超音波が散乱されずにセンサに到達するため，X線透過測定からX線CT画像を再構成するアルゴリズムと似たような画像再構成アルゴリズム（逆投影法）を用いることができます [9-9, 9-10]．光CTのように光伝播を記述する方程式を解いて，面倒な逆問題を解く必要はありません．そのようにして得られた乳房内血管網の画像の例が図9.7（口絵）です．図9.5と同様に3次元画像を見やすくするため，2次元 (MIP) 画像としており，また，乳がん周囲の血管網に注目するため表面から深さ4 mmまでの血管網は省いてあります．

　図9.7(a) はMRI検査で白丸部に乳がん（浸潤性乳がん）が判明した右乳房の光音響CT画像（冠状面）で，(b) は (a) のA–A′断面の横断面（水平面）画像です．(c), (d) は同じ患者の乳がんのない左乳房の画像です．血管の深さはカラーバーのように色で識別され，深くなるにつれて青から赤になっており，およそ20 mmの深さまでの画像が得られています．画像からわかるように，乳がんの部位では周囲から乳がんの中心に向かう増殖した血管網が観察されますが，健常な乳房ではそのような血管網は観察されません．

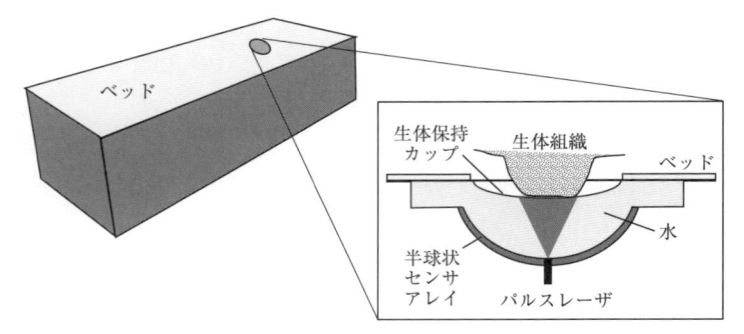

図 9.6　半球状センサアレイを持つ光音響 CT 装置の構成（文献 [9-8] の図を改変）

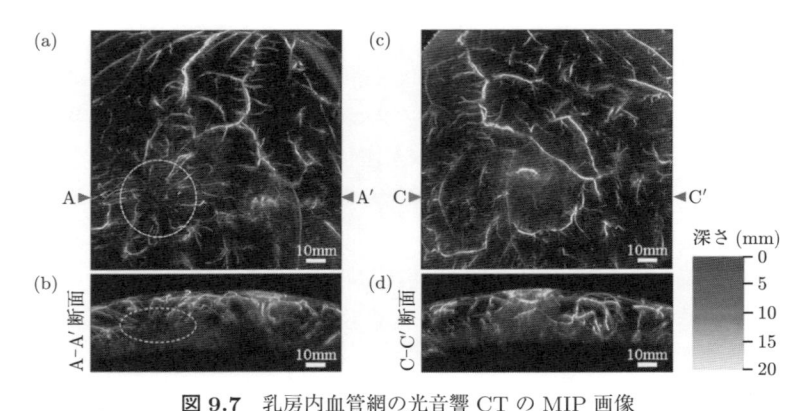

図 9.7　乳房内血管網の光音響 CT の MIP 画像
(a), (b) 乳がん（白丸部）のある右乳房．(c), (d) 乳がんのない左乳房．血管の深さは
カラーバーの色で識別されています．乳がんの中心に向かう増殖した血管網が観察され
ます．（文献 [9-8] の図を改変）（カラー図は口絵参照）

　血管造影のためにガドリニウムを含む造影剤[2]を用いた MRI 画像と図
9.7(a) の光音響 CT 画像を重ね合わせた画像では腫瘍の中心に向かう増殖
した血管網がよくわかり，それらの血管が中心に向かうと細くなっている様
子も観察されます．

　さらに同じ患者で乳がん治療薬による化学療法の前後における腫瘍周辺

---

2)　ガドリニウム造影剤：ガドリニウム (Gd) は原子番号 64 の元素で，その原子核の性
　　質上，磁気共鳴 (MR) 信号の強度を増加させる性質を持つため，血管を強調した MRI
　　の画像が得られます．

を比較した光音響 CT 画像も得られています。これらの画像では，2 波長
（755 nm と 795 nm）による計測から血液の酸素飽和度の指標が得られてい
ます。腫瘍中心部では酸素不足が著しいこと，治療後は腫瘍中心部の血管が
明瞭になって血流が増加したことが判明しました。超音波エコー画像では治
療後も腫瘍の大きさには変化が見られなかった一方で，光音響 CT 画像で
は血管網や酸素飽和度の変化が観察され，化学療法の効果が見られました。
光音響マンモグラフィはがんの早期診断や悪性度の評価だけでなく治療法の
評価にも役立ちます。

　図 9.6 のような光音響 CT システムが商品化され，2022 年には医療機器
承認を取得し保険適用された医療機関向けの光音響装置の販売が開始されま
した。ヒトのさまざまな部位で皮下血管網の画像が得られるようになり，臨
床応用が進められるでしょう。

9.5　光音響イメージングのこれから

　光吸収物質による光吸収がその物質の濃度に敏感であることと，超音波が
生体内では減衰しにくいという両者の特徴を活かした光音響イメージング
(PAI) は，空間分解能が約 10 μm でも最大深さが約 1 mm の OCT と，最
大深さは数十 mm でも空間分解能が 10 mm 以上の NIRS の間を埋めるイ
メージング技術と位置づけることができます。したがって，表面からおよそ
20 mm 以内の深さにある血管網をイメージングすることに特徴があり，臨
床的にはいろいろな分野で利用されるものと考えられます。

　吸収体の 3 次元断層画像を描き出すこと，つまり，光音響イメージング
は小動物への適用が最初に行われ [9-2, 9-3]，マウスの全身の血管網を見事
に描き出した論文も発表されています [9-11]。その後，光音響イメージング
はヒトの大きな組織への適用が行われ，ヒトの脳への適用も研究されていま
す [9-12]。

　OCT と光音響顕微鏡 PAM の組み合わせにより，網膜内の血管網をより
詳細に画像化する技術も有望です [9-13]。OCT の深さはおよそ 1 mm が限
界ですが，PAM の深さはおよそ 3 mm まで可能で，空間分解能も OCT と
ほぼ同じで約 1 μm です。OCT は構造情報を与えますが，PAM はより微

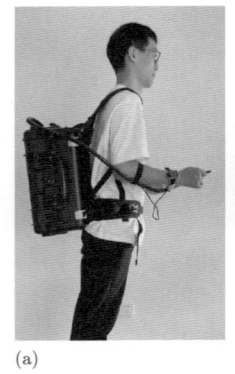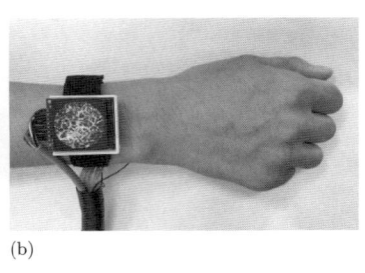

(b)

(a)

図 9.8　ウェアラブル PAM ウォッチ
(a) 光音響システム本体，(b) 光音響 PAM ウォッチ．（文献 [9-16] より引用）

細な血管網を画像化することに加え，複数の波長を用いて血液の酸素飽和度も計測可能です．OCT と PAM との組み合わせで手術の際のガイドを行って，手術の正確さや確実性を高める応用も身体の多くの部位で行われています [9-14]．OR-PAM システムで，図 9.8 のようにレーザ光源や信号処理部などをリュックサックに入れて，センサ部を腕時計型としたウェアラブル PAM ウォッチも開発されています [9-15, 9-16]．また，高速の PAM システムを構築し，呼吸に伴う内臓の動きの最中でも，生きたマウスの胎盤中の血管網を得ることができたという研究も発表されています [9-17]．

　数十 ns のパルス幅で数十 mJ のエネルギーを持つ光パルスを出すことができるレーザとしてはこれまでは固体レーザが用いられ，やや簡便性に難点がありましたが，LED を光源とする光音響イメージングシステムも開発され [9-18, 9-19]，臨床応用が広がっていくものと考えられています．なお，光音響の原理や応用に関する詳細は文献 [9-20] をご参照ください．

　光音響イメージングは医学研究や創薬研究での小動物用には早くから実用化されていますが，近年はヒトに適用可能な装置が実用化されました．さらに医療上の価値が高い応用が見いだされてそれに対応した製品が開発されるでしょう．微細な血管網画像が得られる利点を活かし，超音波エコーと融合された装置も開発されており，今後，OCT との融合も含め使い勝手が良い医療機器として，がん，神経，筋肉などのさまざまな疾患に臨床応用される

と共に，生体認証 [9-21] などに使われる可能性があり，広範囲な応用が期待されます．

付記 9.1：超音波エコー検査

　超音波検査装置により胎児の画像や，人間ドックで腹部の画像を見たことがある方も多いと思います．その原理は図 9.9 に示す通りです．たとえば，図 9.9(a) のように①の位置に超音波プローブ（探触子，センサ，トランスデューサとも呼ばれる）を置いて指向性の強い超音波パルス（パルス時間幅が数 μs）を腹部に照射すると，①の位置では超音波の進行方向に構造（厳密には音波に対する反応性：音響インピーダンス＝密度と音速の積）の異なる組織が少ないため，超音波はほぼ真っ直ぐ進みます．超音波プローブの位置をずらし（走査，スキャン），②，③，④，⑤と移動させます．するとたとえば③の位置で照射された超音波パルスは内部で構造（音響インピーダンス）が異なる組織の境界で一部は反射され，再び超音波プローブに戻ってそのプローブにより検出されます．プローブは超音波の送信と受信の両方の機能を持っています．

　超音波の生体内での伝播速度は約 1530 m/s ですので，腹部表面から異なる組織までの距離が 5 cm とすると反射された超音波が戻ってくる時間は

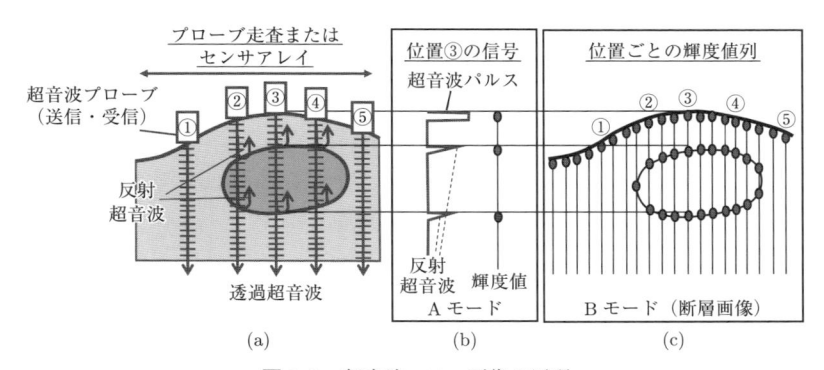

図 9.9　超音波エコー画像の原理

(a) 測定の模式図．(b) 位置③で測定される信号とその輝度値への変換．(c) プローブ走査の位置に対応して輝度値を並べると断層画像が得られます．

$2 \times 5\,\mathrm{cm}/(1530 \times 100\,\mathrm{cm/s}) = 6.5 \times 10^{-5}\,\mathrm{s} = 65\,\mu\mathrm{s}$ となります. 反射され
なかった超音波はさらに進んで異なる組織のもう一方の境界で反射され, 一
部が再びプローブで検出されます. もう一方の境界の深さが 15 cm であれ
ば検出される時間は $2 \times 15\,\mathrm{cm}/(1530 \times 100\,\mathrm{cm/s}) = 1.96 \times 10^{-4}\,\mathrm{s} = 196\,\mu\mathrm{s}$
となります. 逆に, 超音波が送信されてから反射された超音波が検出され
るまでの時間を音速と 2 で割れば反射を生じた境界の深さが求められます.
図 9.9(b) がその様子を表しており, このように深さ方向の信号を得ること
を A モードと呼びます. プローブを腹部表面に沿って走査し, A モードの
信号を輝度値に変換して走査位置ごとに並べれば図 9.9(c) のように境界の
位置を示す断層画像が得られ, このような操作を B モードと呼んでいます.
B モード走査の代わりに, 超音波センサを 1 列にたくさん並べたプローブ
(超音波センサアレイ) を置いてもよく, 現在の装置はほとんどそのような
プローブを使っています. 超音波の反射を測定しているため超音波エコー検
査と呼ばれます. 用いられる超音波の周波数は 1〜10 MHz です. ちなみに
ヒトが聞こえる音の周波数 (可聴域) はおよそ 20 Hz〜20 kHz です.

　第 4 章で説明した OCT は, 原理的には超音波エコー検査と類似していま
すが, 空間分解能は超音波の波長と近赤外光の波長の違いにより, 数桁違
います. OCT の空間分解能は数 $\mu\mathrm{m}$ で, 超音波エコー検査は 1 mm 程度で
す.

　光は, 近赤外光も含めて生体組織により強く散乱・吸収されて減衰し, 生
体内部を 5 cm 以上進んだ光を検出することは困難になりますが, 超音波の
生体組織による減衰は光の減衰よりもずっと (3 桁以上) 弱いため, 生体内
部の深さ 10 cm から反射した超音波も十分に検出することが可能です. こ
のような原理で胎児の画像を安全に得ることができます. しかし, 骨と軟組
織では音響インピーダンスが大きく異なり, その境界で超音波は強く反射さ
れてしまうため, 骨を通ることができず, 画像化が難しくなります. また,
空気と軟組織でも同じ現象が生じるため, 身体の中で空気がある場合にも画
像化は難しくなります. 超音波エコー検査の際には, プローブにゼリーを塗
りますが, これは身体とプローブの間に空気の隙間ができて超音波が反射す
るのを防ぐためです.

　一般に超音波画像は形態情報を示しますが, 第 8 章で説明したドップラ

効果を利用して太い血管内の血流をイメージングすること，つまり機能情報を示すことも可能で，超音波ドップラ法と呼ばれます．特に，心疾患の検査には超音波ドップラ法による血流イメージングが大きな役割を果たしています．

　超音波画像診断法の長所としては①リアルタイムイメージングが可能，②軟組織の深部まで画像化が可能，③装置が小型かつ安価でベッドサイドでの使用も可能，④安全性が高く（X 線などの被曝がなく）繰り返し使用が可能，⑤超音波ドップラ法により血流イメージングも可能，などが挙げられます．一方，短所としては①対象部位が軟組織に限られ，骨や空洞部には適用できない，②空間分解能が高くない，などが挙げられます．

■ コラム 9.1　なぜ砂は濡れると黒く見えるのか？ ■

　砂は乾いているときに比べ，濡れると黒っぽく見えることはご承知の通りです．ではなぜ濡れると黒っぽく見えるのでしょうか．それには光の反射，散乱，吸収が関連しています．

　砂は小さな不規則形状の粒子がランダムに集まったものです．砂の粒子はもともと可視光を吸収しやすい材料でできているのが普通です．自然光が砂粒子に当たるとその表面で一部が反射します．空気よりも砂粒子の屈折率が大きいことから表面反射するのですが，粒子の屈折率が大きいほど反射率が大きくなります（音波の場合は境界の両側で音響インピーダンスの違いが大きいと音波が強く反射されます．光の場合は境界の両側で屈折率の違いが大きいと強く反射されます）．空気の屈折率は 1.0 で，砂粒子の屈折率はおおむね 1.5 程度です．この屈折率の違いから表面での反射率が4.0% となり，残りの 96% は粒子により吸収されます．

　一方，砂が濡れた状態は，図 9.10 のように砂粒子の表面に水の薄い膜が存在する場合と考えることができます．すると光は水の表面で一部が反射され，残りが水の膜の中を伝わって粒子の表面に達し，水と粒子の境界で一部が反射され，残り

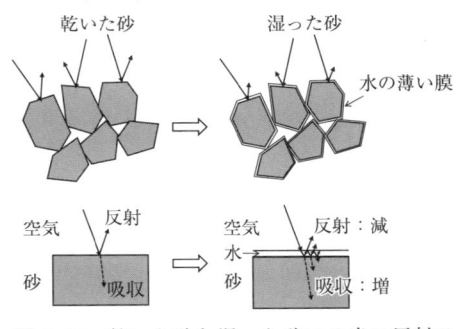

図 9.10　乾いた砂と湿った砂での光の反射の違い

は粒子により吸収されます．水の屈折率は 1.33 ですので，水の表面での反射率は 2.0％ と小さくなり，また，水と粒子との境界での反射率も0.4％ と小さくなります．水と粒子の境界面で反射された光は水と空気の境界で一部が反射され，残りが空気中に戻ります．水の膜の中では，粒子との境界，および空気との境界で反射を繰り返します．その結果，濡れた砂の反射率は 2.4％ となり，乾いている場合の 4.0％ の約 6 割となります．この反射率の低下により湿った砂は黒っぽく見えるのです．

コラム 9.2　植物の葉はなぜ緑色か？
光合成効率を向上させる葉の構造

葉はなぜ緑色なのでしょうか．第 1 章で説明したように，血液は可視光のうち，青と緑の光を強く吸収し，赤の光を非常に弱くしか吸収しないために赤く見えるのでした．それとは反対に葉に含まれる葉緑素（クロロフィル）は青と赤の光を

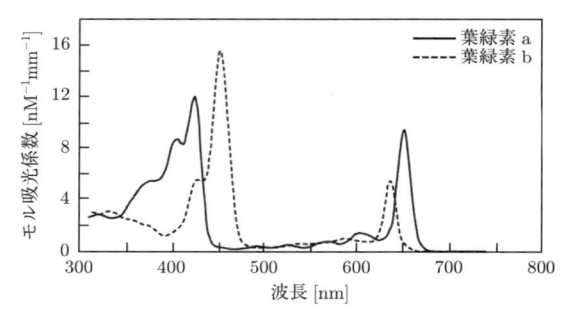

図 9.11　葉緑素の吸収スペクトル
（文献 [9-C1] の図を改変）

強く吸収し，緑の光を非常に弱くしか吸収しないため葉は緑に見えるのです．葉緑素の吸収スペクトルを図 9.11 に示しました [9-C1]．葉緑素には a と b があり，葉によってその割合が異なりますが，ある葉では a と b の体積割合がおよそ 2 対 1 です．a と b 共に可視光では 480 nm 以下の青や紫の光，および 600〜680 nm の赤の光を吸収しますが，その間の緑の光は非常に弱くしか吸収しません．その結果，葉緑素を多く含む元気な葉は緑色に見えます．血液が青や緑の光を強く吸収し，赤の光は非常に弱くしか吸収しないのとは逆です．不思議です．なお，冬が近づいて光合成が行われなくなると葉の中で葉緑素が失われ，枯葉色になります．

植物は光合成を行います．つまり，空気中の二酸化炭素と根から吸い上げた水から，太陽光のエネルギーを用いて糖を作り，酸素を吐き出します．

それを行う生体組織が葉の中の葉緑体で，葉緑体に含まれる葉緑素がその働きをします．では葉に当たった太陽光は葉の中ではどのように進んで葉緑素にエネルギーを渡しているのでしょうか．

　葉には多くの種類がありますが，一般的には葉の厚さは薄く 1 mm 以下で，太陽光に向く表面と反対側の裏面があり，その断面は図 9.12 のように，およそ 4 層になっています [9-C2]．表面から上表皮，柵状組織，海綿状組織，下表皮の 4 層です．上表皮は平べったい凸形状で，光を集光するレンズの役目をします．レンズの役目をして

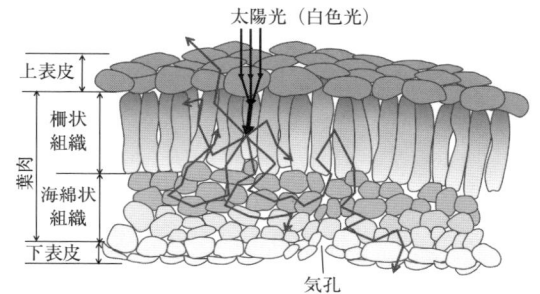

図 9.12　葉の断面構造と光の進み方
青や赤の光は葉緑素に吸収されて出てきませんが，緑の光は吸収されにくいので葉の中で散乱されて表面・裏面に出てきます．そのため葉は緑色に見えます．

いることは精密な実験によって証明されています．柵状組織はほぼ平行に並んだ円柱状の組織で，光の一部を吸収しますが，光ファイバのように光を葉の奥の海綿状組織に伝える役目もします．海綿状組織は不規則な形の細胞群でできており，光を四方八方に散乱し，一部は柵状組織に戻り，一部は海綿状組織に吸収され，一部は下表皮に届きます．下表皮に届いた光の一部は反射されて海綿状組織に戻り，一部は透過して葉の外に出ます．基本的に葉の体積のうち 30～40% は空気で，空気と葉の組織の間の屈折率の違いのため光はその境界で反射・散乱されます．葉の中で光が進む距離，つまり光路長は葉の厚さの数倍，場合によっては 10 倍になります．その間に青や赤の光は葉の中にほぼ一様に分布している葉緑体によって吸収され，葉緑体中の葉緑素が光合成を行います．葉の中の散乱によって光路長が長くなり，その結果光のエネルギーを十分に吸収して光合成を効率的に行うことができるようになっています．太陽光が強い場所では太陽光をより効率的に利用するために，柵状組織が 2 段になっている葉もあります．

参考文献
[9-C1] H. Mohr and P. Schopfer, *Plant Physiology*, Springer-Verlag (1995).
[9-C2] T. C. Vogelmann, et al., Trends Plant Sci., Vol. 1, p. 65 (1996).

コラム 9.3　皮下埋め込み太陽電池で心臓ペースメーカを駆動する

　心臓ペースメーカは電池で駆動されるので，電池切れで交換する必要があります．交換不要の電源として皮下埋め込みの太陽電池が研究されています．皮膚内の光伝播をシミュレーションした結果，図 9.13 のように皮下 3 mm の深さに面積 2 cm² の太陽電池を埋め込めば，晴れた日の正午に約 10 分間，太陽光を浴びるだけで，必要とされる 1 日当たりのエネルギー 0.864 J（ジュール）を 10 μW（マイクロワット）で供給することが可能とわかりました．すべての皮膚のタイプ（色）で，極域を除く地球のほぼどの地域でも有効とのことです．実用化されれば心臓ペースメーカを使っている患者さんにとっては福音となることでしょう．

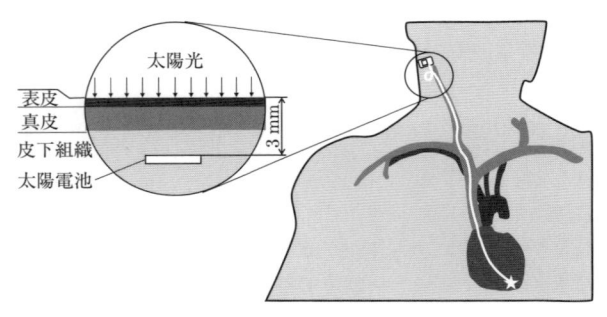

図 9.13　心臓ペースメーカを駆動する皮下埋め込み太陽電池

参考文献
M. V. Tholl, et al., J. Biomed. Opt., Vol. 26, 038002 (2021).

第 **10** 章

見果てぬ夢「光で非侵襲血糖値測定」

これまではすでに広く実用化された診断技術や，研究開発中で今後確実に普及すると考えられる診断技術について述べてきましたが，本章では実現が大いに期待され，また，世界中で数十年にわたって精力的に研究開発が行われてきたにもかかわらず，実現の目途も立っていない技術について述べます．

10.1 非侵襲血糖値測定法の開発ストーリー

糖尿病は血液中のグルコース濃度，いわゆる血糖値のコントロールがうまくできなくなり，さまざまな不都合が生じる病気です．血糖値を人為的にコントロールするために患者はインスリンの注射を行いますが，注射するインスリン量を適確に決めるためには血糖値の測定が欠かせません．現在の主な血糖値測定法は指先に針を刺（穿刺）して少量の血液を採取し，その血液中に含まれるグルコース濃度を所定のデバイスを用いて測定します．所定のデバイスとは，現在は主に酵素反応による電気的な変化を直接検出するバイオセンサです．採取する血液量は 1 滴（$1\,\mu\mathrm{L} = 1\,\mathrm{mm}^3$，つまり $1\,\mathrm{mm}$ 立方以下）であり，ごく少量ですが，ほぼ 1 日 3 回の食事の前に測定するため，穿刺回数は非常に多く，痛みを伴うとともに，指先の穿刺する場所に困るなどの問題が生じます．世界中で何百万人もの糖尿病患者はこのような血糖値測定を強いられています．皮膚穿刺による侵襲型測定（付記 10.1）を回避できると期待されているのが非侵襲血糖値測定装置の開発です．非侵襲血糖値測定装置の開発は 40 年以上も前から進められ，さまざまな技術が試されました．光を用いる方法，電気を用いる方法，熱を用いる方法，磁気・電波を用いる方法，超音波を用いる方法，など多くの物理現象を用いる方法が研究されてきましたが，いまだに実用化された技術はありません．ある意味で

は研究者・技術者にとっては見果てぬ夢のような感じにもなっている状況です.

　一方で，非侵襲血糖値測定技術は成功すれば極めて大きな社会的インパクトを与えるだけでなく，大きな経済的利益も得られるため，極めて多くの大学，研究所，企業において研究開発が行われ，最近ではさまざまな産業のトップにある世界中の名だたる大企業がこの技術に挑戦してきました．米国のゼネラル・エレクトリック (General Electric: GE)，ドイツのシーメンス (Siemens) などの医療機器メーカー，ベックマン (Beckman) やパーキンエルマー (PerkinElmer) などの分光機器メーカー，ロシュ (Roche)，アボット (Abbott)，バイエル (Bayer)，ジョンソン・エンド・ジョンソン (Johnson & Johnson) 傘下のライフスキャン (LifeScan) などの製薬会社，さらに近年ではアップル (Apple)，グーグル（Google)，マイクロソフト (Microsoft)，サムスン (Samsung) などの巨大企業がこの分野に参入しています．日本の大企業も例外ではありません．大企業のほかにも数多くの大学やベンチャー企業が挑戦し，いまも挑戦を続けています．しかし，これらの大企業や大学，ベンチャー企業が膨大な投資をしたにもかかわらず，非侵襲血糖値測定装置はいまだに実用化されていないのです．なお，非侵襲血糖値測定が可能と称するスマートウォッチなどが販売されていますが，使用しないよう警告が出されています（付記 10.2).

　この非侵襲血糖値測定装置の開発に関わる長い歴史については，40 年以上もこの技術を見続けてきた米国の技術者，スミス博士が冊子を発行しています [10-1]．その冊子の題目は「非侵襲血糖測定技術を求めて」ですが，「人をだます七面鳥の狩り」というややショッキングな副題がついています．この副題はマーク・トウェインの短編小説にちなんでおり，すぐに捕まえられそうだがずるがしこい七面鳥には逃げられてしまうということの暗喩です（付記 10.3)．スミス博士は冒頭でこの技術について「タイムマシンの実現や物理学における最終的な大統一理論の構築のようには難しかったり問題に満ちているとは思わないが，数十年にわたって，解決策がいつも『すぐ近くにある』とか，『ほとんど視界に入ってきた』などといわれ続けてきたため，よりじれったい思いをさせられてきた．」と述べています．そして次のように続けています.

　開発に着手したばかりの多くの企業により，「問題は解決され，糖尿病患者はもう指先穿刺をしなくてもよくなるだろう」というアナウンスが何度となく発表され，それを必要とする人々に偽りの希望を与えてきた．しかし，それぞれの企業は開発を進めるにつれて徐々に当初のアナウンスに自ら懐疑的となり，ついには開発を断念してしまう．他の研究者がその方法は成功しないであろうと結論付けたにもかかわらず，多くの研究者が同じ手法を採用して失敗している．先人が繰り返し失敗しているにもかかわらずその説明がほとんどなされず，後に続く研究者や投資家たちを導いてくれる道標がないためでもある．それは努力や創造性や起業家精神が欠けているせいではない．

　機能的近赤外分光法 NIRS の先駆者である故田村守教授も同様な状況を報告しています [10-2]．彼は，開発に着手したばかりの企業が希望に満ちたアナウンスを行う際の状況を「天使の誘惑」と呼び，開発を進めていくとそれが「悪魔のささやき」であったことに気が付く，と述べています．マサチューセッツ工科大学でこの分野の研究を行った経験のあるベクテル博士も同様な主張の記事を載せています [10-3]．

　なぜこのような状況に陥っているのでしょうか．現象論的および技術論的に筆者が知る範囲で説明します．

10.2　なぜ非侵襲血糖値測定は成功しないのか？

　非侵襲血糖値測定法では，先に述べたように光だけでなくさまざまな物理現象を利用する方法が研究されています．しかし，難しさは光以外の技術を用いても基本的には同じ理由に基づいていると考えられますので，ここでは光を利用する方法に絞ります．

10.2.1　光を用いる血糖値測定法の分類

　光に関する各種の現象を利用する方法が研究されています．可視光，波長が 1000 nm (= 1 μm) 以下の近赤外光，波長が 1000 nm 以上の近赤外光，波長がおよそ 3〜10 μm の中赤外光など，それぞれの波長範囲で異なる手法が研究されています．また，光の利用法もさまざまで，複数の波長での光強

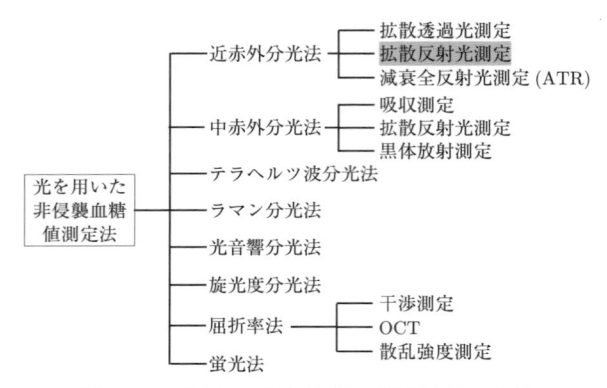

図 10.1　光を用いた非侵襲血糖値測定法の分類

度に基づく分光法，照射光とは少し異なる波長の光に変換されたラマン散乱を利用する方法，蛍光を用いる方法，また，屈折率の変化に基づく旋光を計測する方法などがあります．それらを分類すると図 10.1 のようになりますが，各項目の詳細は省略します．光を用いる非侵襲血糖値測定法で最も多く研究されてきたのが，近赤外分光法を用いた拡散反射光測定による方法（第 2 章図 2.10(b) 参照）ですので，以下ではこの技術に絞って少し詳しく説明します．

10.2.2　拡散反射光と多変量解析を用いる血糖値測定

　拡散反射光による血糖値測定はおおむね次のようなプロセスで行います．皮膚の 1 点に光を照射し，少し離れた点で生体内を伝播した光を検出します．光の波長をグルコースに特有の吸収波長にすれば，血糖値，つまり血中グルコース濃度が変化すると検出光強度が変化します．このとき，同時に採血で実際の血糖値を測定し，実際の血糖値と検出光強度との関係を求めます．この関係を求めるために，事前測定として被験者の血糖値を広い範囲で変えて（糖負荷試験[1]）拡散反射光測定を行えば，血糖値と光強度の関係を

---

1)　糖負荷試験：通常，血糖値は血液 1 dL（デシリットル）中のグルコースの質量（mg 単位）で示され，健常な人の場合，空腹時の血糖値はおおよそ 80〜100 mg/dL です．糖質を摂取すると血糖値は上昇します．糖質 1 g を摂取すると健康な人では約 1 mg/dL，糖尿病患者では約 3 mg/dL 血糖値が上昇します．糖質がたっぷり入った

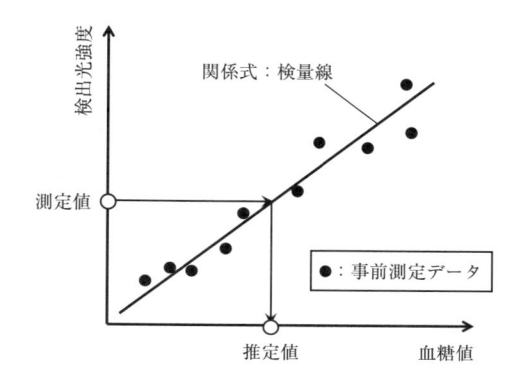

図 10.2 血糖値と検出光強度の関係式（検量線）
検出光強度の測定値から検量線を用いて血糖値を推定します.

決めることができ，図 10.2 の関係式，いわゆる検量線を作成することができます．この検量線が求まれば，逆に検出光強度を測定することにより血糖値を推定することができるはずです．

　原理的には図 10.2 のような検量線を作成すれば問題はないように思えますが，血糖値が広い範囲で変化してもそれに対する光強度の変化が非常に小さいので単純な検量線の作成法では対応できず，1 つの波長ではなく複数の波長やある波長範囲のスペクトルを測定し，これらの光のスペクトルデータと血糖値の関係式を作成する方法を用います．この方法として主に用いられるのが多変量解析です．多変量解析は主に化学の微量分析の技術として発展した方法で，数学的に複雑な過程を用いて複数の変量（ここでは血糖値と光のスペクトルデータ）間の関係式を導き出します[2]．多変量解析は一般に計算量が多く，手計算では無理ですが，計算機の発達によって容易に実行することができるようになり，市販のソフトウェアも充実しています．血糖値推定の場合には事前測定で得られた光のスペクトルデータと血糖値の関係式（図 10.2 の直線のような単純な式ではないため「検量関数」と呼ばれます）を導くことができます．ただし，導く過程は純粋に数学的であり，生体内の光伝播のような物理現象は不要で，無視されます．言い換えれば物理現象論的には検量関数を導く過程はブラックボックスです．

　清涼飲料水などを摂取して血糖値の変化の様子を調べることを糖負荷試験といいます.
2)　変量：数学で用いられる「変数」と同じものですが，この分野では「変量」という呼び方が慣習となっています.

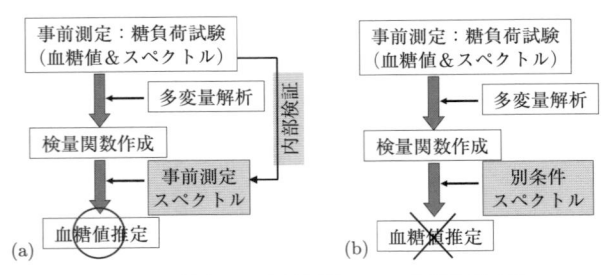

図 10.3　従来の多変量解析による血糖値推定法
(a) 内部検証では血糖値は正しく推定されます．(b) 事前測定以外の条件での光データを
用いると血糖値は正しく推定されません．

　このようにして多変量解析を用いて導かれた検量関数に，測定された光
のスペクトルデータを代入すると血糖値が推定できます．さて，この検量
関数に，事前測定で得られながらも，検量関数の作成には用いなかったス
ペクトルデータを代入すれば（leave-one-out 法[3]），血糖値が許容誤差内で
推定されます．正しい血糖値と推定された血糖値の相関係数[4]は 1 に近い値
をとり，推定された血糖値の信頼性を保証します．このように，事前測定
で得られたスペクトルデータで検量関数の有効性を確認する方法は内部検
証 (internal validation) や交差検証 (cross-validation) と呼ばれ，このプロ
セスを要約すると図 10.3(a) のようになります．繰り返しますと，事前測定
で得られた検量関数に，事前測定で得られた光のスペクトルデータを代入す
ると血糖値がほぼ正しく推定されます．
　ところが，図 10.3(b) のように，事前測定のときとは異なる条件でまった
く新しく測定された光のスペクトルデータを，事前測定で得られた検量関

---

3)　leave-one-out 法：統計解析や機械学習においてモデルの性能を評価するための手法
　の 1 つです．多変量解析においては，データ群のうちの 1 つのデータを取り除いて検
　量関数を作成し，取り除かれたデータをその検量関数に代入して得られた結果を評価し
　ます．データ群内の各データに対してこの操作を繰り返し，用いた多変量解析の性能を
　評価します．1 つ抜き内部検証あるいは 1 つ抜き交差検証と呼ばれます．
4)　相関係数：2 つのデータ群が変化する性質の関連について強弱を測る指標です．相関
　係数は無次元量で，−1 から +1 までの値をとります．+1 であれば 2 つのデータ群は
　一緒に同じ方向に変化します．0 であれば 2 つのデータ群の間に関連はなく，お互いに
　無関係に変化します．−1 であれば，2 つのデータ群はお互いに反対方向に変化します．

数に代入すると血糖値が正しく推定できない場合が多いのです．異なる条件とは，被験者（個人，男女，年齢），年月日（季節），時刻（朝，昼，夜），天候（太陽光，温度，湿度），被験者の活動状況，被験者の生理学的状態，光測定部位その他です．

10.2.3 なぜ多変量解析を用いる血糖値測定が成功しないのか？

前述した開発に着手したばかりの企業の希望に満ちたアナウンスが行われる際の状況（天使の誘惑）とは，まさに図 10.3(a) の内部検証を行って血糖値を正しく推定したと解釈した状況なのです．しかし，まもなく図 10.3(b) の状況に陥り，天使の誘惑が悪魔のささやきであったことに気が付くのです．これが数えきれないほど繰り返されてきたのです．ではなぜこのような事態に陥るのでしょうか．

難しさの原因は大きく次の 3 点に集約されます．

① グルコースの濃度が非常に低いこと

② グルコースによる光の信号が小さいこと

③ 多くの外乱要因があること

①の「グルコースの濃度が非常に低いこと」は血液中のヘモグロビンの濃度と比べればよくわかります．血液中のグルコース濃度は，およそ 100 mg/dL[1] が標準ですが，血液中のヘモグロビン濃度のおよそ 15 g/dL に比べれば 150 分の 1（100 mg/15 g ＝ 1/150）です．パルスオキシメータは動脈血中のヘモグロビンの酸素飽和度を近赤外光によりうまく測定しますが，グルコースはヘモグロビンの 150 分の 1 しか含まれていません．つまりヘモグロビンは血液の約 15％ を占める主要な成分ですが，グルコースは血液のわずか 0.1％ しか占めない微量成分です．

成人の全血液量は体重のおよそ 8％ を占めますので，体重 60 kg では全血液量はおよそ 4.8 kg です．血液の比重は水よりも少し重いですが，ほぼ水と同じと考えることができるので体積はおよそ 4.8 L（＝ 48 dL）です．したがって全血液中のグルコースの量は 4.8 g（100 mg/dL×48 dL ＝ 4800 mg ＝ 4.8 g，体重のおよそ 0.01％）となります．血中グルコース濃度の測定は基本的に微量分析の世界です．これが非侵襲血糖値測定の困難さの 1 番目の原因です．全血液中のグルコースの量 4.8 g はスプーン 1 杯です．ほんのス

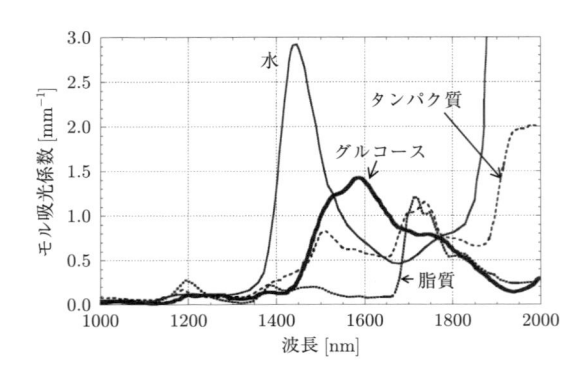

図 10.4　主要な生体成分 の 波 長 1000～2000 nm での吸収スペクトル

プーン 1 杯のグルコースが全身の血糖値の制御に関わっていると思うと身体の妙を感じざるをえません．なお，グルコースは血液以外の細胞や細胞間にも存在しますので，全身にはおよそ 60 g（体重の 0.1％）のグルコースが存在すると考えられます．

　②の「グルコースによる光の信号が小さいこと」は①の原因とも関連しますが，詳細は次の通りです．図 10.4 に近赤外光を吸収する主要な生体組織成分である水，タンパク質，脂質およびグルコースの吸収スペクトルを示しました．なお，タンパク質には非常に多くの種類がありますが，ここではコラーゲンを代表的なタンパク質としています．グルコースが波長 1600 nm 付近に吸収のピークを持つため，図 10.4 は 1000～2000 nm の波長範囲に限っています．ヘモグロビンは 1200 nm 以上の波長では吸収を持たないため省略しました．

　これらの吸収スペクトルだけを見るとグルコースは他の成分に比べて吸収の強さは劣っていません．しかし，この吸収係数は各成分が溶液のすべてを占めている（体積割合が 100％ の）場合の値であり，実際の生体内での各成分の吸収の強さはそれぞれの体積割合（体積分率）を掛けた値となります．水，タンパク質，脂質の体積割合はそれぞれおよそ 70％，16％，12％ ですが血中グルコースはわずか 0.01％ です．波長 1600 nm 付近では各成分の吸収係数はほぼ同じレベルですので測定される光強度の中で血中グルコースが寄与する割合はわずか 0.01％ です．しかも，血糖値の測定誤差は 10％ 以下（±10 mg/dL 以下）が求められますので，0.001％ の光強度の変化を測定しなければなりません．これは現在の光学技術では容易ではありませ

ん．

　③の「多くの外乱要因があること」について説明します．図 10.4 からも
わかるように，グルコースが近赤外光を強く吸収する波長範囲にはやはり
近赤外光を強く吸収する水，タンパク質，脂質という体積割合の大きな成
分が存在します．血中グルコースの体積割合が 0.01% 程度であるのに対し，
水はその 6000 倍である 60% の体積割合を持ちます．その水の体積割合が
60.00% からわずかに 0.01% だけ増加して 60.01% に変化すると，それに
よる光の吸収変化はグルコースの体積割合がほぼ 100% 変化したことと同
じ効果を持ちます．ヒトでは血糖値が正常値の 100 mg/dL（体積割合 0.01
%）から増加しても 300 mg/dL（体積割合 0.03%）に達することは稀です．
一方，皮膚では水分量が 0.01% 変化することは容易に生じますので，これ
はグルコースによる光信号に対する非常に大きな外乱要因となります．ま
た，タンパク質や脂質の割合も水ほどに急激ではありませんがある程度の時
間が経過すると変化しますし，体の部位による違いもあります．タンパク質
も脂質も体積割合は血中グルコースの 1000 倍以上ですから，それらのわず
かな変化はグルコース信号にとって大きな外乱要因です．

　生体組織による光の吸収のみでなく，散乱も影響します．第 2 章で説明
したように，微粒子と周囲の屈折率の違いから散乱が生じますので細胞内
と細胞間の液体（細胞間質液）の屈折率の違いから散乱が生じます．そこで
細胞間質液の水の割合が変化すれば散乱の強さが変化します．グルコース
やタンパク質，脂質の割合が変化しても同じ効果が生じます．つまり，各成
分の体積割合が変化すると散乱の強さが変わり，拡散反射光の強さが変わり
ます．吸収の強さの変化は比較的推定しやすいのですが，散乱の強さの変化
の推定は容易ではなく，誤差も大きくなります．これもグルコースによる光
信号への大きな外乱要因です．散乱係数が 1% 変化すると血糖値推定誤差
が 300 mg/dL になるというシミュレーション結果も得られています [10-4]．
もし，散乱がない，あるいは非常に弱い場合には，従来の微量分析法を適用
してグルコース濃度を正確に測定する際の 1 つの障壁が排除されるでしょ
う．散乱が強いことが従来の微量分析法を適用してもグルコース濃度を精度
良く測定できないことの一因となっています．研究者はあたかも光散乱との
闘いを強いられているかのようですが，闘いに勝利する目途が立っていない

のが現状です．でも，ひょっとすると第 6 章のコラム 6.1 で紹介した生体組織を透明にする画期的な技術を応用して散乱を回避することができるかもしれません．

　体温の変化も外乱要因です．水の吸収スペクトルは温度によって変化します．温度が高くなると図 10.4 の吸収スペクトルのピーク波長は短波長側にわずかですがシフトします．わずかであっても水の体積割合が大きいのでその影響は無視できなくなります．これも大きな外乱です．

　さらに事情を面倒にするのは，各成分濃度，散乱強さや温度などの複数の要因が，それぞれ独立に変化するのではなく，互いに影響し合って同時に変化することです．たとえば，もしグルコース以外の成分の割合は一定で変化せず，散乱強さも温度も変化せず，グルコース濃度だけが変化すれば測定された光データの変化はグルコース濃度の変化に起因させることができます．しかし，それは実験室レベルでは可能であっても実際の人体では不可能です．人体では血糖値が変化すると他の成分の濃度，散乱強さ，局部体温などがわずかに変化するのです．その結果，測定された光データの変化の要因がグルコース以外によるものであっても，血糖値との間で高い相関係数で相関するという結果が得られます．しかし，その高い相関は真に血糖値と光データの相関を示すのではなく，血糖値以外の要因（おそらく複数の要因）との相関が得られたものであり，いわゆる「偶然の相関 (chance correlation)」あるいは「偽相関 (false correlation)」の可能性が高いのです．

　また，前述したように被験者，年月日，時刻，天候，被験者の生理学的状態，光測定部位などの外的環境の変化も外乱要因です．端的にいえば，血糖値変化によるスペクトル変化は微小で，外乱要因（水分量，タンパク質，脂肪，体温，汗，散乱，他）の変動によるスペクトル変化に隠れてしまいます．

　このように数えきれないほどの外乱要因の存在が，従来の多変量解析で内部検証を用いると一見，血糖値をうまく測定できると誤解する（天使の誘惑の）原因です．この状況をイラストにすると図 10.5 のようになります．図 10.5 の破線で囲まれた大きな領域はあらゆる外乱要因を含む測定条件の変動範囲を表し，1 つ 1 つの点はそれらの測定条件の数値の組み合わせの 1 つを表しています．この図は 2 次元ですが，外乱要因は多数ありますので，

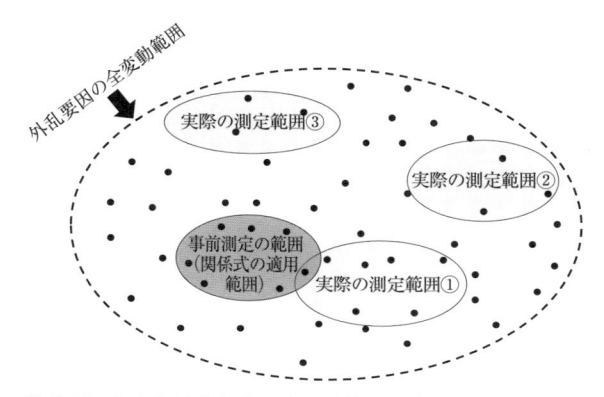

図 10.5　外乱要因を含む測定条件の全変動範囲と事前測定の範囲，実際の測定範囲の関係
外乱要因は条件による変動が大きく，事前測定時の外乱要因の数値と実際の測定時の外乱要因の数値は異なるのが普通です．

外乱要因の数だけの大きな次元の図を想像してください．

　図 10.5 の中の濃い灰色の領域，「事前測定の範囲」が糖負荷試験などによる事前測定の際の外乱要因の変動範囲です．多変量解析によって求められる関係式（検量関数）はこの範囲内で得られる光データに対しては有効で，血糖値をほぼ正しく推定します．しかし，事前測定のときとは異なる環境での測定の際の外乱要因の数値が，事前測定の際の外乱要因の範囲内にある確率は低く，そのときの測定における外乱要因は他の領域，「実際の測定範囲①，②，③」などにあると考えられます．したがって「実際の測定範囲①」で測定された光のデータを外乱要因の範囲が異なる「事前測定の範囲」で得られた関係式に代入しても血糖値を正しく推定できないことは明らかです．

　それでは事前測定における外乱要因の範囲を大幅に広げて外乱の全変動範囲をカバーすればよいのではないかとの考えが当然出てきます．しかし，外乱要因の数が多く，すべての外乱要因を定量的に測定することは困難ですので，変動する外乱要因のデータを把握することは不可能に近いでしょう．皮膚の温度は比較的容易に測定できますが，他の要因は容易に測定することはできません．もし測定できたとしても，外乱要因の範囲を広げるために制御することはさらに不可能に近いでしょう．外乱要因の全変動範囲をカバーすることは現実的にはほぼ不可能です．すなわち，それを実現するための時間

とコストは非現実的となるでしょう.

　ここでは拡散反射光を用いた方法を例に挙げて説明しましたが,光を用いる他の方法や,光以外の物理量を用いる方法でもほとんど同じことがいえるはずです.

　前記のスミス博士は,冊子「非侵襲血糖測定技術を求めて」の中で次の 3 つの法則を掲げています [10-1].

① 糖負荷試験では,測定されるほとんどすべての生理学的指標は血糖値変化と強い相関を示す.

② 細胞膜を透過して得られた物質(涙や唾液や汗など)から信頼性のある血糖値を測定することはできない.

③ 事後のデータ解析で得られる血糖値との高い相関は血糖値測定が可能であることを意味せず,血糖値のリアルタイムでの推定のみが重要である.

　これらの法則はスミス博士が経験に基づいて導き出したもので,これまでの説明で理解していただけると思いますが,「天使の誘惑」に陥る研究者が勘違いする点を端的に表しています.

　それでは非侵襲血糖値測定は最新の科学・技術をもってしても不可能なのでしょうか.非常に難しいとはいえますが,不可能ではないという考えの下で,現在でも多くの研究者がさまざまな新しい手法を適用して研究・開発を継続しています.以下では筆者が関わった研究について少し詳しく説明します [10-4, 10-5].

10.3　シミュレーションデータから血糖値推定

　事前測定において外乱の全変動範囲をカバーすることは現実的には不可能ですが,実際の測定ではなく計算機シミュレーションであれば外乱の全変動範囲をカバーして血糖値と光データを収集することができるのではないかと筆者らは考えました.被験者による測定では,血糖値を極端に上げたり下げたりすることは安全性の面からできません.また,血糖値を一定にして他の外乱要因を制御して任意に変化させることも困難ですし,血糖値以外の水分,タンパク質,脂質の濃度測定も容易ではありません.その他,温度や体

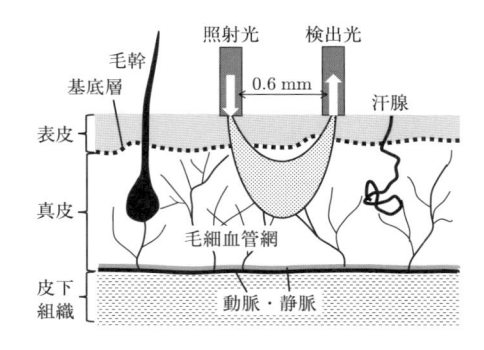

図 10.6 皮膚の構造と光伝播経路

調など，あらゆる外乱要因を測定する必要がありますが，それも困難です．計算機シミュレーションであれば，そのような外乱要因を任意に変化させて皮膚内の光伝播計算を行って拡散反射光のスペクトルを人工的に作り出すことが可能です [10-4]．

　皮膚内の光伝播シミュレーションは第 2 章で説明したモンテカルロ法を用います．皮膚は図 10.6 のようにおおむね表皮，真皮および皮下組織の 3 層構造をしており，真皮には毛細血管が豊富にあります．毛細血管中の血液からグルコースが真皮に浸み出します（細胞間質液中のグルコース）ので，皮膚に照射した光が真皮層を通れば血糖値が変化したときに検出される光強度は変化します．血液のない表皮層の厚さはおよそ 0.2 mm，真皮層の厚さは 2〜3 mm，ほぼ脂肪で占められる皮下組織の厚さは 10 mm 以上です．

　波長がおよそ 1400〜1800 nm の近赤外光が主に真皮層を通るようにするには，光の照射点と検出点の間の距離をおよそ 0.6 mm にするとよいことがシミュレーションでわかりましたのでその距離を採用しました．表皮，真皮，皮下組織の吸収・散乱特性は，各組織を構成する成分の割合を与えることにより決めることができます．特に真皮ではグルコースと水，タンパク質，脂質の割合を標準的な値から適当な範囲でそれぞれ別々に変動させ，それに応じて吸収・散乱特性を変化させます．また，散乱特性と皮膚温度も標準の状態からある範囲で変化させます．結局，6 個の要因（グルコース，水，タンパク質，脂質，散乱，温度）に対して起こりうる最大値と最小値の 2 条件を設定し，全部で 64（2 の 6 乗）個の条件で光伝播シミュレーションを行って拡散反射光のスペクトル (I) を人工的に作り出しました．

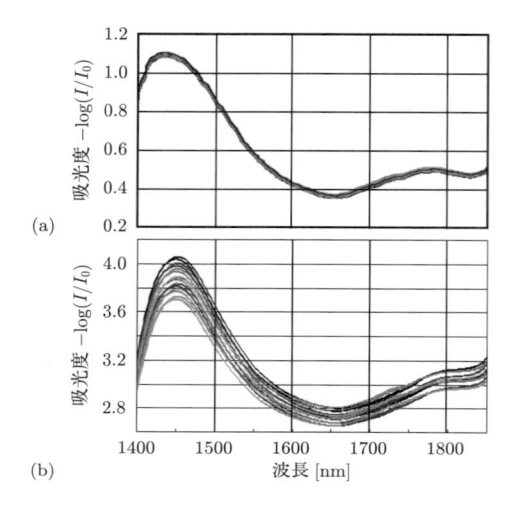

図 10.7　実測スペクトルとシミュレーションにより作成したスペクトル群

(a) 実測は 50 個の異なる血糖値でのスペクトル群で，(b) シミュレーションは 6 個の要因の計 64 個の異なる条件でのスペクトル群です．(文献 [10-5，10-6] の図を改変)

　その結果が図 10.7(b) のスペクトル群です [10-5]．一方，図 10.7(a) は健常な 1 人の被験者が 1 回の糖負荷試験を行った際に得られたスペクトル群で，50 個の異なる血糖値（およそ 50～200 mg/dL の範囲）に対する 50 本のスペクトルが含まれているにもかかわらず，ほとんど重なっています [10-6]．通常の範囲での血糖値変化に対するスペクトル変化はごくわずかであり，前節で述べた「②グルコースによる光の信号が小さいこと」を実感していただけるでしょう．

　なお，縦軸は拡散反射光のスペクトル (I) を照射光のスペクトル (I_0) で割って対数をとった吸光度 ($A = -\log_e(I/I_0)$)（第 2 章図 2.5）ですが，シミュレーションでは I_0 は照射光の強度，ヒトでの実測では標準白色板の拡散反射光強度です．

　ヒトで実測されるスペクトルの変化が微小であり，事前測定で変化させることができる要因の範囲がそれほど大きくないことから，事前測定を多くの被験者，いくつかの期間で行ってスペクトルを収集しても図 10.7(a) のスペクトル群の幅を大きくすることはできません．しかし，シミュレーションで作成されたスペクトル変化の幅は図 10.7(b) のようにずっと大きくすることができます．つまり，図 10.5 の外乱要因の変動範囲全体に近い範囲をカバーしていると考えることができます．したがって，シミュレーションで作成

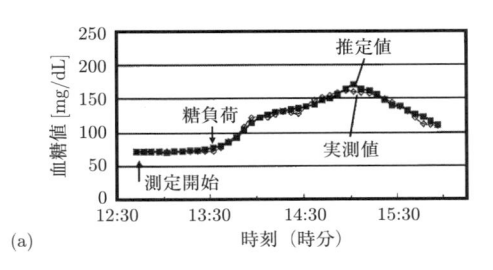

(a)

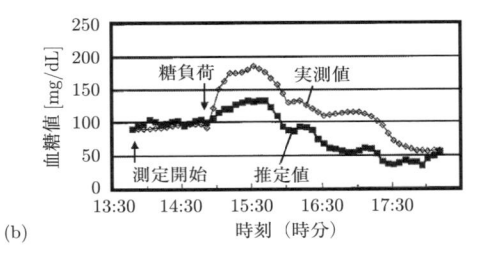

図 10.8　シミュレーションデータから求めた検量関数による血糖値推定結果と実測値との比較
(a) よく一致した例で，(b) 一致しなかった例です．（文献 [10-7] の図を改変）

(b)

したスペクトル群を事前測定で得られるスペクトル群として多変量解析に用いれば，外乱要因の変動範囲が大きく，汎用性のある検量関数を得ることができると期待されます．

　このようにシミュレーションで作成したスペクトル群から得られた検量関数に，実際のヒト（健常者）で測定されたスペクトルを代入して得られた推定血糖値と実測血糖値を比較したのが図 10.8 です [10-7]．スペクトル測定装置はシミュレーションと同じ条件となるように作製されました．被験者は前腕にスペクトル測定装置を取り付け，安静状態で 5 分ごとにスペクトルを測定しました．また，被験者はスペクトル測定と同時に指先から採血して実際の血糖値を測定しました．測定開始直後にシミュレーションで求められた検量関数に実測スペクトルを代入し，血糖値の推定値が実測値と一致するように校正を行いました．その後は実測スペクトルを検量関数に代入してリアルタイムに血糖値を推定し，採血による血糖値との比較を行いました．

　図 10.8(a) のグラフは両者がよく一致した例で，図 10.8(b) のグラフは一致しなかった例です．事前測定なしに人工的に作成したスペクトル群から求めた検量関数を用いてリアルタイムに推定した血糖値がよく一致したことも画期的でしたが，必ずしもよく一致しない場合もありました．

　外乱要因として 6 個しか考慮しなかったのですが，条件が良ければ 6 個だけでもよく一致することがわかりました．ただ，一致しない場合もあり，さらに外乱要因を増やしてシミュレーションを行えば一致する確率を上げることができるのではないかと推測していますが，プローブの接触圧力や被験者の動きなどがスペクトルに影響を与えることがあり，これらの要因はシミュレーションに組み込みにくいかもしれません．それでも，事前測定なしにシミュレーションによって検量関数を求める技術は将来性のある手法です．今後の展開が期待されます．

10.4　見果てぬ夢「光を用いた血糖値測定」の実現へ

　血糖値を採血なしに非侵襲で計測すること，特に光を用いて血糖値を非侵襲に計測することは，生体光学分野の研究者にとっては長年の夢といっても過言ではありません．しかし，数十年にわたる多くの分野の研究者の努力をもってしてもいまだに実用化できない非常に難しい技術です．研究開発当初は「天使の誘惑」に誘われて開始しても，それが「悪魔のささやき」であったことを認識して研究開発を断念した研究者の数はいかほどであろうかと，筆者自身の経験も含めて慨嘆する次第です．

　それでも諦めずに研究を継続している研究者や，新たにこのテーマに挑戦してくる若い研究者はいつも存在しており，いつか，誰かが成功するのではないかという強く，かつ淡い期待を筆者は持っています．それが社会的に糖尿病患者の福音になることはもちろんですが，一方で研究者や技術者の夢を実現するという希望にもつながるからです．見果てぬ夢が現実になることを期待しています．

付記 10.1：侵襲型血糖値測定法

　現在確立されている血糖値測定法は，皮膚穿刺を伴う侵襲型のみであり，指先穿刺で微量な血液を採取する SMBG（self-monitoring blood glucose：血糖自己測定）と皮下に微小な針状のセンサを挿入する CGM（continuous glucose monitoring：持続血糖測定）の 2 種類があります．SMBG は本文

の「10.1　非侵襲血糖値測定法の開発ストーリー」で述べたように，指先を穿刺して 1 滴の血液を採取する方法で長い歴史があります．比較的簡単で低コストであり，多くの糖尿病患者が日常的に利用しています．ただし，測定の頻度に限りがあるため，血糖値の変動を連続的に追跡することはできません．

CGM は近年開発された技術で，腹部や上腕などの皮下に微小な針状のセンサを挿入して細胞間質液のグルコース濃度の計測から血糖値を求めるデバイスを用い，微侵襲型デバイスとも呼ばれます．患者はこのデバイスを常時着用し，数分ごとに血糖値を記録し，データを読み取り装置やスマートフォンに無線で送信します．CGM は，血糖値の日中および夜間の変動をリアルタイムで捉えることができ，低血糖や高血糖の早期警告に役立ちます．特に 1 型糖尿病や重症の 2 型糖尿病を持つ患者に推奨されていますが，デバイスを設置した皮膚の炎症を伴うこともあり，定期的なセンサ交換が必要でコストが高くなるなどの課題があります．

付記 10.2：血糖値が測定可能と謳うスマートウォッチへの警告

スマートウォッチやスマートリングで手軽に血糖値が測定できると謳う商品が販売されていますが，米国食品医薬品局 (FDA: Food and Drug Administration) が 2024 年 2 月に，「指先穿刺や皮下センサ留置のための皮膚穿刺をせずに血糖値やグルコース値を測定できる医療機器はなく，血糖値の測定にスマートウォッチやスマートリング（指輪型ウェアラブルデバイス）を使用しないように」と発表し，「これらのデバイスによる血糖測定が不正確である可能性や，不正確な測定結果は過度な血糖降下薬の服用やインスリンの投与につながり得ること」を警告しています [10-8]．日本糖尿病学会も FDA の警告を受けて，そのようなデバイスを使用しないようにと注意喚起しています [10-9]．

付記 10.3：**"Hunting the Deceitful Turkey"**（「人をだます七面鳥の狩り」）

マーク・トウェインの短編小説で，概略は次のような内容です．

　少年が森で狩りに出て七面鳥を捕えようとする．その七面鳥は脚を引きずり悪い様子なので，簡単に捕まえられると思って捕まえようとするが手が届きそうなところで逃げられてしまう．それでもまだ捕まえられそうな場所にいて，足を引きずり，まるで捕まえてくれというような仕草をするので，また捕まえようとするが寸前で逃げられてしまう．親鳥の七面鳥が，純真で疑うことを知らない少年を騙して，ひな鳥がいる七面鳥の巣から遠ざけようとしているのだ．少年はとことん捕まえようと追いかけるが捕まえることができず，疲労困憊のあげく捕まえることができなかった．（続きの内容：空腹で疲れ果て森の中の小屋に戻ったところ，食べ物はトマトしかなかった．いつもはトマトが嫌いで食べられなかったが，このときばかりは他に食べるものがなかったのでトマトをむさぼり食べた．そのときのトマトよりも美味しいものを食べたことがないというほど美味しかった．でもその後はトマトを見るのも嫌になった．）

コラム 10.1　皮膚はふやけるとなぜ白くなるのか？

　ヒトの皮膚の色はいわゆる「肌色」（うすだいだい色）ですが，お風呂に入ったり絆創膏を長時間付けたりしていると指先がふやけて白くなることは皆さん経験していることと思います．ではなぜふやけると白くなるのでしょうか．それは，やはり皮膚による散乱が大きな役割を果たしています．

　まず，皮膚が「肌色」に見える理由ですが，第 2 章の図 2.2 と図 2.10 を用いて説明されます．皮膚に照射した可視光は図 2.10 のように皮膚に少し入り込んで散乱され，一部が再び皮膚表面から出ていきます．この再び出てきた可視光を私たちは見ています．皮膚内を散乱されながら伝播した可視光は図 2.2 に示されたヘモグロビンの吸収特性にしたがって吸収されます．つまり，可視光のうち波長の短い青（紫）の光が最も強く吸収され，次に緑の光も強く吸収され，オレンジや赤の光はあま

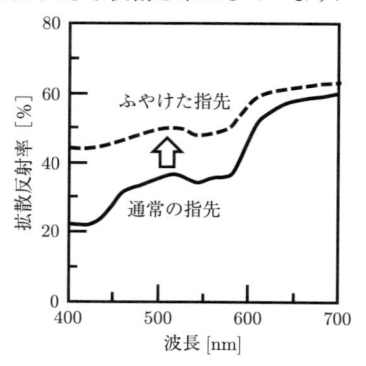

図 10.9　通常の指先とふやけた指先からの可視光の反射光スペクトル

り吸収されません．その結果，再び出てきた可視光（拡散反射光）の色はオレンジや赤の色が強くなって「肌色」となります．その反射光のスペク

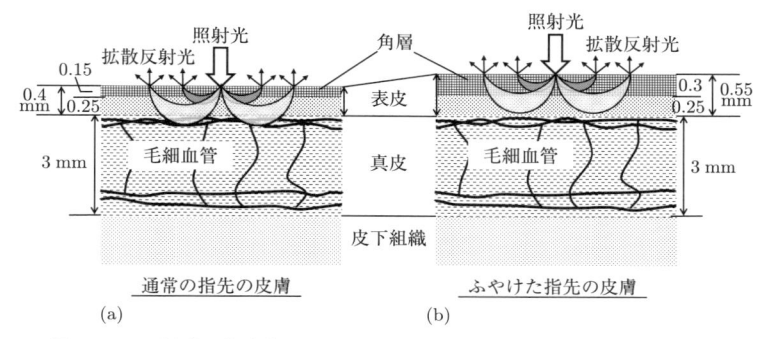

図 10.10　通常の指先とふやけた指先の皮膚構造と光伝播経路のモデル

トルを模擬的に示すと図 10.9 の実線のようになります．ただし，平均的な日本人の場合です．

　さて，皮膚は表皮（厚さが平均で約 0.2 mm）と真皮（厚さが約 2〜3 mm）から成っており，表皮の最上層には角層（厚さが平均で約 0.02 mm (20 μm) の死んだ細胞の層）がありますが，表皮には血液はありません．一方，真皮には毛細血管網が含まれており，表皮に栄養と酸素を運んでいます．そして真皮の下には皮下脂肪が大部分の皮下組織（厚さが 10 mm 以上）があります．

　表皮の厚さは平均では約 0.2 mm ですが，指先や手のひらではおよそその 2 倍の 0.4 mm の厚さがあり，その中でも角層はおよそ 0.15 mm やそれ以上の厚さがあります．そのような指先に可視光が当たると皮膚内に入った光は図 10.10(a) のようにバナナ形の伝播経路をたどって拡散反射光として皮膚から出ていきます．その際，一部の光は真皮層を通って真皮層内の毛細血管によって青や緑の光は吸収されてしまいます．その結果，図 10.9 の実線のように通常の指先の反射光スペクトルでは青や緑の色が少なく，指先は赤っぽい「肌色」となります．

　ところが，指先を水に長く浸すと，空気に接していて水分量が少なかった角層は水を吸って（ふやけて）厚さがほぼ 2 倍になります [10-C1]．すると図 10.10(b) のように表皮層が厚くなり，光伝播経路は真皮層まで届かなくなってしまいます．その結果，血液による光の吸収が弱くなり，ほぼ散乱のみで拡散反射光となるため反射光のスペクトルは図 10.9 の破線のように波長による変化が少なく，ほぼ白色光となって指先は白くなるのです．

　指先以外の腕の皮膚では角層の厚さが 0.02 mm と薄く，水を吸収してもその厚さは 0.04 mm にしかならないため表皮の厚さはほとんど変わらず，

光の伝播経路はやはり真皮層を通り，拡散反射光の色は「肌色」のままとなります.

参考文献
[10-C1] 江川麻里子，平成 29 年筑波大学博士論文 (2017).

おわりに

　これまで，「指がボーッと赤く輝く」現象を基礎とするヘルスケアテクノロジーについて，現在広く利用されている技術から，利用されつつある技術，今後利用が期待される技術，そして夢とされる技術までを概観してきました．特に NIRS については「心も探れる」新しい技術として応用範囲がどんどん広がっていることから多くのページを割いて説明しました．

　光学技術がどのように医療診断の精度を向上させ，治療やリハビリなどを的確にするのに役立っているかを理解していただけたのではないかと思います．私たちは，科学と技術の進歩が人類の健康と福祉に大きく貢献する時代に生きています．特に，光学技術の応用は，非侵襲的な診断方法の開発，より高速で正確なデータ取得，そして治療法のパーソナライズに不可欠な役割を果たしています．

　本書では，基礎から応用まで，光学技術が医療診断分野でどのように利用されているかをできるだけ平易な言葉で解説したつもりです．理解しにくい記述や間違った記述があったとすれば筆者の至らなさのせいであり，ご遠慮なくご指摘ください．また，この分野は日進月歩で進化しており，執筆時点では思いもつかなかった新技術が現れている可能性が十分にあります．読者の皆様にとって，この技術の多様性と可能性を理解し，将来の医療技術に対する洞察を深めるきっかけになれば幸いです．また，医療従事者，研究者，技術者だけでなく，一般の方々にもこの分野への関心を持っていただけたらと思います．なお，本書で紹介した近赤外光を用いたイメージングを含め，さまざまな生体イメージングがあり，それぞれの技術に特徴や守備範囲があります．それらの位置づけを付録1のように評価軸の異なるいくつかのグラフで説明しました．また，付録2では，光を用いた診断技術や関連する他のイメージング技術などの歴史を概観するために主要な出来事の年表を示しました．参考になるかもしれません．

　最近，人工知能，AI（artificial intelligence）が大きな注目を浴びています．ヘルスケアテックもその影響を受けてさまざまな分野で AI の活用が進んでいくことでしょう．AI は既存の多くの情報を取り込んで学習することが重要ですが，医療・医学分野では患者が関わるため，プライバシーや倫理的な問題をクリアすることが情報を取り込む条件となります．そのための手続きが煩雑になり，大量の良質な情報を得ることが容易ではなく，AI の学習が不十分となります．その結果，医学分野における AI の活用が促進されにくくなる恐れがあります．それでも AI の利用は徐々に進んでいくものと推測され，本書で説明した光を用いたヘルスケアテックの性能向上が期待できます．

　しかし，AI が利用するニューラルネットワークなどは，出力された結果がどのようなプロセスで導かれたのかを示すことができないという，いわばブラックボックスのような欠点を持っています．そのため，AI は，AI 技術に知悉した医師などに対する情報提供源としてのみ用いられるべきと考えられています．もしブラックボックスの AI モデルが，隠された欠陥を含む情報を提供し，それを無批判に受け入れた場合には致命的な結果になりかねません．

　それにもかかわらず，技術は進歩します．そして，いつか AI は人間の能力を超えるとまではいかなくても人間と同様に仕事をすることになるでしょう．改良が進み，個人の特徴に合わせたパーソナル医療の新しい分野が開拓され，診断から予防に力点が移り，人々がより健康的に過ごせる日々が来るものと信じています．

　本書がそのような未来が来ることにいくらかでも貢献できればこの上ない喜びです．また，この分野や関連分野に参入しようとする若い技術者・研究者を鼓舞し，あるいはこの分野に新たに参入しようとしている企業の技術者の参考になればよいと願っています．

　また，光を用いた医療診断技術の理解を深める一助となり，医療の未来をより良い方向へと導くきっかけになれば幸いです．読者の皆様の健康と幸福を心からお祈りして，この「おわりに」を締めくくらせていただきます．ありがとうございました．

　最後に，お世話になりました次の多くの方々に紙面をお借りして心より感

謝を申し上げます．

　北海道大学（故）田村守教授とその研究室出身の皆様，特に浜松医科大学
星詳子特任教授と北海道大学西村吾朗助教，（旧）工業技術院機械技術研究
所および国立研究開発法人産業技術総合研究所の関連研究室の皆様，電気通
信大学（旧）山田幸生研究室および関連研究室の皆様，東京都立大学角田直
人教授，浜松医科大学大川晋平教授，東京大学（旧）酒谷薫特任教授とその
研究室の皆様，室蘭工業大学（旧）相津佳永教授とその研究室の皆様，慶應
義塾大学岡田英史教授，（故）青柳卓雄氏，共同研究・研究協力をさせてい
ただいた次に掲げる多くの企業の関係者の皆様に感謝します．（(株) 島津製
作所，浜松ホトニクス (株)，日機装 (株)，(株) 日立製作所，(旧) 松下電工
(株)，富士フイルム (株)，(株) 資生堂，東京計装 (株)，オータックス (株)，
オリンパス (株)，(株) 東海理化電機製作所．）

　本書の発刊に多大なご努力をいただきました東京大学出版会の岸純青様に
お礼を申し上げます．

　最後に，恩師の東京工業大学（故）森康夫名誉教授，およびカリフォルニ
ア大学（故）Chang-Lin Tien（田 長霖）総長，そして妻と家族に心より感
謝いたします．

2024 年 11 月　山田幸生

付録 1

さまざまな生体イメージング技術の位置づけ

　光（特に近赤外光）を用いる生体イメージング技術を主に紹介しましたが，第 1 章の付記 1.1 のように，ほかにもさまざまな生体イメージング技術があります．以下にこれらの技術の特徴およびカバーする領域を 2 次元マップにしてわかりやすく表します．数ある評価項目のうち何と何を横軸と縦軸にとればよいのか，選択肢がたくさんあります．以下では 3 種類の評価マップを紹介します．

　最初のマップは図 A.1 で，横軸は身体中の測定深さ，縦軸は空間分解能として各技術がカバーする領域を示しました．ここでは，各種の生体イメージング技術を 6 つのグループに分類し楕円で囲みました．第 1 のグループは X 線 CT，MRI，fMRI，PET で，全身を数 mm の空間分解能で断層画像として描き出すことができます．第 2 のグループは NIRS，EEG，MEGで，脳や筋肉の活動をイメージングする実用化された技術です．第 3 のグループは光 CT のみですが，NIRS と異なって断層画像を描き出せることから筆者の思いも込めて 1 つのグループにしました．第 4 のグループは USですが，他のイメージング技術とは大きく異なりますので 1 つのグループとしました．第 5 のグループは光音響イメージング（PAI，PACT）です．第 6 のグループは OCT で，その空間分解能は他を圧倒しています．X 線 CT，MRI，fMRI，PET，EEG，US，OCT は広く実用化された技術で，NIRS は実用化が広がりつつある技術，MEG，光 CT，PAI，PACT は今後の発展と実用化が期待される技術です．X 線 CT，MRI，US，OCT は形態（解剖）情報を，その他は生理学的情報を提供します．OCT は空間分解能が μm レベルですが，測定深さは mm レベルで，X 線 CT などとは対極にあります．それぞれの技術は提供する情報や空間分解能が異なりますので，お互いに補完し合いながら利用されます．

　2 番目のマップは図 A.2 で，生理学的情報を取得できる技術について，横

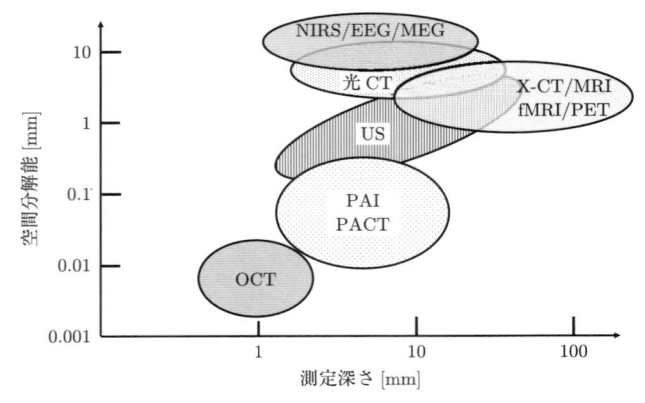

図 A.1　各種の生体イメージング技術の測定深さと空間分解能のマップ
X-CT（X線 CT：X線コンピュータ断層撮影法），MRI（磁気共鳴イメージング），
fMRI（機能的 MRI），PET（陽電子放出断層撮影法），NIRS（近赤外分光法），EEG
（脳波），MEG（脳磁図），光 CT（拡散光トモグラフィ），US（超音波検査），PAI
（光音響イメージング），PACT（光音響トモグラフィ），OCT（光干渉断層撮影法）.

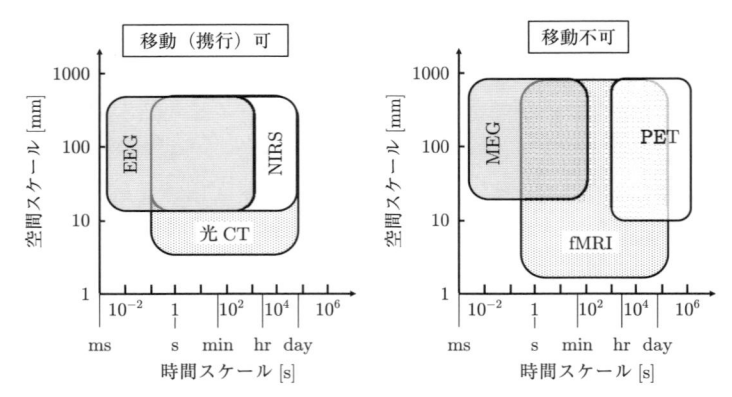

図 A.2　生理学的情報を取得できる技術の時間スケールと空間スケールでのマ
ップ
移動（携行）の可否で分けました．（文献 [A-1] の Fig. 1 を改変）

軸を時間スケール，縦軸を空間スケールとしたもので，装置が移動（携行）
可能かどうかで分けています．移動ができない大型装置（fMRI，PET，
MEG）でも，移動可能な小型装置（NIRS，光 CT，EEG）でも，全体的
にカバーできる時間・空間スケールは似た範囲にありますが，それぞれが

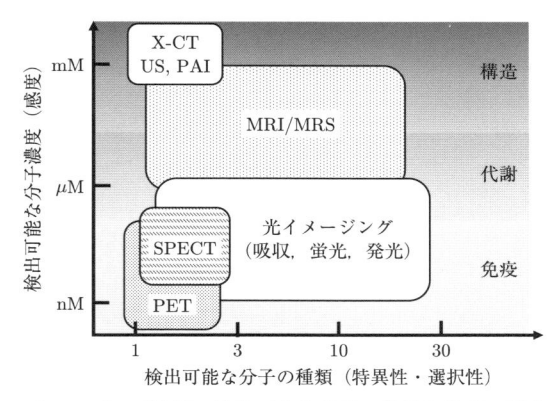

図 A.3 イメージング技術の検出可能な分子の種類と濃度に関するマップ
MRS（磁気共鳴スペクトロスコピー），SPECT（単一光子放射断層撮影法），光イメージングは吸収（NIRS や光 CT），蛍光，生物発光の各イメージングを含みます．（文献 [A-2] の図を改変）

表示できる生理学的特徴量は異なります．

　3 番目のマップは図 A.3 で，さまざまなイメージング技術が検出可能な物質あるいは分子についての領域を示しており，横軸は検出可能な分子の種類の数（多様性），縦軸は検出可能な分子の濃度（感度）です．また，感度の高低によってどのような機能が画像化されるかのおおまかな分類がなされ，モル濃度が mM(mmol/L) レベルの感度では構造（骨，筋肉，腱，皮膚など）の情報が，μM レベルの感度では代謝（酸素濃度，pH，酵素など）に関する情報が，nM レベルでは免疫（ホルモン，成長（増殖）因子，受容体など）の機能に関する情報が得られることが示されています．このマップや分類は，第 7 章付記 7.1 で説明した分子イメージングの技術分野に関連しています．本書のメインテーマである血液による近赤外光の吸収は，血液中のヘモグロビンという分子による光の吸収特性が基本となっており，一種の分子イメージングです．

参考文献
[A-1] M. D. Wheelock, et al., Rev. Sci. Instrum., Vol. 90, 051101 (2019).
[A-2] B. W. Pogue, Opt. Phot. News, p. 24 (Sep. 2015).

付録2

光診断技術年表

　本書で言及した主なエポック的な出来事を光診断技術年表として以下にまとめてみました．○囲み数字は対応する章です．

AD1 世紀	①, ⑦検鏡（スペクラ）
1880	⑨光音響効果の発見
1920	①蜂の胸筋の透過光スペクトル観察
1930	
1937	①白色光によりミオグロビン・筋肉活動観察
1940	
1950	⑦胃カメラ開発
1959	⑦インドシアニングリーン (ICG) が FDA により承認
1960	①ルビーレーザの発明
	⑦ファイバスコープ上市
1962	⑦緑色蛍光タンパク質 (GFP) の発見
1970	
1974	③パルスオキシメータの発明
1977	①近赤外光の頭部透過光が呼吸状態により変化することを発見
	③パルスオキシメータ上市
1979	① X線CT でノーベル賞
1980	
1986	⑦ビデオスコープ上市
1989	⑤生体内の光伝播解析
1990	
1991	④ OCT の発明
1993	⑤ NIRS による脳機能計測の発見
1994	⑧レーザスペックル法で網膜の血流計測
1995	④眼科用 OCT 上市
	⑤光トポグラフィ発明
	⑧拡散相関分光法 (DCS) による血流計測
1996	⑦早期肺がんなどの PDT 承認

1999	⑥時間分解法・多チャンネル光 CT 装置開発
2000	
2001	⑨光音響による血管網イメージング
2003	① MRI でノーベル賞
2004	⑤光脳機能イメージング研究会（日本）設立
	⑤手のひら静脈認証実用化
	⑥乳児頭部や成人前腕で光 CT
2005	⑥成人前頭部で光 CT
	⑤光遺伝学の登場
2006	④フーリエ方式 OCT 上市
	⑩非侵襲血糖値測定に関する技術レビュー
2007	⑥高密度配置の光 CT
2010	
2011	⑤ NIRS によるハイパースキャニング
	⑦迅速がん蛍光イメージングの発明
	⑦光免疫療法の発明
2014	⑤ fNIRS 学会（米国）設立
2017	⑨光音響 CT で乳がんイメージング
2019	⑧ DCS と NIRS の同時計測
2020	③新型コロナ対応でパルスオキシメータ活躍
2021	⑥高密度配置・時間分解法・ウェアラブル光 CT 装置開発

参考文献

第 1 章

[1-1] 五十嵐孝ほか，日本臨床麻酔学会誌，31 巻，p. 513 (2011).

[1-2] T. H. Maiman, Nature, Vol. 187, p. 493 (1960).

[1-3] B. W. Pogue, Opt. Phot. News, p. 24 (Sep. 2015).

[1-4] D. Keilin, Proc. Royal Soc. B, Vol. 98, p. 312 (1925).

[1-5] G. A. Millikan, Proc. Royal Soc. B, Vol. 123, p. 218 (1937).

[1-6] F. F. Jöbsis, Science, Vol. 198, p. 1264 (1977).

[1-7] F. F. Jöbsis, J. Biomed. Opt., Vol. 4, p. 392 (1999).

第 2 章

[2-1] D. Boas, et al., Opt. Express, Vol. 10, p. 159 (2002).

[2-2] S. Takahashi, et al., SPIE Proc., Vol. 2979, p. 250 (1997).

[2-3] K. Sakatani, et al., Appl. Sci., Vol. 9, 2209 (2019).

[2-4] M. S. Patterson, et al., Appl. Opt., Vol. 34, p. 22 (1995).

[2-5] 星詳子・山田幸生監修，「生体ひかりイメージング　基礎と応用」，第 1〜3 章，NTS (2021).

第 3 章

[3-1] 青柳卓雄ほか，医用電子と生体工学，Supplement 号，p. 90 (1974).

[3-2] 青柳卓雄・岸道男，「光学式血液測定装置」，特許出願（1974 年 3 月 29 日）.

[3-3] 中島進ほか，呼吸と循環，23 巻，p. 709 (1975).

[3-4] J. W. Severinghaus and P. B. Astrup, J. Clin. Monit., Vol. 2, p. 270 (1986).

[3-5] 諏訪邦夫，「パルスオキシメーター」，中外医学社 (1989).

[3-6] 瀧川隆介，平成 17 年度電気通信大学修士論文 (2006).

[3-7] 尹娜，平成 18 年度電気通信大学修士論文 (2007).

[3-8] Z. Sun, et al., Biomed. Opt. Express, Vol. 12, p. 1746 (2021).

第 4 章

[4-1] 丹野直弘ほか，特許第 2010042 号 (1990).

[4-2] 千葉慎二・丹野直弘，第 14 回レーザセンシングシンポジウム予稿集，p. 44 (1991).

[4-3] D. Huang, et al., Science, Vol. 254, p. 1178 (1991).

[4-4] 光学 特集号「光コヒーレンストモグラフィー (OCT) の進展」，48 巻，4 号 (2019).

[4-5] 岸章治，光学，28 巻，p. 126 (1999).

[4-6] 田中公二ほか，Eye Bank J., 22 巻，p. 28 (2018).

[4-7] S. Makita, et al., Opt. Express, Vol. 14, p. 7821 (2006).

[4-8] M. Ohmi, et al., Jpn. J. Appl. Phys., Vol. 44, p. L854 (2005).

[4-9] J. Bec, et al., Biomed. Opt. Express, Vol. 15, p. 2114 (2024).

[4-10] 佐藤学，第 9 章　光コヒーレンストモグラフィー (OCT)，星詳子・山田幸生監修，「生体ひかりイメージング　基礎と応用」，NTS (2021).

[4-11] J. Fujimoto and E. Swanson, Invest. Ophthal. Vis. Sci., Vol. 57, p. OCT1 (2016).

第 5 章

[5-1] H. Zhao, et al., Phys. Med. Biol., Vol. 47, p. 2075 (2002).

[5-2] P. T. Fox and M. E. Raichle, Proc. Natl. Acad. Sci., Vol. 83, p. 1140 (1986).

[5-3] 宮内哲ほか，「脳のイメージング」，共立出版 (2016).

[5-4] 菅野巌，「脳血流量は語る―かくれた謎をひも解く―」，中外医学社 (2020).

[5-5] Y. Hoshi and M. Tamura, Neurosci. Let., Vol. 150, p. 5 (1993).

[5-6] Y. Hoshi and M. Tamura, J. Appl. Physiol., Vol. 75, p. 1842 (1993).

[5-7] T. Kato, et al., J. Cereb. Blood Flow Metab., Vol. 13, p. 516 (1993).

[5-8] B. Chance, et al., Proc. Natl. Acad. Sci., Vol. 90, p. 3770 (1993).

[5-9] A. Villringer, et al., Neurosci. Let., Vol. 154, p. 101 (1993).

[5-10] 田村守・星詳子，応用物理，63 巻，p. 232 (1994).

[5-11] P. T. Fox and M. E. Raichle, Proc. Nat. Acad. Sci., Vol. 83, p. 1140 (1986).

[5-12] P. Pinti, et al., Annal. N.Y. Acad. Sci., Vol. 1464, p. 5 (2020).

[5-13] H. Koizumi, et al., Appl. Opt., Vol. 42, p. 3054 (2003).

[5-14] 牧敦，「心にひびくデザイン」，文芸社 (2021).

[5-15] M. Tanida, et al., Brain Res., Vol. 1184, p. 210 (2007).

[5-16] A. Maki, et al., Med. Phys., Vol. 22, p. 1997 (1995).

[5-17] Y. Ono, et al., NeuroImage, Vol. 85, p. 461 (2014).

[5-18] L. Ferreri, et al., Front. Hum. Neurosci., Vol. 7, 779 (2013).

[5-19] L. Ferreri, et al., Front. Hum. Neurosci., Vol. 8, 301 (2014).

[5-20] H. Oishi, et al., Front. Neuroergonom., Vol. 4, 1129582 (2023).

[5-21] M. Mihara and I. Miyai, Neurophoto., Vol. 3, 031414 (2016).

[5-22] 日本光脳機能イメージング学会パンフレット「より良い fNIRS 計測のために」 (2017).

[5-23] T. Funane, et al., J. Biomed. Opt., Vol. 16, 077011 (2011).

[5-24] P. Vanzella, et al., Front. Psychol., Vol. 10, 164 (2019).

[5-25] N. Osaka, et al., Front. Psychol., Vol. 6, 1811 (2015).

[5-26] T. Nozawa, et al., NeuroImage, Vol. 133, p. 484 (2016).

[5-27] J. Hirsch, et al., NeuroImage, Vol. 157, p. 314 (2017).

[5-28] E. Watanabe, et al., Neurosci. Lett., Vol. 256, p. 49 (1998).

[5-29] A. Yoshimura, et al., Sci. Rep., Vol. 7, 9258 (2017).

[5-30] Y. Monden, et al., Clin. Neurophysiol., Vol. 123, p. 1147 (2012).

[5-31] Y. Monden, et al., NeuroImage: Clinical, Vol. 1, p. 131 (2012).

[5-32] S. Sutoko, et al., Front. Hum. Neurosci., Vol. 13, 7 (2019).

[5-33] D. Roblyer, et al., Proc. Natl. Acad. Sci., Vol. 108, p. 14626 (2011).

[5-34] P. Taroni, et al., Sci. Rep., Vol. 7, 40683 (2017).

[5-35] K.-J. Kek, et al., Opt. Express, Vol. 16, p. 18173 (2008).

[5-36] A. Ortega-Martinez, et al., Neurophot., Vol. 10, 013504 (2023).

[5-37] A. Castillo, et al., Sci. Rep., Vol. 13, 11665 (2023).

[5-38] J. Dubois, et al., Sci. Rep., Vol. 13, 10278 (2023).

[5-39] C. Imamura, et al., Int. J. Environ. Res. Public Health, Vol. 19, 6672 (2022).

[5-40] 酒谷薫監修, 「NIRS―基礎と臨床―」, 新興医学出版社 (2012).

[5-41] A. von Lühmann, et al., Curr. Opi. Biomed. Eng., Vol. 18, 100272 (2021).

第 6 章

[6-1] 岩井喜典編, 「CT スキャナ：X 線コンピュータ断層撮影装置」, コロナ社 (1979).

[6-2] H. Yajima, et al., J. Quant. Spectrosc. Radiat. Transf., Vol. 277, 107948 (2022).

[6-3] H. Kudo, et al., Quant. Imaging Med. Surg., Vol. 3, p. 147 (2013).

[6-4] Y. Takamizu, et al., Appl. Sci., Vol. 12, 12511 (2022).

[6-5] H. Zhao, 平成 15 年度電気通信大学博士論文 (2004).

[6-6] H.-J. Zhao, et al., Appl. Opt., Vol. 44, p. 1905 (2005).

[6-7] H. Eda, et al., Rev. Sci. Instrum. Vol. 70, p. 3595 (1999).

[6-8] J. C. Hebden, et al., Phys. Med. Biol., Vol. 49, p. 1117 (2004).

[6-9] Y. Ueda, et al., Jpn. J. Appl. Phys., Vol. 44, p. L1203 (2005).

[6-10] 上田之雄, 平成 16 年度電気通信大学博士論文 (2005).

[6-11] Y. Hoshi, et al., J. Appl. Physiol., Vol. 90, p. 1657 (2001).

[6-12] V. D. Calhoun, et al., Hum. Brain Mapp., Vol. 16, p. 158 (2002).

[6-13] B. W. Zeff, et al., Proc. Natl. Acad. Sci., Vol. 104, p. 12169 (2007).

[6-14] A. T. Eggebrecht, et al., Nat. Photonics, Vol. 8, p. 448 (2014).

[6-15] T. Shimokawa, et al., Biomed. Opt. Express, Vol. 10, p. 1393 (2019).

[6-16] E. M. Frijia, et al., NeuroImage, Vol. 225, 117490 (2021).

[6-17] M. Kim, Opt. Photo. News, April (2021).

[6-18] E. E. Vidal-Rosas, et al., Neurophoto., Vol. 8, 025002 (2021).

[6-19] Y. Zhao, et al., Biomed. Opt. Express, Vol. 7, p. 2186 (2016).

[6-20] Y. Zhao, et al., Biomed. Opt. Express, Vol. 8, p. 4217 (2017).

[6-21] H. Y. Ban, et al., J. Biomed. Opt., Vol. 27, 074710 (2022).

第 7 章

[7-1] N. Ramanujam, Neoplasia, Vol. 2, p. 89 (2000).

[7-2] R. L. McMullen, et al., Int. J. Cosmet. Sci., Vol. 34, p. 246 (2012).

[7-3] レーザー学会編, 「レーザーハンドブック（第 2 版）」, IX 編, 38・6 蛍光診断, オーム社 (2005).

[7-4] B. C. Wilson, J. Biomed. Opt., Vol. 12, 051401 (2007).

[7-5] A. Johansson, et al., Med. Laser Appl., Vol. 23, p. 155 (2008).

[7-6] オリンパス社ウェブサイト；

参考文献

https://www.olympus.co.jp/jp/news/2006a/nr060608luceraj.html

[7-7] B. C. Wilson and M. S. Patterson, Phys. Med. Biol., Vol. 53, p. R61 (2008).

[7-8] D. Jocham, et al., Eur. Urol., Vol. 53, p. 1138 (2008).

[7-9] 草野満夫監修・編集, 「ICG 蛍光 Navigation Surgery のすべて：光るリンパ節, 脈管, 臓器を追う」, インターメディカ (2008).

[7-10] 浜松ホトニクス株式会社ウェブサイト, ICG 蛍光観察カメラシステム pde-neo® (Photodynamic Eye®);

https://www.hamamatsu.com/resources/pdf/sys/SMES0020J_pde-neo.pdf

[7-11] Y. Urano, et al., Sci. Transl. Med., Vol. 3, 110ra119 (2011).

[7-12] H. Ueo, et al., Sci. Rep., Vol. 5, 12080 (2015).

[7-13] H. Onoyama, et al., Sci. Rep., Vol. 6, 26399 (2016).

[7-14] M. Kawatani, et al., J. Am. Chem. Soc., Vol. 141, p. 10409 (2019).

[7-15] T. F. Massoud and S. S. Gambhir, Genes Dev., Vol. 17, p. 545 (2003).

[7-16] B. W. Rice, et al., J. Biomed. Opt., Vol. 6, p. 432 (2001).

[7-17] T. Kuchimaru, et al., Nat. Commun., Vol. 7, 11856 (2016).

[7-18] S. Okawa, et al., Biomed. Opt. Express, Vol. 5, p. 1839 (2014).

[7-19] 田代剛大ほか, 日本光学会 OPJ2019, 発表 2pF6 (2019).

第 8 章

[8-1] 菅野巌, 「脳血流量は語る―かくれた謎をひも解く―」, 中外医学社 (2020).

[8-2] レーザー学会編, 「レーザーハンドブック (第 2 版)」, VII 編, 31・3・1 スペックルとその形成, オーム社 (2005).

[8-3] D. A. Boas and A. K. Dunn, J. Biomed. Opt., Vol. 15, 011109 (2010).

[8-4] H. Isono, et al., Arch. Ophthalmol., Vol. 121, p. 225 (2003).

[8-5] J. D. Wilkinson, et al., Arthrritis Rheumatol., Vol. 70, p. 903 (2018).

[8-6] A. K. Maity, et al., Biomed. Opt. Express, Vol. 14, p. 5316 (2023).

[8-7] D. A. Boas, et al., Phys. Rev. Lett., Vol. 75, p. 1855 (1995).

[8-8] M. Giovannella, et al., Neurophoton., Vol. 6, 025007 (2019).

[8-9] T. Durduran, et al., Opt. Lett., Vol. 29, p. 1766 (2004).

第 9 章

[9-1] A. G. Bell, Am. J. Sci., Vol. 20, p. 305 (1880).

[9-2] C. Li and L. V. Wang, Phys. Med. Biol., Vol. 54, p. R59 (2009).

[9-3] L. V. Wang, IEEE J. Sel. Top. Quantum. Electron., Vol. 14, p. 171 (2008).

[9-4] H. F. Zhang, et al., Opt. Express, Vol. 14, p. 9317 (2006).

[9-5] S. Hu, et al., Opt. Express, Vol. 17, p. 7688 (2009).

[9-6] K. Irisawa, et al., Proc. SPIE, Vol. 9708, 970807 (2016).

[9-7] 入澤覚, 光学, 46 巻, p. 365 (2017).

[9-8] M. Toi, et al., Sci. Rep., Vol. 7, 41970 (2017).

[9-9] M. Xu and L. V. Wang, Phys. Rev. E, Vol. 67, 056605 (2003).

[9-10] M. Xu and L. V. Wang, Phys. Rev. E, Vol. 71, 016706 (2005).

[9-11] L. Li, et al., Nat. Biomed. Eng., Vol. 1, 0071 (2017).

[9-12] S. Na and L. V. Wang, Biomed. Opt. Express, Vol. 12, p. 4056 (2021).

[9-13] Z. Hu, et al., Int. J. Ophthalmol. Eye Sci., Vol. 3, p. 126 (2015).

[9-14] A. Wiacek and M. A. L. Bell, Biomed. Opt. Express, Vol. 12, p. 2079 (2021).

[9-15] T. Zhang, et al., Opt. Lett., Vol. 49, p. 1524 (2024).

[9-16] Optica News Releases (online), March 11 (2024);
https://www.optica.org/about/newsroom/news_releases/2024/march/wearable_tech_captures_real-time_hemodynamics_on_the_go/?utm_source=March2024&utm_medium=email&utm_campaign=member-newsletter

[9-17] X. Zhu, et al., Sci. Adv., Vol. 10, eadk1278 (2024).

[9-18] 阿賀野俊孝ほか，光学，46 巻，p. 371 (2017).

[9-19] Y. Zhu, et al., Sci. Rep., Vol. 8, 9885 (2018).

[9-20] 西條芳文，第 8 章　光音響イメージング，星詳子・山田幸生監修，「生体ひかりイメージング　基礎と応用」，NTS (2021).

[9-21] Y. Zhan, et al., Appl. Opt., Vol. 59, p. 8751 (2020).

第 10 章

[10-1] J. L. Smith, The Pursuit of Noninvasive Glucose: Hunting the Deceitful Turkey, 6th edition (2018);
https://www.nivglucose.com/The%20Pursuit%20of%20Noninvasive%20Glucose%206th%20Edition.pdf

[10-2] 田村守，光学，33 巻，p. 380 (2004).

[10-3] K. Bechtel, Just beyond our fingertips, Physics. World, June 8 (2017);
https://physicsworld.com/a/just-beyond-our-fingertips/

[10-4] M. Tarumi, et al., Phys. Med. Biol., Vol. 48, p. 2373 (2003).

[10-5] K. Maruo, et al., Appl. Spectrosc., Vol. 60, p. 441 (2006).

[10-6] K. Maruo, et al., Appl. Spectrosc., Vol. 57, p. 1236 (2003).

[10-7] K. Maruo, et al., Appl. Spectrosc., Vol. 60, p. 1423 (2006).

[10-8] FDA ウェブサイト；
https://www.fda.gov/medical-devices/safety-communications/do-not-use-smartwatches-or-smart-rings-measure-blood-glucose-levels-fda-safety-communication

[10-9] 日本糖尿病学会ウェブサイト；
https://www.nittokyo.or.jp/modules/information/index.php?content_id=248

索 引

著者紹介

電気通信大学名誉教授・客員教授，東京大学大学院新領域創成
科学研究科客員共同研究員

1948 年	山形県米沢市生まれ
1970 年	東京工業大学理工学部機械工学科卒業
1974 年	工業技術院機械技術研究所（現，産業技術総合研究所）入所
	同研究所バイオメカニクス研究室長，基礎技術部長，カリフォルニア大学バークレー校客員研究員，東京理科大学大学院理工学研究科客員教授，東京工業大学フロンティア創造共同研究センター客員教授など歴任の後，
2001 年	電気通信大学知能機械工学科教授
	日本大学工学部客員教授，産業技術総合研究所 客員研究員などを歴任の後，
2013 年	電気通信大学名誉教授・客員教授

著書：『NIRS——基礎と臨床』（共著，新興医学出版社，2012），
『生体ひかりイメージング——基礎と応用』（共著，エヌ・ティー・エス，2021）ほか多数

受賞：科学技術長官賞研究業績賞，日本機械学会論文賞，瑞宝小授賞

診断技術のための生体医用光学入門
　近赤外光で身体を診るヘルスケアテック

2025 年 2 月 28 日　初　版

［検印廃止］

著　者　山田幸生

発行所　一般財団法人　東京大学出版会

代表者　中島隆博

153-0041　東京都目黒区駒場 4-5-29
電話 03-6407-1069　Fax 03-6407-1991
振替 00160-6-59964

印刷所　大日本法令印刷株式会社
製本所　誠製本株式会社

新編 画像解析ハンドブック	高木幹雄・下田陽久 監修	菊判/2032 頁/36,000 円
ディジタルカラー画像の解析・評価	三宅洋一	A5 判/208 頁/3,800 円
バイオメディカル融合 3 次元画像処理	小山博史・金　太一 中島義和・齋藤　季 齊藤延人	A5 判/312 頁/4,600 円
地域看護診断 第 2 版	金川克子・田髙悦子 編	A5 判/226 頁/2,800 円
「白い光」を創る 社会と技術の革新史	宮原諄二	四六判/324 頁/3,200 円
擬似双直交性理論 信号・画像処理および機械学習への応用	小川英光	A5 判/420 頁/8,900 円

ここに表示された価格は本体価格です．御購入の
際には消費税が加算されますのでご了承ください．